保険適用　製造販売承認番号 22400AMI00005000

体外診断用医薬品 インターフェロン-γ遊離試験

T-スポット®.TB

〈活動性結核、潜在性結核感染症の診断の補助〉

こだわりのアッセイデザイン
～T-スポット®.TB の検査工程～

T-SPOT 検査は、結果に影響を及ぼす検体由来の要因を軽減することができる IGRA 検査です。

採血 → ① PBMC分離 → ② 検体洗浄 → ③ 細胞数標準化 → 抗原刺激 → スポット形成・カウント

← 前処理 → ← 反応 →

検査結果に影響を及ぼす検体の要因	T-スポット®.TB 検査の特長	
IFN-γの産生を抑制する細胞（顆粒球）の存在 [1),2)]	① 分離	・全血から末梢血単核球（PBMC）を分離し検体として使用 ・採血から8時間以上経過した検体は、専用試薬（T-Cell Xtend）を添加
IFN-γの産生に影響を及ぼす検体中の不純物の存在 [3)]	② 洗浄	・分離した PBMC を洗浄し、不純物を除去する
血液中に存在するリンパ球数の個人差 [4)]	③ 標準化	・細胞数を測定し、細胞数を揃え（標準化）、結核菌特異抗原と反応させる

1) Schmielau J, et al. *Cancer Res*. 2001; 61(12):4756-4760, 2) McKenna KC, et al. *J Immunol Methods*. 2009;341(1-2):68-75, 3) Iñiguez MA, Punzón C, Fresno M. *J Immunol*. 1999;163(1):111-119, 4) Chee CBE, et al. *J Clin Microbiol*. 2008;46(6):1935-1940

＊詳細は添付文書をご覧ください。

www.tspot-tb.jp　　TSPOT 検索

【製品に関するお問い合わせ先】
オックスフォード・イムノテック株式会社
横浜市港北区新横浜 3-8-8 日総第 16 ビル 8F
TEL. 045-473-8887　FAX. 045-473-8006
email : contact-jp@oxfordimmunotec.com

Oxford Immunotec

TB-JP-AD-0008-V1
© Oxford Immunotec 2018. All rights reserved.

T-スポット®、T-SPOT® は Oxford Immunotec Limited の登録商標です。

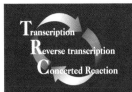

抗酸菌 核酸検出システム

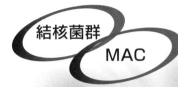

核酸精製工程とTRC法を原理とする
RNA増幅・検出工程を自動化

用手法操作に由来する誤差を低減

結核菌群 rRNA 検出試薬
TRCReady® MTB
体外診断用医薬品
製造販売承認番号22600AMX01284000

MAC rRNA 検出試薬
TRCReady® MAC
体外診断用医薬品
製造販売承認番号22600AMX01285000

 特長

- 核酸精製から核酸増幅・検出工程を**自動化**。
- 溶菌工程、核酸精製、核酸増幅・検出を**最短50分**で実施。

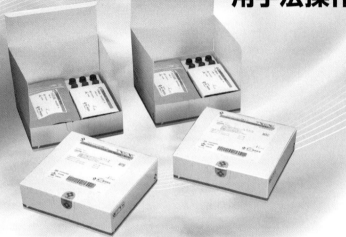

- **テスト毎包装試薬**により必要時に必要分の検査が可能。
- **内部標準**により核酸増幅阻害による偽陰性リスクを低減。
- ***M.avium*および*M.intracellulare***を同時同定（MAC rRNA 検出試薬）。

自動遺伝子検査装置
TRCReady-80
およびコントローラー

製造販売届出番号
13B3X90002000017

TRCR 核酸精製キット　　TRCR 抗酸菌溶菌試薬　　EXTRAGEN ZR

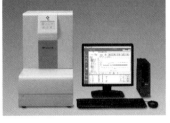
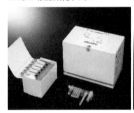
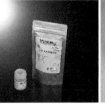
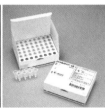

東ソー株式会社
バイオサイエンス事業部

東京本社営業部	☎(03)5427-5181	〒105-8623	東京都港区芝3-8-2
大阪支店 バイオサイエンスG	☎(06)6209-1948	〒541-0043	大阪市中央区高麗橋4-4-9
名古屋支店 バイオサイエンスG	☎(052)211-5730	〒460-0008	名古屋市中区栄1-2-7
福岡支店	☎(092)781-0481	〒810-0001	福岡市中央区天神1-13-2
仙台支店	☎(022)266-2341	〒980-0014	仙台市青葉区本町1-11-1
カスタマーサポートセンター	☎(0467)76-5384	〒252-1123	神奈川県綾瀬市早川2743-1

ホームページ　http://www.diagnostics.jp.tosohbioscience.com/

呼吸器診療のスタンダードとアドバンスをきわめる

呼吸器疾患 診断治療アプローチ

総編集●三嶋理晃（大阪府済生会野江病院）

編集委員（50音順）
- 吾妻安良太（日本医科大学）
- 井上博雅（鹿児島大学）
- 金子 猛（横浜市立大学）
- 髙橋和久（順天堂大学）
- 藤田次郎（琉球大学）

●B5判／並製／4色刷／各300〜400頁／本体予価10,000〜12,000円

好評刊行中！

シリーズの特長
- ▶呼吸器診療における主要疾患の臨床をサポートする実践書であるとともに，専門医のニーズに応える学術性をも備える．
- ▶診療ガイドラインをふまえたスタンダードのうえに，臨床現場からの新たな提言や最新のエビデンスの紹介など，先進性を併せもつ幅広い情報を提供．
- ▶写真・図表・フローチャートを多用し，視覚的にも理解しやすい構成．
- ▶コラムやサイドノートなどの補足情報を充実させ，呼吸器病学の「面白さ」を伝える．

シリーズの構成と専門編集

1 気管支喘息
専門編集●井上博雅（鹿児島大学）

喘息・アレルギー疾患診療現場の第一線で活躍中の執筆陣による呼吸器内科医に必要な知識を包括的にまとめた1冊．気管支喘息の実地診療にいますぐ役立つ必携書．

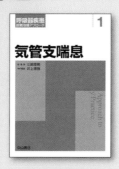

ISBN978-4-521-74525-1
B5判／並製／4色刷／384頁／定価（本体11,000円＋税）

2 呼吸器感染症
専門編集●藤田次郎（琉球大学）

現代の複雑かつ多様化した社会における呼吸器感染症の治療をいかに画一的にならず患者の状況に合わせて進めるか，第一線で活躍する専門家の視点からわかりやすく解説．

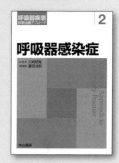

ISBN978-4-521-74526-8
B5判／並製／4色刷／368頁／定価（本体11,000円＋税）

3 肺癌
専門編集●髙橋和久（順天堂大学）

肺癌の薬物治療，内視鏡治療，放射線療法，手術療法，支持療法，先進医療，緩和ケア，予防，治療の費用対効果などについて，最新情報を各分野の専門家がわかりやすく解説．

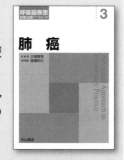

ISBN978-4-521-74527-5
B5判／並製／4色刷／376頁／定価（本体11,000円＋税）

4 間質性肺炎・肺線維症と類縁疾患
専門編集●吾妻安良太（日本医科大学）

特発性間質性肺炎を中心に，病因・病態論における最新知見，診断の進め方，各種病態およびその管理と治療法について詳述．類縁疾患や合併症・併存症についても言及している．

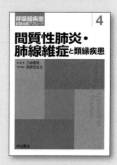

ISBN978-4-521-74528-2
B5判／並製／4色刷／388頁／定価（本体11,000円＋税）

以後続刊
5 COPD 専門編集●金子 猛（2019年刊行予定）

中山書店
〒112-0006 東京都文京区小日向4-2-6 TEL 03-3813-1100 FAX 03-3816-1015
https://www.nakayamashoten.jp/

呼吸器ジャーナル 2018 Vol.66 No.4 CONTENTS

特集

結核・非結核性抗酸菌症
—エキスパートが教える実臨床に役立つ最新知見

企画：佐々木結花（結核予防会複十字病院 副院長）

Ⅰ．結核・非結核性抗酸菌症の臨床

- 534 グローバル化と日本への影響 ……………………………………………………… 加藤誠也
- 542 非結核性抗酸菌症の疫学
    疫学研究手法—レセプト情報を中心として，日本と諸外国の疫学実態
    ……………………………………………… 泉 清彦・森本耕三・長谷川直樹
- 549 抗酸菌症の診断法の進歩 ………………………………………… 森重雄太・御手洗 聡
- 558 肺結核のHRCT　〜浸潤影をどう扱うか？〜 …………………………………… 伊藤春海
- 572 非結核性抗酸菌症の画像診断 ………………………… 黒﨑敦子・大沢文子・竹内 均
- 582 結核の治療　感受性菌から耐性菌まで ………………………………………… 露口一成
- 588 潜在性結核 ……………………………………………………………………… 猪狩英俊
- 596 低蔓延下の結核対策と行政対応 ………………………………………………… 阿彦忠之
- 603 抗GPL抗体の開発と臨床 ……………………………………………………… 北田清悟
- 608 肺MAC症　治療開始の目安と終了の目安 ……………………… 中川 拓・小川賢二
- 616 肺 *M. abscessus* 症の治療方針 ………………………………………………… 森本耕三
- 623 肺非結核性抗酸菌症（MAC, *M. abscessus* complex 以外）の治療
    ……………………………………………………………… 朝倉崇徳・長谷川直樹
- 630 非結核性抗酸菌症治療薬剤の副作用と対策 ………………………………… 佐々木結花
- 637 肺非結核性抗酸菌症の外科 ……………………………………………………… 白石裕治

II. 結核・非結核性抗酸菌症の基礎研究

- 643 結核免疫防御機能 ....尾関百合子・松本壮吉
- 650 結核菌の薬剤耐性獲得 ....山口智之・中島千絵・鈴木定彦
- 657 環境からの曝露は予防すべきなのか ....伊藤 穣
- 662 非結核性抗酸菌に対する免疫応答 ....佐野千晶・多田納豊・冨岡治明
- 668 非結核性抗酸菌症　菌の遺伝子的研究で判明したこと
  ....吉田光範・星野仁彦

III. 臨床におけるトピックス

- 674 下気道と抗酸菌感染 ....倉島篤行
- 680 肺外非結核性抗酸菌症 ....青木亜美・坂上拓郎・菊地利明
- 686 非結核性抗酸菌症における疾患感受性遺伝子 ....南宮 湖

連載
症例で学ぶ非結核性抗酸菌症

- 694 肺 nontuberculous mycobacteria（NTM）症の経過中に
  合併する肺癌について ....楠本竜也・他

- 700 バックナンバーのご案内
- 701 次号予告
- 702 奥付

Editorial

特集

結核・非結核性抗酸菌症
―エキスパートが教える 実臨床に役立つ最新知見―

　本邦において，古の時代，結核は国民病であった．経済，文化，戦争，地域性など，様々な背景によって姿を変え，現在でも多くの人々が影響を受けている．ロベルト・コッホが結核菌を発見して以来，多くの医学者が結核撲滅に対し努力を続け，診断，治療，予防対策を確立してきた．医学の発展のなかで結核病学が果たした役割は大きい．

　現在，本邦では結核が減少し，臨床上「遭遇しないであろう領域」と思われていないか，不安となる．30年以上結核に携わると，頭が結核だらけとなってそのように思うのかと自省するが，「予防可能例」の患者さんを目にすると，また，その不安が頭をもたげてくる．

　一方，非結核性抗酸菌症は，第三の国民病になろうとしているかのごとく，患者数が増加している．環境に生息し，環境から人への感染が日常生活のなかで生じる可能性が高く，潜伏期も感染の証拠も，病巣成立の経過も明瞭ではなく，治療法はほとんどの菌種において確立していない．予防法すら確立していない．疫学や遺伝子分析では多くの論文発表がなされるようになり，非常に喜ばしい時代となった．しかし，患者さんから「私は治らないのですね？」と問われると，「100％，否！」と言い切れない．無力感に打ち負かされる日も多い．

今，時は流れ技術は必ず進んでいく．若手の医師が多く抗酸菌学を志し，この疾患の克服に日夜努力を続けてくれている毎日を，筆者はそっと見ている．

　本特集が，医師が，結核および非結核性抗酸菌症の患者さんの傍らで手に取って参考になる本となることを願っている．「この先生の書いた論文を読みたい」と望む若手臨床医のために，今まさに結核・非結核性抗酸菌症に正面から取り組んでおられる先生方にお書きいただいた．

　大変ご多忙のなか，素晴らしい論文を送り出してくださった諸先生方に，深い尊敬と大きな感謝を込め，この場をお借りして御礼を申し上げます．素晴らしい論文をお寄せいただき，ありがとうございました．

　最後に，頼りない筆者を支えてくださっているNPO法人非結核性抗酸菌症研究コンソーシアムの皆様，また，毎日の診療において，筆者に何かと手助けし，助言をしてくださる複十字病院の同僚達に，この場をお借りし深謝いたします．

結核予防会 複十字病院 副院長

佐々木結花

特集 結核・非結核性抗酸菌症―エキスパートが教える 実臨床に役立つ最新知見―
結核・非結核性抗酸菌症の臨床

グローバル化と日本への影響

加藤誠也

> **Point**
> - 日本における外国出生結核患者の割合は増加を続けており，2016年は全結核患者の7.6％，20歳代では57.7％を占めた．
> - 外国出生結核患者は20歳代が半数以上と若年者が多く，多剤耐性結核の割合が高い．
> - 日本においても入国前健診実施の方針が示されており，成果が期待される．

はじめに

　日本の結核罹患率は減少を続けており2016年の結核の統計では患者数は17,625人，罹患率は人口10万対13.9になった[1]．2016年に改正された「結核に関する特定感染症予防指針」では2020年までに低蔓延状態（罹患率を人口10万対10以下）にすることが目標の一つに掲げられているが，目標達成のためには2016年以降年8％の罹患率減少が必要である．これは2000年以降の5年間では達成したことのない減少率であり，このままでは達成困難と思われる（図1）．一方，外国出生患者の問題は顕在化しており，積極的に対策に取り組む必要がある．

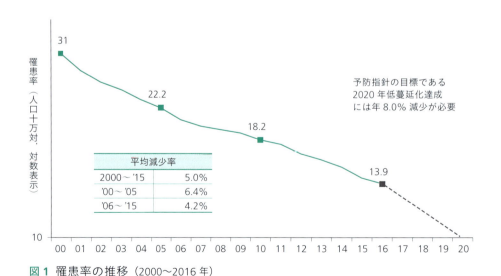

図1 罹患率の推移（2000～2016年）

かとう せいや　公益財団結核予防会結核研究所（〒204-8533 東京都清瀬市松山3-1-24）

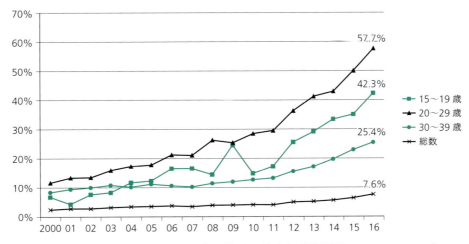

図2 外国生まれ結核患者割合の推移，性別・特定年齢階層別，2000〜2016年

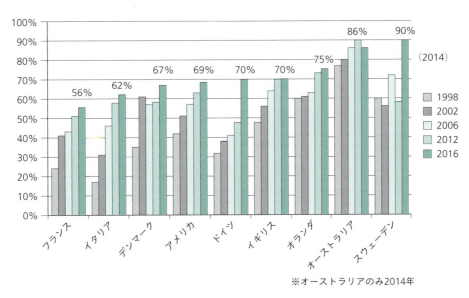

図3 外国生まれ患者比率（1998〜2016年）

外国出生結核患者の現状

1 ▪ 患者数の推移

2016年の結核サーベイランスによると，外国出生結核患者数は前年に比較して174人増加し，1,338人となった．全結核患者に占める外国出生患者の割合は，2000年には2.4%であったが増加傾向を続けており，2016年には7.6%になった．年代別には20歳代：57.7%，15〜20歳：42.3%，30歳代：25.4%と若年者で顕著である[2]（図2）．既に低まん延状態になっている欧米諸国においても外国出生患者の割合は上昇をしており，国によって半数ないしは約9割を占めている[3〜5]（図3）．

出身国は多い順にフィリピン，中国，ベトナム，ネパール，インドネシア，ミャンマーとなっている（図4）．このなかで，ベトナム，ネパールは入国者が増加していることを反映して，結核患者数の増加が著しい．外国出生者は国ごとに特定の地域に集まる傾向があるため，出身国の構成は地域によって日本全体と異なる場合がある．また，従来，外国出生者は都市の問題と考えられていたが，農業・漁業・製造業の技能実習生が地方にも居住するようになっており，特に罹患率が低くなった地方において問題

が顕在化している．

このような外国出生結核患者の背景となる近隣国の蔓延状況を図5に示す．フィリピンは近年実施された有病率調査の結果，有病率は1.17%と極めて高いことが明らかになったため，2016年のWHOの報告では従来に比較して高い推定罹患率になった．また，インドネシア，ミャンマー，カンボジアの推定罹患率は日本の25倍以上，タイ，ネパール，ベトナムが10倍以上であった[2]．

日本に在住する外国出生者における実際の結核の罹患状況を把握するため，出身国別の留学生の罹患率を算出した．方法は日本学生支援機構が公表している国別の学生数を分母とし，分子はサーベイランスのデータの出身国別の職業が学生の患者数を用いた．留学生の場合，大学院生も多いため患者の年齢は18〜22歳が4割弱，23〜27歳が約半数を占めた．留学生の罹患率は，フィリピン，ミャンマー，ネパール，モンゴル，インドネシア，カンボジア，ベトナムの順に高く，これらの国出身の留学生の罹患率はWHOが公表している本国の罹患率よりも高かった．この原因として，①本国における患者報告数は必ずしもすべての患者を補捉していない（届出されていない患者がいる）可能性があること，②日本における留学生のデータは実際の罹患数（1年間の発病数）でなく有病数，すなわち1年以上前から病気をもっていて健診などで発見された数を含んでいる可能性があること，③これらの国では結核が若年層に蔓延しているため，全年齢の罹患率より若年層の罹患率が高い可能性があること，④留学生のなかには，入国後に厳しい生活環境などのために感染・発病した人も少なくない可能性があること，などが考えられた．一方，韓国および台湾からの留学生における罹患率は本国の罹患率よりも低かった．この理由はこれらの国では結核患者の高齢化が進行しており，若年人口における感染リスク・罹患率が低下しているためと考えられた[6]．

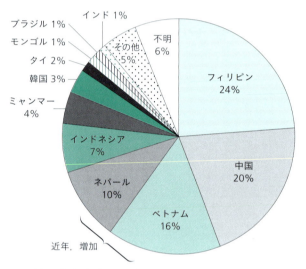

図4 外国出生患者の出身国（2016）

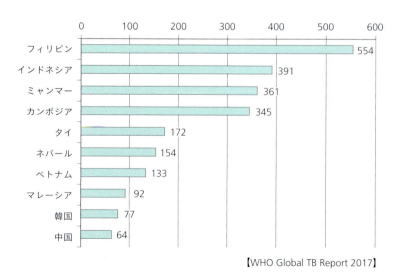

【WHO Global TB Report 2017】

図5 アジア諸国の推定罹患率（2016年）

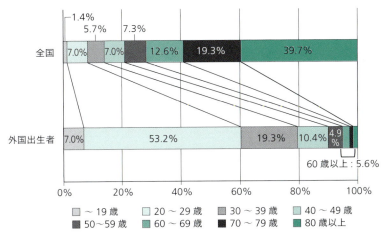

図6 新登録患者の年齢割合（2016）

表1 近隣諸国における多剤耐性・リファンピシン耐性結核割合

国	初回治療	再治療
中国	7.1%	24%
ミャンマー	5.1%	27%
ベトナム	4.1%	26%
インドネシア	2.8%	16%
フィリピン	2.6%	29%
タイ	2.2%	24%
北朝鮮	2.2%	16%
ロシア	27%	65%

【WHO Global TB Report 2017】

2 ▪ 外国出生結核患者の特徴

日本の結核患者は高齢者が多く，2016年には70歳以上が約6割であるのに対して，日本における外国出生者は就学や技能研修，就労を目的とする人が多いために若年者が多いことによって，結核患者も30歳未満が6割と若年者が大半を占める[7]（図6）．

また，日本での薬剤感受検査が実施されている患者のなかで多剤耐性結核の割合は2012年から2016年で，初回治療・再治療を合わせて0.6～0.7%と世界的にみても極めて少ないのに対して，外国出生患者では国によって若干の変動があるが，3.5～5.5%と高いことが判明している[7]．諸外国の多剤耐性結核患者の割合はWHOの報告によると日本よりもかなり高い．特に，旧ソ連に属する東ヨーロッパの国々は，ロシアは初回治療患者の約4分の1，再治療患者の3分の2と示されるように極めて高い（表1）[2]．日本は適正医療を普及することを目的に，結核医療費の公費負担にあたって医師は個々の患者の治療レジメンを記載し，それを保健所に設置されている感染症診査協議会が診査し，医療基準に適合していなければ公費負担を受けられない仕組みになっている．また，患者管理は保健所の役割と規定されており，1950年代から保健師の家庭訪問が行われており，近年は日本版DOTS戦略の下に服薬支援が確実に実施されていることが，世界的にみても多剤耐性が低い理由と考えられる．

外国出生結核患者の日本の結核対策への影響

1 ▪ 患者発生と感染動態に対する影響

日本は今後高齢化がさらに進み，労働力を補うためにさらに多くの外国出生者が流入することが予想されることから，外国出生の結核患者の増加は避けられないと考えられる．

低蔓延化したヨーロッパ諸国における分子疫学的手法を用いた研究結果によると，移民と自国民の間の感染は双方向に起きているが，影響の程度は研究によって違いがある．結核菌遺伝子パターンが同一のクラスターのなかで移民と自国民が混在するのは0～34.2%（15研究中11研究では15%以下）で，これらの混在したクラスターでは初発患者が移民の場合も自国民の場合も同じ程度存在する．

これらのことより，ヨーロッパでは外国出生者が全結核患者の大部分を占めるようになっているが，外国出生患者が自国民の結核に顕著な影響を与えることはないとされている[8,9]．しかし，これは外国出生結核患者をめぐる社会的状況や接触状況によって違ってくるとされており，日本の状況がヨーロッパの国々と同様とは限らない．また，既に外国出生者から日本人への感染が疑われる事例も報告されて

いることから，今後日本においても，分子疫学的手法を用いて検討を行う必要がある．

2 ▪ 集団感染事例の発生

技能実習生が働いている職場や日本語学校などで集団感染事例が発生している．集団感染に至った原因として，初発患者は症状をもちながら受診が遅れ，受診した結果結核を疑われて精査が必要とされたのにもかかわらず，説明がよく理解できなかったため，紹介された医療機関に受診しなかったために，診断の遅れが生じたと報告されている．また，構造的に換気が不十分で，空間的に狭いことも大規模な集団感染の背景になっている[10]．狭い部屋に集団的生活をしている場合には，接触者健診における第一同心円におけるインターフェロン遊離試験（interferon gamma release assay ; IGRA）が極めて高い陽性率を示すことがある．制度上の課題として，日本語学校は学校教育法上の学校に該当しないために入学時の健診実施義務がないために，実施していないことがあり，これも集団感染の背景になっていると考えられる．

3 ▪ 治療成績

外国出生結核患者の治療成績は治療中断や転出が高い傾向がある．これは，言語障壁による疾患の知識や確実な服薬の必要性の理解不足，経済的な問題などが背景になっている．これに対して，保健所や医療機関さらに，学校や職場と連携した患者中心の服薬支援を行うことによって治療成績を向上させることが可能と報告されている[11]．

課題

1 ▪ 言語障壁

対策現場で直面する問題は言語障壁であるが，外国出生の結核患者で英語が理解できる人は限られており，それぞれの母国語での対応が必要になる．友人や職場・学校の関係者が通訳として援助する場合が多いと思われるが，この場合，患者は関係者に知られると不都合なことを伝えることができない．また，対象者の母国語を話す人であっても，医療や結核に関わる専門用語を翻訳することが難しい場合があり，研修を受けた医療通訳者を使うことが望ましい．

結核研究所のホームページ（http://www.jata.or.jp/data.php）では患者教育用の8カ国語（日本語，英語，中国語，韓国語，インドネシア語，モンゴル語，ポルトガル語，タガログ語）の動画「結核でも心配しないで」と15カ国語のメッセージを提供している．また，自治体や厚生労働科学研究班が作成したパンフレットや服薬手帳が掲載されているので参考にされたい．

通訳や資料は患者がある程度多い言語については利用可能な場合があるが，外国出生患者の出身国は40カ国程度になっている．また，入院医療の現場では，日常会話を使ったコミュニケーションに難儀する場合もある．このような場合には近年性能の向上が著しい翻訳ツールを活用する方法がある．稀な言語は日本語でうまく通訳されないときには，英語と当該言語の翻訳機能を用いると良い場合もある．

2 ▪ 文化的違い

日本では胸部X線検査による健康診断が広く行われてきたため，X線検査に対する拒否は少ないが，多くの国では日本ほど胸部X線検査は実施されていないので，接触者健診などでも拒否される場合がある．

3 ▪ 情報へのアクセス

健診機会を提供しても，言語障壁なども問題があるために，情報が対象者に到達しないことがある．このような場合には支援団体や外国出生者が集まる施設などを通じて情報を伝達する必要がある．日本のように学校などでの健康教育が行われていないため，結核を含めて基本的な病気の知識が十分でない国も多く，職場や学校などでのオリエンテーションが望ましい．

4 ▪ 経済的問題

外国出生者のなかで技能実習生や自費で留学して

いる学生などは経済的に厳しい状況にある人も多い．外来受診において診断前の検査は公費負担の対象にならないため，CT検査などの高額な検査は健康保険を使っても厳しい経済状況にある外国出生者には大きな負担になる．入院中の医療費については健康保険と公費によって自己負担はないが，入院や就労制限の対象になった場合の収入が問題となる場合がある．

5 ▪ 帰国時の対応

治療中断は再発の原因となり，耐性獲得のリスクとなるため，治療継続は極めて重要である．帰国後に様々な事情のために治療継続が難しくなる場合もあることから，可能な限り国内で治療を完了することが望ましい．特に潜在性結核感染症（latent tuberculosis infection；LTBI）については，途上国では小児の家族内濃厚感染のみを治療対象としているため，帰国後に治療継続が困難な場合も少なくないことから，十分な配慮が必要である．

結核患者が帰国した後の医療機関の照会などの試みが行われているが，当該国内における照会システムが確立していない場合も多く，患者が照会した医療機関に受診しない場合もあるなど，課題は解決されていない．また，国際的には結核患者が非正規滞在であっても，最後まで国内で治療することが望ましいとされている[12]．

入国者に対するスクリーニング，接触者健診

高蔓延国出生者における結核のリスクは高く，有症状であっても医療機関受診に必ずしも確保されない場合もあることから，スクリーニングの検討が必要である．

1 ▪ 検査方法

履歴，症状を確認して胸部X線検査を実施して異常が発見されれば，喀痰結核菌検査を実施する．結核菌検査について米国では2009年以降，培養検査も実施することとした結果[13]，発見率が高くなったと報告されている[14]．また，OECD（経済協力開発機構）の国の半数以上が菌検査に加えて，ツベルクリン反応やIGRAで感染の有無も検査を行っている[15]．

2 ▪ 入国前スクリーニング

米国，カナダ，オーストラリア，ニュージーランド，英国，オランダでは入国前スクリーニングが既に実施されている．入国前スクリーニングは，①既に発病している患者の入国を防ぐことができるので，受け入れ国の罹患率の低下に直結する，②滞在のための査証（ビザ）の発給条件になっているので，100％の実施率を確保できる，③健診費用は申請者がビザ申請のために受診することから受け入れ国の財政的負担が小さい，などの利点がある．

一方，出身国において入国前にスクリーニングを受けたにもかかわらず，日本に入国後短期間で結核が発見されるなど，スクリーニングの質の問題が疑われる事例が経験されている．スクリーニングの精度の確保については，受け入れ国側が実施施設の条件を設定し，定期的に担当者が施設を訪問してチェックを実施しているほか，International Panel Physicians Associationでは健診担当医の研修の機会を設定している[16]．

オーストラリアではE-Medicalという健診施設とシドニーにある入国管理局をオンラインで結ぶシステムを開発・運用している．オーストラリアではこのシステムを運用するために，健診施設はデジタルX線撮影ができることを条件としており，受診者の個人情報，履歴，胸部X線画像のデジタル情報，検査所見などはインターネットを通じてリアルタイムで，シドニーの入国管理局に送られる．履歴や検査結果に何らかの問題がある場合は，入国管理局の担当医師がチェックをして，必要に応じて，追加検査などの指示ができる．

日本で入国前スクリーニングを導入した場合の効果を推定するために，日本で現在入国者が多い15カ国を対象にそれぞれの国からの年齢層別の入国者数を入手し，WHOが公表している年齢層別の有病率とX線検査，培養検査による感度・特異度を考

慮して発見される結核患者数を計算したところ，概ね300人の患者が発見されると試算された[17]．

2018年2月26日に開催された第9回厚生科学審議会結核部会において，日本への入国者が多い高罹患率の出身者で90日以上滞在する者を対象に胸部X線検査と菌検査を組み合わせた入国前スクリーニングを導入する方針が示された．詳細は今後さらに検討されることになるが，国内における感染予防と罹患率の低下の効果が期待される．

3 ▪ 入国後スクリーニング

外国出生者は入国後に結核を発病することも少なくないことから，入国後の健診も必要と考えられる．入国後スクリーニングは感染症法上，市町村が実施する定期健康診断の枠組みで実施可能であるが，具体的実施方法が明示されていないため，一般的には行われていない．実施に当たっては予算を確保する必要があり，諸外国の経験では受診率の確保は容易でないとされている[18]．

4 ▪ 接触者健診における対応

近年，外国出生者が接触者健診の対象になることも少なくない．この際，IGRAの結果，陽性であった場合に，当該初発患者からの感染か，高蔓延状態にある出身国における既感染のいずれの可能性もある．これに関して，日本に在住する留学生で中国出身者が比較的多い集団におけるIGRA陽性率は7.8%と報告されている[18]．また，欧米先進国では一般の外国出生者に対するスクリーニングを行い，結核感染が疑われる者に対してLTBI治療を実施することも検討されていることを考え合わせると，接触者健診におけるIGRAの結果陽性になったものについては，積極的にLTBI治療を検討すべきである．

おわりに

日本はグローバリゼーション，また，少子高齢化のために近隣諸国からさらに多くの労働力が必要になると考えられることから，外国出生結核患者の問題がさらに大きくなると予想される．このため，外国出生者に対するスクリーニングや患者支援などの結核対策を進める必要があるが，同時に外国出生者への偏見につながるようなことがないような十分な配慮も必要である．また，根本的な問題として日本の結核対策は国内の対策のみでは解決しないことから，世界の結核対策へのより積極的な協力も併せて進める必要がある．

【謝辞】本論文の一部は日本医療研究開発機構の新興・再興感染症に対する革新的医薬品等開発推進研究事業「結核の診断および治療の強化等に関する革新的な手法の開発に関する研究」（研究課題番号；JA15fk0108004およびJA17fk0108304）の研究成果によるものである．

文献

1) 結核の統計2017．公益財団法人結核予防会，2017
2) 2017Global tuberculosis report 2017. Geneva : World Health Organization ; 2017. Licence : CC BY-NCSA 3.0 IGO
3) European Centre for Disease Prevention and Control/WHO Regional Office for Europe. Tuberculosis surveillance and monitoring in Europe 2018-2016 data. Stockholm : European Centre for Disease Prevention and Control, 2018. ECDC
4) Centers for Disease Control and Prevention (CDC). Reported Tuberculosis in the United States, 2016. Atlanta, GA : US Department of Health and Human Services, CDC ; 2017
5) Tuberculosis notifications in Australia, 2014.（http://www.health.gov.au/internet/main/publishing.nsf/Content/cdi4103-k　2018年6月12日参照）
6) Ota M, Uchimura K, Kato S : Tuberculosis in foreign students in Japan, 2010-2014 ; a comparison with the notification rate in their countries of origin. doi : 10.5365/wpsar.2015.6.4.009
7) TB in Japan Annual Report 2017. http://www.jata.or.jp/rit/ekigaku/en/statistics-of-tb/
8) Sandgren A, Schepisi MS, Sotgiu G, et al : Tuberculosis transmission between foreign-and native-born populations in the EU/EEA : a systematic review. Eur Respir J 43 : 1159-1171, 2014
9) Lonnroth K, Mor Z, Erkens C, et al : Tuberculosis in migrants in low-incidence countries : epidemiology and intervention entry points. Int J Tuberc Lung Dis 21 : 624-636, 2017
10) 森田真央，神楽岡澄：日本語学校における集団感染事例への対応と教訓．保健師・看護師の結核展望 106 : 7-15, 2015
11) 永田容子，水上加代子，大川里美：外来DOTSカンファレンスの試み（外国人患者）．結核 84 : 197-200, 2009
12) Heldal E, Kuyvenhoven JV, Wares F, et al : Diagnosis and treatment of tuberculosis in undocumented migrants in low-or intermediate-incidence counties. Int J Tuberc Lung Dis 12 : 878-888, 2008
13) U.S. Department of Health and Human Services, Centers for Disease Control and Prevention, National Center for Emerging and Zoonotic Infectious Diseases. CDC Immigration Requirements : Technical Instructions For Tuberculosis Screening and Treatment. October 1, 2009
14) Liang S, Zhang J, Hu L, at al : USA's expanded overseas tuberculosis screening program : a restrospective study in China. BMC Public Health 15 : 231-238, 2015
15) Pareek M, Baussano I, Abubakar I, et al : Evaluation of immigrant

tuberculosis screening in industrialized countries. Emerging Infectious Diseases 18 : 1422-1429, 2012

16) International Panel Physicians Association. (https://panelphysician.org/2018年5月31日参照)

17) Kawatsu L, Uchimura K, Izumi K, et al : Using surveillance data to simulate the impact of a hypothetical pre-entry tuberculosis screening programme in Japan. Int J Tuberc Lung Dis 22 : 510-517, 2018

18) Erkens C, Slump E, Kamphorst M, et al : Coverage and yield of entry and follow-up screening for tuberculosis among new immigrants. Eur Respir J 32 : 153-161, 2008

19) Ogiwara T, Kimura T, Tokue Y, et al : Tuberculosis screening using a T-cell Interferon γ release assay in Japanese medical students and none-Japanese international students. Tohoku J Exp Med 230 : 87-91, 2013

本誌の複製利用について

日頃より本誌をご購読いただき誠にありがとうございます．

ご承知のとおり，出版物の複製は著作権法の規定により原則として禁止されており，出版物を複製利用する場合は著作権者の許諾が必要とされています．弊社は，本誌の複製利用の管理を，一般社団法人出版者著作権管理機構（JCOPY）に委託しております．

本誌を複製される皆様におかれましては，複製のつど事前にJCOPYから許諾を得るか，JCOPYと年間の許諾契約を締結の上，ご利用いただきますよう，お願い致します．

ご不明点がございましたら，弊社もしくは下記JCOPYまでお問い合わせください．

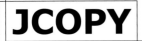

一般社団法人　出版者著作権管理機構（JCOPY）
URL http://jcopy.or.jp　　e-mail info@jcopy.or.jp　　Tel. 03-3513-6969

著作権法は著作権者の許諾なしに複製できる場合として，個人的にまたは家庭内その他これに準ずる限られた範囲で使用すること，あるいは政令で定められた図書館等において著作物（雑誌にあっては掲載されている個々の文献）の一部分を一人について一部提供すること，等を定めています．これらの条件に当てはまる場合には許諾は不要とされていますが，それ以外の場合，つまり企業内（政令で定められていない企業等の図書室，資料室等も含む），研究施設内等で複製利用する場合や，図書館等で雑誌論文を文献単位で複製する場合等については原則として全て許諾が必要です．

複製許諾手続の詳細についてはJCOPYにお問い合わせください．なお，複製利用単価を各論文の第1頁に，ISSN番号と共に表示しております．

㈱医学書院

特集　結核・非結核性抗酸菌症―エキスパートが教える　実臨床に役立つ最新知見―
結核・非結核性抗酸菌症の臨床

非結核性抗酸菌症の疫学
疫学研究手法
―レセプト情報を中心として，日本と諸外国の疫学実態

泉　清彦／森本耕三／長谷川直樹

Point

- 各国では，肺NTM症の疫学実態を把握するために，様々な手法を用いた疫学研究が試みられてきたが，その多くが近年の肺NTM症の増加傾向を示唆している．
- 本邦では，1970年代初頭からの一連の疫学調査により肺NTM症が他国に比して高蔓延状態にあり，なお増加傾向であることが示されている．
- 肺NTM症の増加傾向の要因として，①感染発病リスクの増大による実際の患者数の増加と，②肺NTM症の診断機会の拡大が新規に診断される患者の増加に寄与している可能性が考えられる．

非結核性抗酸菌とは

　非結核性抗酸菌（nontuberculous mycobacteria；NTM）とは，抗酸菌（いったん染色されると酸性アルコールなどで脱色されない性質の菌）のなかで，結核菌やハンセン病の原因菌であるらい菌以外の総称である．NTMは，土壌や水系などの自然環境はもとより，水道やその配管，貯水槽，浴室などの給水に関わる生活環境に広く生息し，環境からの日常的な曝露により人に感染することが知られている．しかし，通常は人から人への感染は無視できるとされており，発病には宿主側の因子が強く関連していると考えられる．一方で，近年，全ゲノム解析の結果から嚢胞性（のうほうせい）線維症の患者間における*M. abscessus*の人から人への感染が報告されているが，その感染機序の詳細は明らかにされていない[1]．NTMは皮膚軟部組織，骨，頸部リンパ節や播種性など人体の様々な部位に感染症を引き起こすが，一般的に最も頻度が高い部位は肺（肺NTM症）である．また，NTMは現在180以上の菌種が確認されているが，本邦で臨床的に問題となる主たる原因菌種は限られており，*M. avium*, *M. intracellulare*, *M. kansasii*, *M. abscessus* complexの4菌種が大部分を占める．前2者の*M. avium*と*M. intracellulare*は，併せてMAC（*Mycobacterium avium* complex）と呼ばれる．

いずみ　きよひこ　結核予防会結核研究所臨床・疫学部（〒204-8533　東京都清瀬市松山3-1-24）
もりもと　こうぞう　結核予防会複十字病院呼吸器センター
はせがわ　なおき　慶應義塾大学医学部感染制御センター

表1 肺NTM症疫学調査手法

疫学調査手法	得られる主な情報	調査の対象（情報源の例）	利点	弱点	本邦で実施された調査（引用文献番号）
アンケート調査	罹患率，菌種など	呼吸器専門病院へのアンケート	臨床的な情報を詳細に得られる	情報収集の時間および人的労力が大きい	5)
抗酸菌検査データ調査	期間有病率，菌種など	主要民間検査会社が実施した抗酸菌検査結果	広範囲に抗酸菌に関する情報が得られる	率の計算における母数が定まらない	6)
死亡統計調査	死亡数，推定有病率など	主たる死因が肺NTM症関連である死亡診断書	全国規模の統計情報の取得が容易である	患者数は死亡数に基づく推定値となる	7)
レセプト情報調査	罹患率，有病率など	全国のレセプト情報	ほぼ全国民が対象となる大規模調査が可能	臨床情報が得られないため，症例定義が定まらない	論文作成中

表2 肺NTM症疫学指標値

主な指標値	計算	特徴
点有病率	ある特定時点に観察対象となった人口における，単位人口当たりの肺NTM症を有する者の数	一時点に対象地域に存在する肺NTM症患者の割合を見ることで，疾患の地域における負荷を評価することができる
期間有病率	ある期間に観察対象となった人口における，単位人口当たりの肺NTM症を有する者の数	ある期間（例えば1年間）に対象地域に存在する肺NTM症患者の割合を見ることで，疾患の地域における負荷を評価することができる
罹患率（発症率）	ある期間に観察対象となった人口における，単位人口当たりの新たに肺NTM症を発症した者の数	ある期間（例えば1年間）の新規発症肺NTM症患者の割合を見ることで，発症リスクを評価することができる
疾患別死亡率	ある期間に観察対象となった人口において，単位人口当たりの肺NTM症を主たる死因とした者の数	ある期間（例えば1年間）の肺NTM症による死亡者割合を見ることで，肺NTM症による死亡リスクを評価することができる

肺NTM症の疫学研究手法

　肺NTM症は，感染症法に基づく届け出対象疾患ではないことや，結核のような患者登録制度（サーベイランスシステム）が整備されていないため，正確な患者数やその年次推移，発病に関連するリスク因子などの疫学情報を把握することが困難な疾患である．一方，世界各国では様々な情報源に基づいた肺NTM症の疫学調査が実施されている（表1）．なかでも欧米を中心として人口規模の調査（population based survey：行政地域や全国を対象とした大規模調査）が実施され，疫学上の代表的指標値である有病率，罹患率，死亡率などが報告されている（表2）．慢性呼吸器疾患である肺NTM症の特性を鑑みると，最も一般的な疫学指標は有病率である．つまり，ある特定の時点または期間に観察対象人口における，単位人口当たりの肺NTM症を有する者の数となる．また，発病リスクの評価にとって重要な指標値として罹患率がある．これは，ある期間に観察対象人口において，単位人口当たり新たに肺NTM症を発症した者の数である．罹患率の算出には，新規に発症した患者を定義する必要があるが，これには罹患していなかった期間を特定することが求められる．肺NTM症では無症候期が長いことや肺NTM症を診断する検査，特に細菌学的検査が無症候期には積極的かつ反復して行われない実情を考慮すると，罹患率の推定には研究デザイン上の工夫が必要と思われる．

　肺NTM症の臨床上の特徴として，病状の進展が緩徐であること，有効な治療薬が乏しいことなどにより，診断後に即治療とはならず，治療開始時期の決定は主治医の判断に委ねられている[2]．また，いったん治療が開始されると，治療は長期に及ぶだけでなく，治療中や治療終了後に再燃や再感染に至

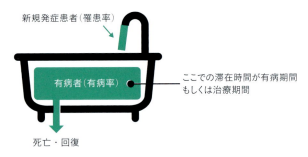

図1 有病率と罹患率の関係

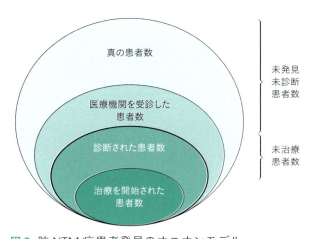

図2 肺NTM症患者発見のオニオンモデル
肺NTM症は感染初期の無症候期により，真の感染者と医療機関を受診した患者との乖離が大きいと考えられ，疫学研究での制約条件となる．（文献[3]より引用改変）

る事例も少なくない．これらのことより患者が累積するため，有病率は罹患率よりも高くなる．これを図解すると，図1のようになる．シャワーからバスタブに流入する水を新規発症患者（もしくは罹患率）とし，バスタブを対象地域，バスタブに溜まる水を有病者（もしくは有病率），排水を死亡（もしくは死亡率）または回復した者と仮定する．流入量（新規発症患者）が一定数であったとしても，有病期間および治療期間が長期にわたる肺NTM症の特性上，排水（死亡・回復）量より流入量が多くなり，時間経過とともにバスタブの水位（有病者数）は上昇することになる．これが近年各国で報告されている有病率上昇を説明する一つの考え方である．その他の要因については後述する．

一方，これらの疫学調査（表1）により肺NTM症の疫学実態をどこまで把握できるであろう．情報源により網羅される対象人口が異なることは考慮するべき要因であるが，いずれの手法においても，真の肺NTM症患者数（実際に確認することはできないが，対象地域に存在するすべての肺NTM症患者）のうち，医療機関を受診しない者，および受診しても肺NTM症と診断されない者は，未発見・未診断患者となり把握できない点にも留意すべきである．図2は，これら考慮すべき点（制約）を概念図（肺NTM症患者発見のオニオンモデル）として示している[3]．多くの疫学調査の結果は，医療機関を受診し，肺NTM症の診断を受けた者を登録していると考えるのが自然である．唯一，定期健診や介入研究（地域における肺NTM症スクリーニング調査など）による有病率の推定では，医療機関受診前の患者を発見することが可能であることから，真の有病率を最も正確に捉えることが可能である．

日本の肺NTM症疫学状況―アンケート調査および抗酸菌検査データ調査

本邦では，1970年代初頭から束村らによる国立療養所非定型抗酸菌症共同研究班（国療研究班）により肺NTM症疫学調査が開始され，一貫した調査手法（新規診断された肺NTM症対結核の比率と結核の統計で得られる活動性肺結核患者罹患率の積を算出する手法）を用いて経年的な疫学調査が実施された[4]．これにより，1970年以降の肺NTM症患者の増加傾向が明らかとなり，1990年以降にはそれが顕著になったことが示された．2007年の全国調査では罹患率人口10万対5.7と報告されている（図3）．2014年には日本医療研究開発機構（AMED，阿戸班・御手洗分担）の支援により2007年に米国呼吸器学会と米国感染症学会から発表された診断基準を用いた初めての全国アンケート調査が実施された．その結果，罹患率はそれまでの2.6倍に当たる人口10万対14.7と報告され，菌陽性結核の罹患率（人口10万対10.7）を初めて超えたことが示された[5]．阿戸班では，さらに主要検査センターの協力により，2012〜2013年の抗酸菌検査データの提供を受けて，合計7,523例の診断基準を満たした肺NTM症例を検討した．これにより，全国の

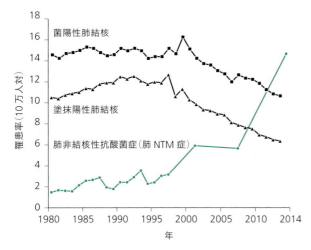

図3 肺NTM症罹患率に関する全国調査，1980〜2014年

2014年に肺NTM症の罹患率（人口10万対14.7）が菌陽性結核の罹患率（人口10万対10.7）を上回ったことが示された．1980〜1998年が国療研究班による調査結果，2001年および2007年が研究協議会による調査結果，2014年が日本医療研究開発機構（AMED）の実用化研究事業の支援による研究結果．（文献5)より引用改変）

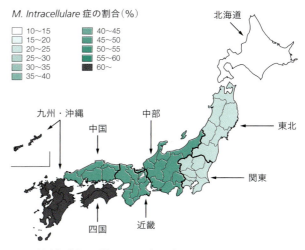

図4 地域ごとの肺NTM症に占める*M. intracellulare*症の割合

四国以西では*M. intracellulare*症の割合が高い．（文献6)より引用改変）

NTM菌種の分布が明らかとなり，東日本では，*M. avium*が多く，四国以西では*M. intracellulare*が多いことが示された[6]（図4）．また，*M. kansasii*が近畿で多く，*M. abscessus* complexが九州・沖縄で多いなどの地域差が認められた．さらに，森本らは，死亡統計を分析することで，肺NTM症を主因とした死亡数から有病率を人口10万対112と推定している[7]．

死亡統計に基づいた肺NTM症死亡数は，1970年の記録開始以来，一貫して増加傾向にあり，2007年には全国で912人であった[8]．2005年の肺NTM症死亡率は人口10万対0.654と，1990年（0.128）からの15年間に約5倍となっている．

これら一連の疫学調査により，日本が肺NTM症の高蔓延状態にあり，なお増加傾向であることが明らかにされ，同疾患が公衆衛生学的にも重要であることを示した．一方で，これらの調査では，対象地域が限定されており，全国網羅的な疫学状況を把握することが課題となった．そこで，研究班では，平成23年から厚生労働省が公開している，レセプト情報・特定健診等情報データベース（以後，レセプト情報）を活用することにより網羅的な肺NTM症の疫学調査研究を実施している．次項から，レセプト情報に基づいた肺NTM症の疫学調査について詳述する．

日本の肺NTM症疫学状況―レセプト情報による疫学調査

レセプト情報とは，保険診療を行った医療機関が，診療報酬請求のために月末に患者一人ひとりについて集計する診療報酬明細書のことをいう．レセプト情報からは主に，診療開始日，医療機関，疾病名，投薬，注射，処置，手術，検査，画像診断などに関する情報を取得できる．最大の利点は，その対象人口の広さである．現在，医科・調剤レセプトについては99.9%の医療機関で電子化が完了しており，レセプト情報として取得が可能である．これにより，ほぼ全国網羅的なデータベースとなっている．一方で，検査の結果や疾患の重症度といった患者の状態に関する情報はレセプト情報には含まれていない点が最大の制約である．

調査は，2009〜2014年に収集された全国のレセプト情報のうち，肺NTM症に関連する傷病名が付されたすべてのレセプト情報を対象とした[9]．対象期間に肺NTM症と診断された者のレセプト情報約1億件を抽出し，約37万人分の解析用データセットを作成し解析した．肺NTM症関連のレセプ

トが少なくとも5回以上の者を肺NTM症患者と定義したところ，2011年に新たに発症した肺NTM症患者数は約3万人，罹患率にして人口10万対25と推定された．これは，先のアンケート調査による罹患率を上回るものであった．さらに，肺NTM症の有病者数は2011年に約11万人，有病率にして人口10万対90と推定され，死亡数に基づく推定値に近い値が示された．さらに，この大規模データの解析により次のような患者特性が明らかとなった．新規患者の年齢は平均71歳（標準偏差：±12）で，女性が約6割を占めていた．加齢に伴い罹患率は上昇する傾向を示し，女性においてその傾向が顕著であった．また，ガイドライン[2]が推奨する治療法が実施されている割合を推定したところ，成人の患者における治療実施割合は約3割程度と推定され，治療未実施の割合は約7割であった．これらの結果から，高い未治療割合と長期間の経過観察が有病率の上昇に関与している可能性が示唆された．先行研究によれば診断から6カ月以内に治療が開始されず経過観察とされる患者の割合は，69.1%[10]や80.4%[11]などと報告されており，未治療割合は本研究結果とも概ね一致している．

同研究は，本邦で初めての全国民を対象とした肺NTM症疫学研究といえる．得られた罹患率と有病率は，これまでの国内および諸外国からの報告よりも高く，世界的にわが国は肺NTM症の蔓延状態にある実態があらためて示された．

レセプト情報の課題と限界

いかなる疫学研究にも，その研究デザインに制約条件（limitation）があり，結果を歪める，つまり真実を過大評価もしくは過小評価する可能性がある．レセプト情報による肺NTM症疫学調査においても例外ではなく，結果の解釈において考慮すべき点がある．

過大評価の可能性としては，レセプト情報に基づく症例定義の特異度が低い可能性が考えられる．先述のようにレセプト情報からは，実施された各種検査の結果に関する情報を収集できないため，症例が診断ガイドラインの基準を満たしているのかどうかを確認することができない．これにより，臨床的診断のみによる肺NTM症患者や肺NTM症以外の者も含めて集計されている可能性を否定できない．本調査では特異度を上げる試みとして，疑いフラグ（確定診断前の状態を示すフラグ）の付いた者を除外し，レセプトに病名が複数回（今回は5回以上）付された例のみを肺NTM症の定義としている．また，肺NTM症治療に使用される薬剤の処方を症例定義に組み込むなども考えられる．

過小評価の可能性としては，前述の肺NTM症患者発見のオニオンモデル（図2）に示したように，肺NTM症患者であっても，医療機関を受診しない者や，受診したとしても肺NTM症が疑われず，検査により肺NTM症が診断されない者が考慮されない点である．さらに，肺NTM症患者では，軽症例や治療薬に対する副反応のために治療を実施しない者も多く，レセプト5回の基準に合致しない患者も存在する可能性がある．

レセプト情報を用いた疫学研究の最大の課題は傷病名の信頼性である．つまり，レセプトは診療行為の対価を支払基金に請求するための文書であることから，レセプトには保険診療の範囲に従って実施した医療行為と結び付くように傷病名が記載されるが，そのような傷病名は「保険病名」と考えられている[12]．米国での心筋梗塞[13]や日本での乳癌[14]においてはレセプトデータに基づく症例定義の感度特異度を検討した研究が実施されているが，肺NTM症についてはこれまで検討されたことがなく，肺NTM症のレセプト傷病名の信頼性について今後検討する必要がある．

肺NTM症患者数の増加要因

これまでの疫学研究で肺NTM症患者の増加傾向が示されてきたが，それに関連する要因としては以下に記す2種類の要因が考えられる．

第一に，宿主および環境要因に代表される，感染発病リスクの増大が実際の患者数の増加に寄与する可能性が考えられる．人口の急速な高齢化に伴い，

慢性閉塞性肺疾患（chronic obstructive pulmonary disease ; COPD）や免疫抑制薬を使用する疾患などの合併により，肺 NTM 症を罹患するリスクの高い集団の増加が想定される．また，菌と宿主の接触機会の増加も想定される[15]．実際，浴槽の給水口における NTM コロニー形成の事例が報告されており，風呂好きな日本人の生活様式が菌への曝露頻度を高めることが，わが国の有病率の高さと関連する可能性も考えられる．

第二に，肺 NTM 症に関する認知度の上昇や医療機関の健診による診断機会の増加が新規に診断される患者の増加に寄与する可能性がある．肺 NTM 症関連の国内の研究報告数は近年増加しており[7]，研究者のみならず医療者の肺 NTM 症についての認知度が上昇していると思われる．2008 年の肺 NTM 症診断基準の改訂により従来の菌量要件が除かれ診断が簡素化されたことも患者発見の機会増加に関連していると考えられる．また CT スキャン利用の増加や細菌学的検査では 1990 年代からの核酸増幅検査の NTM への普及や固形培地より検出率の高い液体培地を用いた培養検査の普及による NTM 検出能の向上も関与していると考えられる．これらの新しい検査技術と併せて，職場や自治体による定期健診が肺 NTM 症患者を発見する機会をさらに増やしていると想定される．特に，胸部 X 線検査は健診項目として様々な世代に定期的に実施されている．健診受診者約 8,500 名を解析した研究によると，胸部 X 線検査で異常影が指摘され，その後 CT により肺 NTM 症と診断されたものが 11 名（人口 10 万対 129）と高い発見率を示している[3]．

世界の肺 NTM 症疫学状況

近年世界各国から報告されている肺 NTM 症に関する疫学調査のほとんどが同症の罹患率・有病率の増加を指摘している．肺 NTM 症に関するシステマティックレビューによれば，先進国では肺結核は減少傾向にある一方，肺 NTM 症は増加傾向にあると報告している[16]．Prevots らが世界の各地域における肺 NTM 症疫学状況をまとめているが[17]，以下に要約した．

1）北米

年有病率は人口 10 万対 5〜10 とされ，近年，上昇傾向を示している．高齢者層，特に高齢女性において有病率が高い．また，COPD との強い関連が示されている．わが国と同じく，MAC が全体の 8 割前後を占めている．

2）ヨーロッパ

肺 NTM 症の増加傾向が報告されているが，その有病率・罹患率は北米や日本ほどの高い値ではない．一方，北米や日本とは異なり，男性で多く，他地域に比べて患者年齢が若い傾向にある．肺 NTM 症のリスクとして，COPD と喫煙習慣が示されている．原因菌としては MAC が約 5 割と最多であるが，その比率は北米や日本に比べて低い．

3）アジア

日本以外では人口規模での疫学調査は実施されていないが，主に呼吸器専門病院などからの報告がある．他の地域と同様に，高齢者層において患者が多い．日本や韓国では女性の，台湾では男性の頻度が高い．

4）豪州

2000 年の全国調査では，罹患率が人口 10 万対 0.56 であった．罹患率は年齢とともに上昇し，患者の 8 割程度が女性であった．豪州クイーンズランド州は NTM 症が報告疾患となっている数少ない地域であり，2005 年の年有病率は人口 10 万対 3.2 である．

結語

肺 NTM 症の疫学実態に迫るために，これまで様々な研究手法が試みられてきた．各々の研究手法は，対象人口や測定可能な指標値の特徴が多少なりとも異なるが，そのどれもが近年の肺 NTM 症の増加傾向を示唆している．最新のレセプト情報を用いた研究により，広範囲で詳細な肺 NTM 症の疫学実態が明らかになるにつれ，その公衆衛生上の重要性がより明確なものとなった．課題の克服のためには，現状の疫学分析からエビデンス（証拠）を構築

するとともに，これに基づいた公衆衛生学的対策から，診断，治療までの総合的な対策の強化を検討する必要がある．

文献

1) Bryant JM, Grogono DM, Greaves D, et al : Whole-genome sequencing to identify transmission of Mycobacterium abscessus between patients with cystic fibrosis : A retrospective cohort study. Lancet 381 : 1551-1560, 2013
2) 日本結核病学会非結核性抗酸菌症対策委員会：肺非結核性抗酸菌症化学療法に関する見解—2012年改訂．結核 87 : 83-86, 2012
3) Fukuoka T, Morimoto K, Ogata T, et al : Health checkup system and pulmonary nontuberculous mycobacterial disease. Respir Investig 55 : 376-379, 2017
4) 束村道雄, 喜多野彦, 下出久雄, 他：日本における非定型抗酸菌感染症の研究．結核 57 : 299-310, 1982
5) Namkoong H, Kurashima A, Morimoto K, et al : Epidemiology of Pulmonary Nontuberculous Mycobacterial Disease, Japan. Emerg Infect Dis 22 : 1116-1117, 2016
6) Morimoto K, Hasegawa N, Izumi K, et al : A Laboratory-based Analysis of Nontuberculous Mycobacterial Lung Disease in Japan from 2012 to 2013. Ann Am Thorac Soc 14 : 49-56, 2017
7) Morimoto K, Iwai K, Uchimura K, et al : A Steady Increase in Nontuberculous Mycobacteriosis Mortality and Estimated Prevalence in Japan. Ann Am Thorac Soc 11 : 1-8, 2014
8) 森本耕三, 岩井和郎, 大森正子, 他：日本の非結核性抗酸菌症死亡に関する統計的分析．結核 86 : 547-552, 2011
9) Morimoto K, Izumi K, Uchimura K, et al : Prevalence of Nontuberculous Mycobacterial Pulmonary Disease in Japan : Analysis of National Database of Medical Insurance Claim. Am J Respir Crit Care Med 195 : A3959, 2017
10) Hayashi M, Takayanagi N, Kanauchi T, et al : Prognostic factors of 634 HIV-negative patients with Mycobacterium avium complex lung disease. Am J Respir Crit Care Med 185 : 575-583, 2012
11) Gochi M, Takayanagi N, Kanauchi T, et al : Retrospective study of the predictors of mortality and radiographic deterioration in 782 patients with nodular/bronchiectatic Mycobacterium avium complex lung disease. BMJ Open 5 : 1-8, 2015
12) 谷原真一：レセプト情報を活かす 7：レセプトに記載された傷病名の妥当性について．公衆衛生 71 : 859-863, 2007
13) Kiyota Y, Schneeweiss S, Glynn RJ, et al : Accuracy of medicare claims-based diagnosis of acute myocardial infarction : Estimating positive predictive value on the basis of review of hospital records. Am Heart J 148 : 99-104, 2004
14) Sato I, Yagata H, Ohashi Y : The Accuracy of Japanese Claims Data in Identifying Breast Cancer Cases. Biol Pharm Bull 38 : 53-57, 2015
15) Nishiuchi Y, Iwamoto T, Maruyama F : Infection Sources of a Common Non-tuberculous Mycobacterial Pathogen, Mycobacterium avium Complex. Front Med（Lausanne）4 : 27, 2017
16) Brode SK, Daley CL, Marras TK : The epidemiologic relationship between tuberculosis and non-tuberculous mycobacterial disease : a systematic review. Int J Tuberc Lung Dis 18 : 1370-1377, 2014
17) Prevots DR, Marras TK : Epidemiology of Human Pulmonary Infection with Non-Tuberculous Mycobacteria : A Review. Clin Chest Med 36 : 13-34, 2015

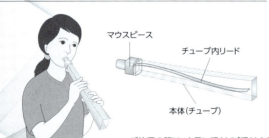

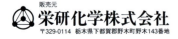

特集 結核・非結核性抗酸菌症—エキスパートが教える 実臨床に役立つ最新知見—
結核・非結核性抗酸菌症の臨床

抗酸菌症の診断法の進歩

森重雄太／御手洗 聡

> **Point**
> - 抗酸菌検査の進歩（主として迅速化，高精度化）がもたらした恩恵について解説する．
> - 現行の抗酸菌検査法が抱える課題について解説する．

はじめに

抗酸菌（acid-fast bacillus）は，グラム染色のようなアニリン系色素の脱色過程において酸やアルコールに抵抗性を示す細菌の総称であり，*Mycobacterium spp.*，*Mycobacteroides spp.*，*Mycolicibacillus spp.*，*Mycolicibacter spp.*，*Mycolicibacterium spp.*（最近 *Mycobacterium spp.* が再編成された），つまり結核菌群と非結核性抗酸菌（non-tuberculosis mycobacteria；NTM）および *Mycobacterium leprae* がこれに含まれる．抗酸性を示す細菌は上記5属のみならず，*Nocardia spp.* や *Rhodococcus spp.*，*Tsukamurella spp.* などが挙げられるが，実際上は「抗酸菌≒結核菌群と非結核性抗酸菌」と考えてほぼ問題なく，本稿においてもそのように記述する．

結核と非結核性抗酸菌症の疫学は現在大きく異なっている．本邦における結核の新規罹患率は漸減傾向にあるものの，世界的には中まん延の位置付けである．最新の統計では罹患数 17,625 であり，罹患率（10 万人当たりの新規患者数）は 13.9 である[1]．患者の多くは高齢者であるため，典型的な症状に乏しい場合も多く，診断の遅れに繋がっている．他方，海外出生者の増加が若年者層で著しいのも最近の特徴である．薬剤耐性結核は全般的に少ないものの，結核の統計からはやや再増加の傾向がみられる．非結核性抗酸菌症は中年以降の女性を中心に急増しており，最近の調査では肺非結核性抗酸菌症の罹患率は 14.7（2014 年）とされている[2]．これは結核の罹患率を上回る数値であり，非結核性抗酸菌症が感染症として軽視できない状況であることを意味している．結核も非結核性抗酸菌症も診断の基本は起炎菌となる抗酸菌の分離・同定である．本稿では，近年の抗酸菌検査の進歩について，結核菌と非結核性抗酸菌の両方への対処を考慮して解説する．

抗酸菌症診断の概要

抗酸菌症の確定診断には，起炎菌としての抗酸菌が分離同定されることが必要条件である．抗酸菌検査は，抗酸菌症の確定診断のほか，結核での感染性の評価，患者管理のための情報提供（治療効果や薬剤耐性の評価）といった臨床的に重要な役割も果たしている．抗酸菌症でも特に結核は感染制御の観点から迅速な検査・診断が求められるが，実際の症例では結核菌の検出が困難な例や，検出までに長期間を要する症例も散見され，現状の検査法で万全では

もりしげ ゆうた・みたらい さとし　結核予防会結核研究所抗酸菌部（〒204-8533 東京都清瀬市松山 3-1-24）

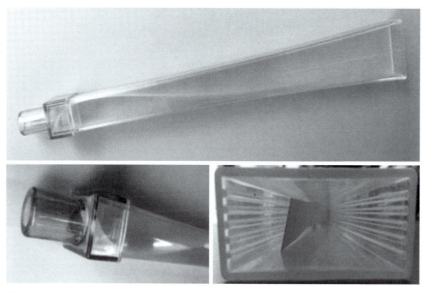

図1 ラングフルート
上：ラングフルート本体，下左：マウスピース拡大，下右：吹き出し部およびリード（振動板）先端拡大．
呼気によりリードを振動させて，16〜25 Hz の衝撃波を発振し，気道上皮の線毛運動を促進して排痰を誘発する．

ない．細菌学的検査（塗抹検査，培養検査，同定検査，薬剤感受性試験）は抗酸菌症診断の根幹を成しており，検出感度や診断基準の面から培養検査（特に液体培養）は欠かせないが，その陽性率は肺結核患者でも80％強程度であり，すべての抗酸菌症で起炎菌が分離されるわけではない．

　本邦のみならず世界的にも，「抗酸菌検査」といえば「結核菌検査」を無意識に前提としている．しかし，近年の非結核性抗酸菌症の急激な増加傾向からもわかるように，疫学的には結核と非結核性抗酸菌症の発生に大差がない（有病期間を考えれば，非結核性抗酸菌症の有病者数が圧倒的に多い）．非結核性抗酸菌は水系，土壌，動物の体内といった環境中に広範に存在し，これらの環境中の菌を取り込むことで感染が成立する．非結核性抗酸菌症の多くは特徴的な症状に乏しく，年単位の期間を経て緩徐に進行する場合が多い．抗酸菌症の診断においては結核菌のみならず非結核性抗酸菌を常に考慮すべきである．

検体採取

　抗酸菌症の高精度な診断には，良質な検体を採取することが欠かせない．日本の抗酸菌症の多くは呼吸器感染症であるため，診断に使用する検体の多くは喀痰である．患者の自発喀痰で下気道由来の良質な膿性痰を得ることは容易ではなく，排痰指導をすべきである．3〜6％の高張食塩水20 ml程度を超音波ネブライザーで吸入すると良質な喀痰検体を得られる場合があるが，装置を共用するので感染制御上は好ましいとはいえず，使用を中止している施設も多い．音響排痰装置（ラングフルート：アコースティックイノベーションズ，図1）は，呼気を利用して16〜25 Hzの衝撃波を発生し，排痰を誘発する．ラングフルートの発する音波は気道上皮の線毛運動周波数とほぼ同じなので，気道粘液のレオロジーが変化して流動化し排出されやすくなる．肺結核を疑う患者に対して，ラングフルートを使用した喀痰誘発法の有用性を検討した報告がなされており，高張食塩水吸入法と同等の有用性を示しつつ，副作用は高張食塩水吸入法よりも少ないことが報告されている[3]．

抗酸菌塗抹検査

　塗抹検査の目的は，検体中の抗酸菌を同定し，同

時にその量を把握することである．結核においては，排菌の有無やその程度を知ることで患者の接触者に与える感染リスクの評価や患者自身の治療経過の把握に繋がる．迅速性が高いので，抗酸菌症が疑われる場合まず実施すべき検査である．具体的には前処理（可溶化/雑菌汚染処理/遠心集菌）後の検体をスライドガラスに塗抹し，抗酸菌特異的な染色法を用いて染色し，鏡検して検体中の抗酸菌を検出，半定量する．抗酸菌は基本的に全身に感染巣を作りうるので，感染があると思しき病巣から得られる検体は，すべて抗酸菌検査の材料となりうる[4]．抗酸菌特異的な染色法は複数利用可能であるが，結核菌群と非結核性抗酸菌の鑑別は原理上不可能であることには注意したい．その代表的な方法として，石炭酸フクシン（主染色）とメチレンブルーで染色（後染色）し，光学顕微鏡により500〜1,000倍で鏡検するチール・ネールゼン法と，石炭酸オーラミンOとメチレンブルーで染色し，蛍光顕微鏡により200倍で鏡検する蛍光法がある．現在でも最も迅速かつ簡便な抗酸菌検査法であり，結核が高まん延状態にある多くの発展途上国のみならず，先進国においても幅広く用いられている．しかし，従来その検出感度は低く（培養法の1/10〜1/100），検査者の技量に依存するため精度も不安定である．また，迅速発育性の非結核性抗酸菌には従来の抗酸菌染色で検出しづらいものもあり，染色法の改良も必要である．

現在の塗抹検査は，2000年以前と比較して検出感度の向上が図られており，N-アセチル-L-システイン-水酸化ナトリウム（NALC-NaOH）処理による喀痰の均質化および雑菌除去，遠心濃縮による集菌塗抹法と蛍光法の組み合わせが推奨されている．蛍光法はチール・ネールゼン法と比較して約5〜10%高感度であり，かつ約25%の所要時間で完了することが知られていたが[5,6]，以前は従来の水銀ランプを光源とする蛍光顕微鏡が高価であり，必ずしも普及していなかった．しかし，近年は光源のLED化による蛍光顕微鏡の低価格化，運用コストの低下が進み，従来の蛍光顕微鏡と遜色ない検査精度であることから普及が進み[7]，現在では塗抹検査の80%以上が蛍光法で行われていると推定される[8]．また，小型で携帯可能な蛍光顕微鏡も開発されている[9]．さらには，蛍光色素標識したトレハロースを用いた抗酸菌特異的かつ生菌選択的染色法も報告されている[10]．従来の抗酸菌染色法では，菌の生死判定は不可能であることから，排出菌体の生死判定は後述の培養検査の結果を待つ必要がある．生菌選択的染色法の応用によって，培養を待たずとも結核菌の生死および定量データを得ることができれば，抗酸菌検査のさらなる迅速化に繋がると思われる．

前述の通り塗抹検査は検査者の技量と検体の質に大きく依存するため，「職人技」が必要と思われているが，大量処理と検査精度の安定化を目的として自動化も進められている．蛍光染色した塗抹標本を自動で鏡検するシステムであるTBDx automated microscopy system（Signature Mapping Medical Sciences, Leesburg, VA）がその一例である．本システムは最大200枚の塗抹標本を自動で解析し，検査者の負担を大きく軽減することができる．最新の報告では，Stand-alone testとして培養に対する感度62.2%，特異度90.7%と示されている（カットオフ値を調整すると感度44.3%，特異度100%）[11]．熟練した検査者の水準には及ばないが，塗抹検査より高精度な分子生物学的手法を採用できない環境や，大量の検体を処理しなければならない施設，検査者の入れ代わりが多く検査精度を維持することが難しい環境においては，威力を発揮すると考えられる．

抗酸菌培養検査

塗抹検査と同様，抗酸菌症が疑われる場合に必ず実施すべき検査である．適切な前処理によって検体中に存在する抗酸菌以外の雑菌を発育不能とし，培地に接種して培養する．正しく実施された培養検査による抗酸菌の検出感度は，塗抹検査よりも10倍程度高い[4]．

培養検査の目的は，検体から生きた抗酸菌を検出・分離し，菌種の同定および薬剤感受性試験などに供することにある．培養検査の進歩は，液体培地

の普及と自動化によるところが大きい．BACTEC™ MGIT™ システム（Beckton Dickinson）に代表される液体培地の普及によって，従来の固形培地（小川培地など）では3〜8週間を要していた結核菌の培養検査は，最短でわずか数日，平均でも2週間で完了するようになった[12]．また，培養と検出を自動化することが可能となり，検査に要する労力の軽減に貢献した．ただし，培養陰性を確認するには一般に培養を6週間以上継続する必要があり，この期間を短縮する効果的な手法がほとんどないのが問題である．

　培養検査で正しい結果を得るためには，検体の前処理を適切に行う必要がある．現在，本邦で行われている NALC-NaOH 処理による遠心集菌法は，NALC で喀痰の粘稠性を下げて消化を促進し，かつ 2% 水酸化ナトリウムで一般細菌を発育不能にする前処理法である．しかし，強アルカリは抗酸菌の生残性に対しても影響を与える．また，遠心集菌時の物理的損失もあり，これらの前処理によって培地への接種以前に検体中の 42% の生菌が失われているという報告もある[13]．さらに吉松らは人工的に作成した結核菌/細胞混合液を用いて遠心分離効率を検証し，低濃度の懸濁液ほど集菌効率が低下することも示している（集菌が必要な検体ほど集菌効率が悪い）[14]．こういった背景から，処理時間の短縮や共沈剤による集菌効率の向上を図った種々の前処理剤が販売されている．セントラップ MB（日水製薬）は，セミアルカリプロテアーゼ液で溶解・均等化し NALC-NaOH 処理した検体を，リン酸カルシウムを主とする吸着担体に結合させて短時間・低速度で遠心濃縮集菌を行う処理方法である．また TB-Beads（日本ビーシージー製造）は，NALC-NaOH 処理後の検体を抗酸菌特異的なリガンドを結合させた磁気ビーズと検体を混合して抗酸菌をトラップし，磁石でビーズを濃縮して Elution Buffer で溶出することで，遠心操作をすることなく濃縮・集菌する処理方法である．

抗酸菌の遺伝子検査

　塗抹検査で抗酸菌陽性となった場合，それが結核菌であるか非結核性抗酸菌であるかによって，治療や感染制御対策の必要性が変化する．また，抗酸菌のなかには通常の培養条件では発育せず，特定の培養温度や pH，ある種の添加物存在下でないと発育しないものが存在する．さらには，現時点では適切な培養方法が不明なものも存在する．現在の抗酸菌の遺伝子検査法の多くは核酸増幅法を基礎としているので，迅速性に優れている．本検査が威力を発揮する場面の一つは菌種同定である．現在，本邦で使用可能な遺伝子検査キットには，臨床検体を対象とするものと培養菌株を対象とするものがある（多くは両方に対応）．臨床検体を対象とするものは，培養菌株を用いずとも臨床検体から直接結果が出せるので，迅速な菌種同定が可能である．その所要時間はキットの種類によって異なり，30 分〜6 時間程度である（表1）．これらの遺伝子検査は 21 世紀に入ってから急速に迅速化したが，主として遺伝子の増幅工程と検出工程を同時に行うことができるようになったこと，さらには操作の自動化によるところが大きい．

　遺伝子検査は菌種同定法としても利用される．市販されている核酸増幅法検査の多くは結核菌群を含む複数種の抗酸菌の同定に対応している．しかし，その範疇に含まれない菌種については検出/同定できないため，必要に応じて 16S rRNA，*hsp65*，*rpoB*，*gyrA* などのハウスキーピング遺伝子のシークエンス解析などを実施する．シークエンス解析には，基本的に分離された株が必要である．

　遺伝子検査は，結核菌の薬剤感受性推定の迅速化にも大きく貢献している．結核菌に対する各種薬剤の作用機序が明らかになるにつれ，耐性に関与する遺伝子の変異情報が利用できるようになっている．この変異を解析することで，培養菌株を用いずとも迅速な薬剤耐性結核の診断が可能である．本邦においても，イソニアジド，リファンピシン，ピラジナミド耐性遺伝子の変異を検出し，薬剤耐性結核の迅速診断に貢献しうるキット（ジェノスカラー®：ニプロ）が利用可能である．またリファンピシン耐性変異検出と結核菌同定を同時に実施しうる Xpert® MTB/RiF（ベックマン・コールター）が利用できる．

表1 結核菌群および非結核性抗酸菌の遺伝子検査キット

製品名	対象菌種（耐性遺伝子）	検出原理	所要時間	臨床検体からの直接検出
DNAプローブ「FR」-MTD/MACダイレクト	結核菌群，MAC	TMA+HPA	約5時間	○
コバス TaqMan® MTB/MAI	結核菌群，MAC	リアルタイムPCR	約3時間	○
TRCRapid® M. TB/MAC/M. KS	結核菌群，MAC，M. kansasii	TRC	約1.5時間	○
Loopamp® 結核菌群検出キット	結核菌群	LAMP	約50分	○
ジーンキューブ® MTB/MAC	結核菌群，MAC	PCR+Qprobe融解曲線解析	約40分	○
TRCReady® MTB/MAC	結核菌群，MAC	TRC	約40分	○
Xpert® MTB/RIF	結核菌群，rpoB変異	リアルタイムPCR	約2時間	○
μTAS WAKO g1	結核菌群，MAC	PCR+μTAS	約40分	○
ジェノスカラー®・RFP-TB II	結核菌群，rpoB変異	PCR+LiPA	約6時間	○
ジェノスカラー®・PZA-TB II	結核菌群，pncA変異	PCR+LiPA	約6時間	○
ジェノスカラー®・INH-TB II	結核菌群，fabG1-inhA, furA-katG変異	PCR+LiPA	約6時間	○
アキュプローブ® 結核菌群同定/マイコバクテリウムアビウムコンプレックス	結核菌群，MAC	HPA	約50分	×
DDH マイコバクテリア'極東'	結核菌群を含む18菌種	DDH	約4時間	×
* SPEED-OLIGO® MYCOBACTERIA	結核菌群を含む19菌種	PCR+LiPA	約1時間	×
* GenoType® Mycobacterium CM/AS	結核菌群を含む37菌種	PCR+LiPA	約5時間	×

TMA：Transcription-mediated amplification, HPA：Hybridization protection assay, TRC：Transcription-reverse transcription concerted reaction, LAMP：Loop-mediated isothermal amplification, Qprobe：Quenching probe, μTAS：Micro-total analysis system, LiPA：Line probe assay, DDH：DNA-DNA hybridization
* 国内未承認品

抗酸菌の菌種同定

前述の通り，非結核性抗酸菌症は近年急増しており，希少な菌種による症例も増加している[15]．前述の塗抹検査や培養検査のみでは抗酸菌の正しい菌種同定は不可能であり，抗酸菌症の治療に当たっては菌種の同定が欠かせない．

抗酸菌種の同定は，薄層免疫クロマトグラフィや核酸増幅法の登場により，従来の生理生化学的手法による同定と比較して圧倒的に正確・迅速かつ簡便になった．しかし，その多くは結核菌群とM. avium complexの同定しかできない．世界的にはPCR増幅後の検体を用いてラインプローブアッセイを行い，37種類の結核・非結核性抗酸菌を全工程約5時間で同定可能なキット（GenoType® Mycobacterium CM/AS：Hain Lifescience, Germany）が開発され広く使用されているが，本邦では販売されていない．

近年，マトリックス支援レーザー脱離イオン化飛行時間型質量分析計（Matrix Assisted Laser Desorption/Ionization Time of Flight Mass Spectrometer；MALDI-TOF MS）を用いた同定法が広く普及しつつある．これは主に細菌のリボソームタンパク質をターゲットとして，その発現プロファイルが菌種によって特徴的であることを利用し，サンプルから得られた質量分析プロファイルとデータベースを照合し，一致する菌種を同定する手法である．現時点では，抗酸菌で実施可能な検体は培養菌のみであり，臨床検体からの直接実施はできない．一般細菌では，培養菌のコロニーを直接解析することが可能であるが，抗酸菌の場合は70%ギ酸/アセトニトリル混合溶媒による抽出操作が必要である．MALDI-TOF MSを用いた抗酸菌の同定ステップの一例を図2に示す[16, 17]．MALDI-TOF MSの同定精度は基本的にデータベースの正確さと質量分析プロファイルの情報量に依存しているため，正確に同定された臨床分離株の質量分析プロファイルデータが大量に必要である．現在，本邦ではMALDI Biotyper™（ブルカー）およびVITEK® MS（ビオメリュー）の2機種が利用可能である．同定可能な抗酸菌種はInternational Journal of Systematic and Evolutionary Microbiology誌（IJSEM）にて2018年4月現在で承認されている196種類のうち，164種類に上る[18]．一方，本法は細菌のタンパク質の発現プ

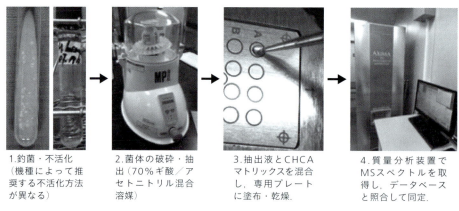

図2 MALDI-TOF MSを用いた抗酸菌の同定ステップ（文献[16, 17]より作成）
CHCA：α-Cyano-4-hydroxycinnamic acid

ロファイルに依存しているため，培養条件が同定結果に影響することを示唆する報告もある[19]．また，その同定精度に菌種ごとの差異があることも報告されており，必ずしも万能な同定法とはいえない[20]．しかし，迅速かつ簡便，そして従来法よりも多くの抗酸菌種に対応する本法は今後の抗酸菌同定法の主流となる可能性がある．

本邦の場合，臨床的には非結核性抗酸菌症の起炎菌のほとんどが M. avium complex であるので，その他の抗酸菌でたとえ種が同定されたとしても定型的な治療法がない場合も多い．そのため，非結核性抗酸菌の詳細な同定の必要性については議論の余地があると思われるが，一方で稀少な菌種に対する知見を蓄積していくうえで詳細な菌種同定には大きな意義があるといえる．

抗酸菌の薬剤感受性試験

現在本邦で薬剤感受性試験の対象となっている抗酸菌は，主に結核菌である．非結核性抗酸菌症が急増しているにもかかわらず，非結核性抗酸菌の薬剤感受性試験は対応が遅れている．

抗酸菌の薬剤感受性試験は，基本的に菌体を直接薬剤に曝露して発育の有無を観察する方法であるので，結核菌や遅発育性の非結核性抗酸菌など結果を得るまでに時間を要する場合が多い．結核菌においては，液体培地の利用により迅速化が図られている．現在，本邦で市販されているMGIT™シリーズでは対象薬剤はイソニアジド，リファンピシン，ストレプトマイシン，エタンブトール，ピラジナミドに限定されている．しかし，世界的には超多剤耐性菌（三種病原体）の同定に必要なフルオロキノロン薬（レボフロキサシン，モキシフロキサシン，ガチフロキサシン）と注射薬（カナマイシン，アミカシン，カプレオマイシン）に対するMGITでの薬剤感受性試験濃度を決定しており，実際に使用されている．その他，エチオナミド，プロチオナミド，リネゾリド，クロファジミン，そして暫定的ではあるがベダキリンとデラマニドの濃度も既に設定されている（表2）[21, 22]．現実に最も多くの薬剤をカバーしているのはMGIT™シリーズであるが，本邦で使用可能なのは前述した5種類の一次薬のみであり，二次薬は固形培地のみ対応していることに注意する必要がある．

前述の結核菌の表現型薬剤感受性試験は，基本的に分離培養した結核菌の発育に依存するので，非常に長い時間を要するのが問題点である．この点を改善すべく，薬剤耐性遺伝子の変異を検出する方法が，迅速な薬剤感受性試験法として利用可能である．これらのキットは，基本的に1日以内で実施可能である．塗抹陽性検体から直接検査することも可能であるので，迅速性に優れている（遺伝子検査の項を参照）．

全ゲノムシークエンスが比較的容易に可能となった近年では，ゲノム情報をもとにしたバイオインフォマティクスツールを用いた薬剤感受性試験の試

表2 培地別薬剤感受性試験基準濃度

Name	Critical concentration (μg/ml)			
	L-J	7H10 Agar	7H11 Agar	MGIT™ 960
Isoniazid	0.2	0.2	0.2	0.1
Rifampicin	40	1	1	1
Ethambutol	2	5	7.5	5
Pyrazinamide	—	—	—	100
Streptomycin	4	2	2	1
Kanamycin	30	5	6	2.5
Amikacin	30	4	—	1
Capreomycin	40	4	—	2.5
Ofloxacin	4	2	2	2
Levofloxacin	2.0*	1		1
Moxifloxacin	1.0*	0.5/2.0	0.5	0.25/1.0
Gatifloxacin	0.5*	—	—	0.25*
Ethionamide	40	5	10	5
Prothionamide	40	—	—	2.5
Cycloserine and Terizidone	30	—	—	—
p-Aminosalicylic acid	1	2	8	4
Linezolid	—	1	1	1
Delamanid	—	—	0.016*	0.06*
Bedaquiline	—	0.25*	—	—
Clofazimine	—	—	—	1.0*

L-J:Löwenstein-Jensen medium
*暫定値(文献[21,22]より作成)

みもなされている[23]．しかしながら一部の抗結核薬については，作用機序に関する情報と耐性遺伝子の変異に関するデータが不十分であることと，薬剤感受性試験の精度そのものが不適切であることにより，十分な予測精度が得られない．結果として薬剤および解析ツール間で感度・特異度が大きく異なるのが現状である．特に，ピラジナミドに対する感受性予測は，ツール間で感度に大きな差がある[23]．本邦で開発されたTGS-TBは2017年現在，イソニアジド，リファンピシン，エタンブトール，ピラジナミド，ストレプトマイシンのほか，フルオロキノロン薬，アミカシン，カナマイシン，カプレオマイシン，エチオナミド，p-アミノサリチル酸，リネゾリド，クロファジミン，ベダキリンの薬剤感受性推測に対応している[24]．特に，ピラジナミドについては他のツールと比較して高い精度を有している[23]．現在ピラジナミドの薬剤感受性試験は液体培地による方法（Beckton Dickinson，極東製薬工業），遺伝子解析による方法（ニプロ），ピラジナミダーゼ試験（市販キットなし）が実施されている．

液体培地による方法は比較的簡便であるが，偽耐性の発生が多く報告されている[25]．ピラジナミドの使用可否は患者の治療期間に直接影響するので，検査精度の向上が課題である．ゲノム情報が比較的容易に手に入る時代になり，今後はバイオインフォマティクスツールによる迅速で高感度かつ高精度なピラジナミドの薬剤感受性試験が可能になることが期待される．

非結核性抗酸菌の薬剤感受性試験についても本邦の検査環境は十分ではない．現在，米国の抗酸菌薬剤感受性試験基準であるCLSI M24-A2にはM. avium complexに対して，第一選択薬としてクラリスロマイシン，第二選択薬としてモキシフロキサシンとリネゾリドの最小発育阻止濃度による耐性判定基準が設定されている．また，その他の遅発育菌および迅速発育菌に対する種々の薬剤の基準濃度が設定されている．しかし，本邦においてはM24-A2に準拠した薬剤感受性試験キットは発売されていない．近年の非結核性抗酸菌症の急増と本邦人口の高齢化を考慮すると，早急に導入すべきと考える．

おわりに

各種抗酸菌検査法は，分子生物学的手法や機械工学の進歩による自動化によって，迅速性や精度が向上している．しかし，日本はそれらの導入に関して世界的に大きく遅れている．本邦では結核罹患率は減少しているものの，非結核性抗酸菌症の罹患率は増加している．世界の抗酸菌検査の進歩に迅速に対応する必要がある．

文献

1) 結核予防会結核研究所疫学情報センター．年次別，年齢階級別結核罹患率．2017
2) Namkoong H, Kurashima A, Morimoto K, et al：Epidemiology of Pulmonary Nontuberculous Mycobacterial Disease, Japan（1）. Emerg Infect Dis 22：1116-1117, 2016
3) Sakashita K, Fujita A, Takamori M, et al：Efficiency of the Lung Flute for sputum induction in patients with presumed pulmonary tuberculosis. Clin Respir J 12：1503-1509, 2018
4) 日本結核病学会抗酸菌検査法検討委員会．抗酸菌検査ガイド2016，2016
5) Steingart KR, Henry M, Ng V, et al：Fluorescence versus conventional sputum smear microscopy for tuberculosis：a systematic review. Lancet Infect Dis 6：570-581, 2006
6) Bennedsen J, Larsen SO：Examination for tubercle bacilli by fluorescence microscopy. Scand J Respir Dis 47：114-120, 1966
7) Minion J, Pai M, Ramsay A, et al：Comparison of LED and conventional fluorescence microscopy for detection of acid fast bacilli in a low-incidence setting. PLoS One 6：e22495, 2011
8) 御手洗聡：結核菌検査方法の進歩．IASR 38：237-238, 2017
9) Tapley A, Switz N, Reber C, et al：Mobile digital fluorescence microscopy for diagnosis of tuberculosis. J Clin Microbiol 51：1774-1778, 2013
10) Kamariza M, Shieh P, Ealand CS, et al：Rapid detection of Mycobacterium tuberculosis in sputum with a solvatochromic trehalose probe. Sci Transl Med 10：pii：eaam6310, 2018
11) Nabeta P, Havumaki J, Ha DT, et al：Feasibility of the TBDx automated digital microscopy system for the diagnosis of pulmonary tuberculosis. PLoS One 12：e0173092, 2017
12) 青野昭男，桑原竜児，光田昌江：MGIT 抗酸菌システムと従来法との比較．日本臨床微生物学雑誌 8：269-273, 1998
13) Kent P, Kubica GP：Public Health Mycobacteriology：A Guide for the Level III Laboratory：Centers for Disease Control and Prevention（CDC），1985
14) Yoshimatsu S, Kato-Matsumaru T, Aono A, et al：Factors contribute to efficiency of specimen concentration of Mycobacterium tuberculosis by centrifugation and magnetic beads. Int J Mycobacteriol 4：245-249, 2015
15) Morimoto K, Hasegawa N, Izumi K, et al：A Laboratory-based Analysis of Nontuberculous Mycobacterial Lung Disease in Japan from 2012 to 2013. Ann Am Thorac Soc 14：49-56, 2017
16) Dunne WM Jr., Doing K, Miller E, et al：Rapid inactivation of Mycobacterium and nocardia species before identification using matrix-assisted laser desorption ionization-time of flight mass spectrometry. J Clin Microbiol 52：3654-3659, 2014
17) Mather CA, Rivera SF, Butler-Wu SM：Comparison of the Bruker Biotyper and Vitek MS matrix-assisted laser desorption ionization-time of flight mass spectrometry systems for identification of mycobacteria using simplified protein extraction protocols. J Clin Microbiol 52：130-138, 2014
18) Parte AC：LPSN-List of Prokaryotic names with Standing in Nomenclature（bacterio. net），20 years on. Int J Syst Evol Microbiol 68：1825-1829, 2018
19) Wilen CB, McMullen AR, Burnham CA：Comparison of Sample Preparation Methods, Instrumentation Platforms, and Contemporary Commercial Databases for Identification of Clinically Relevant Mycobacteria by Matrix-Assisted Laser Desorption Ionization-Time of Flight Mass Spectrometry. J Clin Microbiol 53：2308-2315, 2015
20) Cao Y, Wang L, Ma P, et al：Accuracy of Matrix-Assisted Laser Desorption Ionization-Time of Flight Mass Spectrometry for Identification of Mycobacteria：a systematic review and meta-analysis. Sci Rep 8：4131, 2018
21) WorldHealthOrganization. Companion handbook to the WHO guidelines for the programmatic management of drug-resistant tuberculosis. WHO, Geneva, 2014
22) WorldHealthOrganization. Technical Report on critical concentrations for drug susceptibility testing of medicines used in the treatment of drug-resistant tuberculosis. WHO, Geneva, 2018
23) Macedo R, Nunes A, Portugal I, et al：Dissecting whole-genome sequencing-based online tools for predicting resistance in Mycobacterium tuberculosis：can we use them for clinical decision guidance? Tuberculosis 110：44-51, 2018
24) Sekizuka T, Yamashita A, Murase Y, et al：TGS-TB：Total Genotyping Solution for Mycobacterium tuberculosis Using Short-Read Whole-Genome Sequencing. PLoS One 10：e0142951, 2015
25) Mitarai S, Yamada H, Aono A, et al：External quality assessment of pyrazinamide susceptibility testing against mycobacterium tuberculosis. Kekkaku 92：519-527, 2017

MEDICAL BOOK INFORMATION 医学書院

診断力が高まる
解剖×画像所見×身体診察マスターブック

監訳　前田恵理子

●B5　頁408　2018年
定価：本体5,800円＋税
[ISBN978-4-260-03627-6]

ともすれば、医学教育で分断して教えられがちな、解剖・身体診察・画像診断を有機的に統合して、診断につなげる統合アプローチを紹介。症例をベースに豊富な情報を収載し、システマティックに診断の流れを紹介しており、極めて実践的な作りとなっている。身体の部位ごとに、まず基本知識をおさらいし、その上で症例をもとに統合アプローチを学ぶ、という構成は、医学生・研修医にも好適。

MEDSi

ここにもあります、勘所
重症患者管理のオキテを知ってパワーアップ

人工呼吸器の本 アドバンス
The Advanced Ventilator Book

新刊

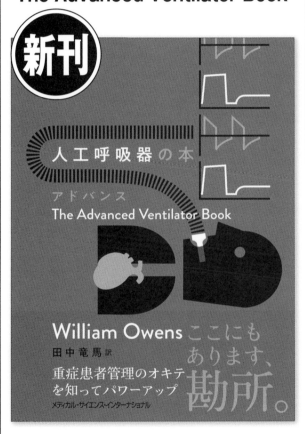

- ●定価：本体2,000円＋税
- ●A5変　●頁128　●図18　●2018年
- ●ISBN978-4-89592-909-7

まずはこれだけ、勘所
初期設定のオキテを知ればこわくない

人工呼吸器の本 エッセンス
The Ventilator Book

好評

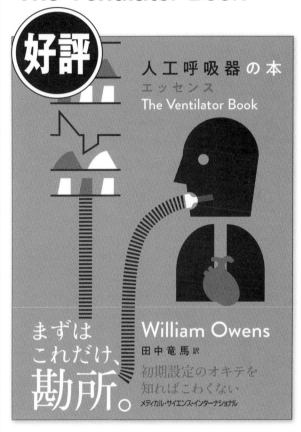

- ●定価：本体2,000円＋税
- ●A5変　●頁128　●図8　●2018年
- ●ISBN978-4-89592-908-0

●著：William Owens　Associate Professor of Clinical Medicine, Division Chief for Pulmonary, Critical Care, and Sleep Medicine, Palmetto Health-USC Medical Group, University of South Carolina School of Medicine, Columbia, South Carolina, USA

●訳：田中竜馬　Medical Director, Intensive Care Unit, Pulmonary & Critical Care Medicine, Intermountain LDS Hospital, Utah, USA

▶人工呼吸管理における人工呼吸器の使い方について、具体的かつ実践的にまとめられたガイドブック。まるで優れた指導医に教えてもらっているように親しみやすく、ポイントがわかりやすい。「エッセンス」編は初期設定から基本的な管理方法までの最低限の必要事項を解説。「アドバンス」編はより重症な患者への対応についてまとめる。ICUに関わる医師や呼吸器科医、研修医、また呼吸療法士を目指す看護師・コメディカルなど、人工呼吸管理に携わる医療者必読。

MEDSi メディカル・サイエンス・インターナショナル
113-0033 東京都文京区本郷1-28-36鳳明ビル
TEL 03-5804-6051　FAX 03-5804-6055
http://www.medsi.co.jp　E-mail info@medsi.co.jp

特集　結核・非結核性抗酸菌症―エキスパートが教える 実臨床に役立つ最新知見―
結核・非結核性抗酸菌症の臨床

肺結核のHRCT
～浸潤影をどう扱うか？～

伊藤春海

> **Point**
> - 肺結核の初期病変は気道末端に始まる粒状影である．
> - 気道を介して，粒状影，（多）小葉性浸潤影，気管支～細気管支病変が広がる．
> - HRCT上，浸潤影，すりガラス状影，粒状影の共存には特に注意する．
> - 画像診断上の課題は，微細粒状影より，小葉性～多小葉性浸潤影にある．

はじめに

　肺結核の画像診断における二本の柱は，どちらも放射線を用いる，胸部X線像と肺HRCTである[1]．胸部X線像の利用は歴史が古く，一方肺HRCTは，比較的近年，すなわち1980年台初頭から使われ始めた．この約40年の間に，両技術とも格段に進歩した．特に胸部X線像はアナログ胸部写真からディジタル胸部X線像へと進化し，画質評価の考え方が変わりつつある[1]．この状況は，救急で撮影される仰臥位X線像でも同様である．最近では，胸部X線像をまず読影し，必要に応じて適切な肺HRCTを追加するよう推奨されている[2]．この「必要に応じて」という言葉は意味が深い．文献2)は，小冊子ながら，付録を含め，画像など結核臨床に関する必要事項が，コンパクトに纏められており，研修医の必読書である．

　肺HRCTは，筆者らにより1980年台初頭に開発されたが，肺HRCTは胸部X線像を補完する精密検査であるという基本的立場は今でも変えていない．

　肺結核病変は一般に緻密で，含まれる空気量が少ないため，周囲の正常肺野に対してX線学的なコントラストが付加されやすい．この特徴は，コントラスト分解能が高いHRCTの特徴とマッチし，良質な画像が得られる．そのため，肺結核のHRCTの読影には，正常肺既存構造，そして肺結核による既存構造の変化が学べる，病理像に関する知識が必要とされる．病理像のなかでも，標本肉眼像が重要であり，それが掲載されている文献は参考になる[3～6]．

　本稿では，まず肺結核のHRCTを理解するうえで参考となる標本像を説明し，それをベースにHRCT読影のポイントを解説する．胸部X線像の読影は重要であるが，今回は省略する．

HRCT読影のための基本的事項

1 ▪ 浸潤影，粒状影，すりガラス状影

　肺結核の重要画像所見は浸潤影と粒状影である．特に浸潤影は，他の感染症やびまん性肺疾患に共通する所見であり，肺結核のHRCTの特徴とともに，現在でも未解決の課題があることを知っておくこと

いとう　はるみ　福井大学高エネルギー医学研究センター（〒910-1193 福井県吉田郡永平寺町松岡下合月23-3）

が重要である．

図1は肺小葉レベルで，肺結核の組織学的特長を示した，画像診断にとって極めて重要なシェーマである[3]．それによると，小葉内側部は緻密な乾酪変性と細胞性滲出からなる（a，b）．一方，小葉外側部は相対的に空気量が多い，漿液性滲出からなる（c）．後者は，画像上，濃淡のすりガラス状影を呈し，小葉間隔壁により直線的境界で区切られる（d）．漿液性滲出の領域は，自然経過または抗結核剤投与で吸収され，乾酪変性と細胞性滲出の部分は残る．このため，小葉内側部の病変が画像上，高いコントラストを得て，明快な粒状影を生じる[7]．

図2は結核性肺炎の標本X線像である．まず目立つ所見は，正常ないし軽度病変を有す，肺野を背景に，高コントラストの，濃厚な小葉性〜多小葉性の濃厚浸潤影である．小葉性という用語は，数cmの広がりをもつ高吸収域を指し，病変の端が，小葉間〜区域間隔壁などで区切られた状態を表す．その境界が，病変側に緩やかに凸のカーブを描くのは，病変が縮んだ証拠として重要である（図2 黄矢印）．多小葉性（multi-lobular）病変とは，小葉性病変が複数個集合した状態である．

さらに図2の重要所見は，多小葉性病変の間または内部に，病変がないか，または病変が軽い肺野が介在し，そして同領域に大小の粒状病変がみられることである．それら粒状病変は微細であっても良く

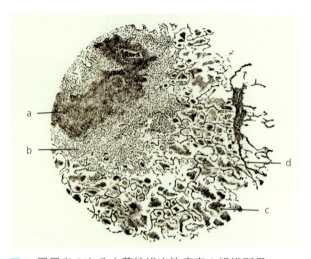

図1 周局炎のある小葉性滲出性病変の組織所見
a．乾酪変性，b．細胞性滲出，c．漿液性滲出，d．小葉間隔壁．
文献3)で紹介した，岩崎による重要な肺結核の組織像であり，肺結核画像診断の出発点として貴重である．小葉内側の高度に緻密な病巣と，小葉外側域の空気量の多い非特異的炎症巣を区別している．本文参照．

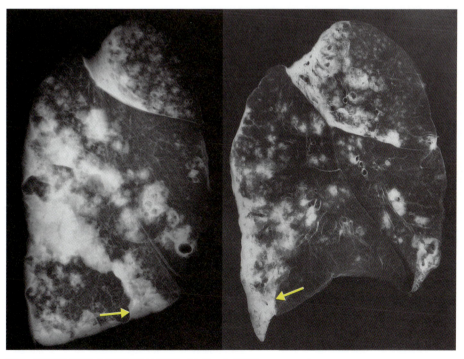

図2 結核性肺炎の剖検肺X線像（右肺，矢状断）
濃厚な浸潤影，淡いすりガラス状影，大小の粒状病変などが，正常域を介在させつつ，斑状に分布する．右S-2は陳旧性変化のため収縮している．矢印は小葉性病変の境界．本文参照．

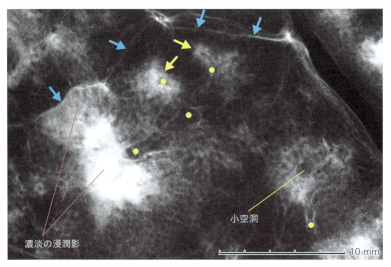

図3 結核性肺炎における小葉中心性粒状影
細気管支（黄点）の末端に，境界のややぼけた約4mm大の粒状病変（黄矢印）を認める．粒状影が小葉中心にあることは小葉間隔壁（青矢印）から2mm離れることで理解される．その他，濃淡の小葉性浸潤影，小葉中心に形成された微小空洞を認める．本文参照．

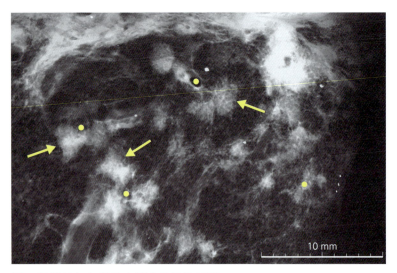

図4 肺結核における小葉中心性粒状影
図3と違い，境界明瞭な粒状病変（黄矢印）が気道（黄点）末端に形成されている．本文参照．（文献[4]より引用）

見える．この粒状病変と浸潤影の関係は重要で，肺結核の病態の特徴として，浸潤影内部にも粒状病変の痕跡を残しているはずである[3,6]．

図2の浸潤影内にエアーブロンコグラムは認めない．その理由は，結核性滲出物が気管支を埋めているからである．HRCTで，病期によってはエアーブロンコグラムを明瞭に認める（図12〜14など）．

図3は図2と同じ結核性肺炎例でみられた，粒状病変の接写像である．正常肺野を背景に，終末〜呼吸細気管支を中心に，その周囲肺を巻き込んだ，分岐状の限局的粒状病変を認める（図3 黄矢印）．これが小葉中心性粒状病変，centrilobular and branching lesion[7]と呼ばれるものである．粒状病変から小葉の端の構造，この場合は小葉間隔壁（図3 青矢印）までの距離は約2mmである．同様に，胸膜のある肺野の端までも同じ距離だけ離れる（図17a，b参照）．

図3の小葉中心性粒状病変は周囲にすりガラス状

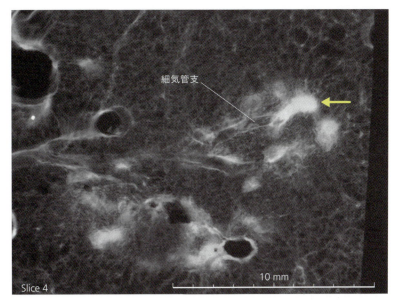

図 5　tree-in-bud lesion
小葉中心性粒状病変に比べ小さく，細気管支から肺胞道と所属肺胞を侵す．粒状〜分岐状病変である．病変幅は約 1 mm に達するので HRCT で見える（黄矢印）．本文参照．（文献[4]より引用）

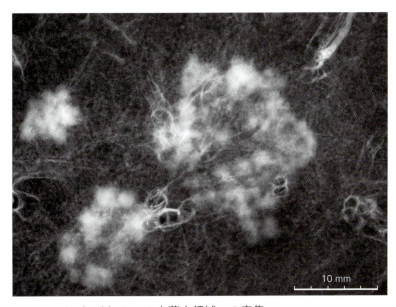

図 6　tree-in-bud lesion の小葉大領域への密集
病巣は隙間を保持しつつ，小葉内で密に集合する．小葉中心性粒状影は集合しても，病変の場の違いから，これほどには密集できない．本文参照．（文献[4]より引用）

影を伴っており，そのためややぼけている．しかし別の症例では，図 4 で示すように，小葉中心性粒状病変は明快な結節である（図 4 黄矢印）．粒状影の性格の違いは，それぞれ，図 3 が滲出期，図 4 が増殖期にあるためと推定される．増殖期の病変が，鮮明かつ鮮鋭となる 1 つの要因は周局炎が吸収されるためである．もちろん，図 1 で示した，乾酪変性や細胞性滲出病変の進行も重要である．

図 3 では，粒状影が進展して生じた小葉性の浸潤影も認める．この浸潤影は詳細に見ると，図 1 で説明したように，気道末端に近い小葉内側部で濃く，小葉間隔壁に近い小葉外側域でやや淡い（図左方）．

図 5 は小葉中心性粒状影とは別のタイプの粒状病変を示す．この粒状病変は，主に呼吸細気管支から

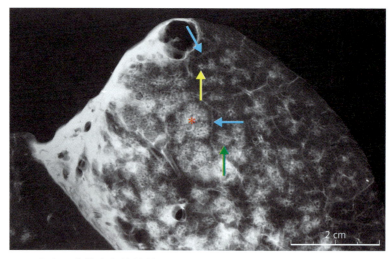

図7 大小の小葉中心性粒状影（右上葉）
初期の小葉中心性粒状影（黄矢印）が隣接する同様の病変と合体し（緑矢印），さらに進展して小葉内側を占める大きな粒状影に成長する（赤アステリスク）．どの病変も小葉間隔壁（青矢印）から数ミリの距離を置く．本文参照．

肺胞道とそれに開口する肺胞を，結核性滲出物で埋める病変で，微細な粒状〜分岐状を示し，小葉中心性粒状病変より小さく密集度が高い[2,4]．この病変は，末端が細気管支より膨れて見えるので，tree-in-bud pattern と称されている[2,4,7]．ただこの所見は，高精細のHRCTでないと見難い．tree-in-bud pattern を示す粒状病変は，図6で示すように，小葉〜多小葉の範囲内で，わずかの隙間を保持しつつ密集することがある．現在のHRCTは，この密集した微細病変を診断でき，肺結核の特徴的画像所見として知られている[4]．同様の病変を，文献で見ることが可能で，細葉性結節性病変と称された[5,6]．図6で示す病変が，画像上は均等に見える，小葉性浸潤影に進展し得る[6]．

2 ▪ 粒状影から小葉性浸潤影へ

肺結核の初期病変である小葉中心性粒状病変は，病勢とともに，小葉内でその数を増して集合しつつ，さらに互いに融合すると，小葉の内側域を中心にやや大きめの粒状影に成長する．

図7で，初期病変から，様々な大きさの小葉中心性粒状病変がみられ，いずれも小葉の端（図7 青矢印）には到達していないことに留意する（図7 黄・緑矢印，アステリスク）．これら小葉中心性病変は病勢が強いと，小葉性浸潤影へと進展する（図8）．

図8は，図2と同じ症例からの標本像であり，小葉性〜多小葉性病変を標本肉眼像と，同じ標本のX線像とで比較したものである．図8で理解できることは，肺結核の小葉性病変は内部が，肉眼的にもX線学的にも均一でないことである（図8 青矢印）．両図で，同部を詳細に見ると，白色を呈する硬い病巣のX線吸収が高く，茶色のやや柔らかい部分のX線吸収が低いことである．しかし，濃厚病変が小葉全体を覆うと，解像性の高い標本X線像でも，標本肉眼像でみられるような病変の不均一性は評価できない（図8 赤アステリスク）．この限界はHRCTでも同様である[3,4]（例として図14参照）．筆者が肺結核標本の肉眼所見を重視する理由がここにある．

図9は，図2の症例の左肺の標本X線像であり，濃厚な浸潤影が小葉の内側域を，すりガラス状影が小葉の外側域を占めることを示している（図1参照）．この所見が，周囲の病変が軽い領域のみならず，左上下葉の高度病変に囲まれた領域でもみられること（図9 青と赤アステリスク）に留意し，そしてそのことと関連して，初期の空洞が，細気管支が集中する，小葉の内側域の浸潤影の部分から発生することに注意する（図9 矢印）．

図10は図6と同じ症例からの標本のX線像であり，1 cm足らずの凸凹した小結節が2個みられる．図中の右の小結節には誘導気管支を認め，それと同

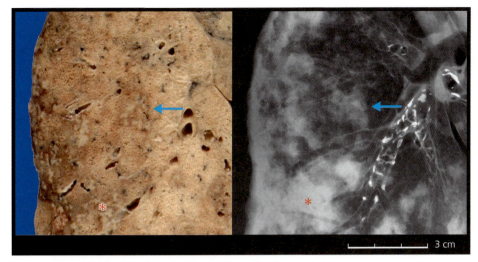

図8 小葉性病変の標本肉眼像と同標本X線像の比較（右肺）

結核性肺炎例からの画像である．それぞれの図の中央に（青矢印），小葉性病変を示す．すりガラス状影のため，病変内部の不均一さがX線像でもわかる．しかし，濃厚影の場合は（赤アステリスク）内部の不均一さは標本肉眼像ではわかってもX線像では評価できない．本文参照．

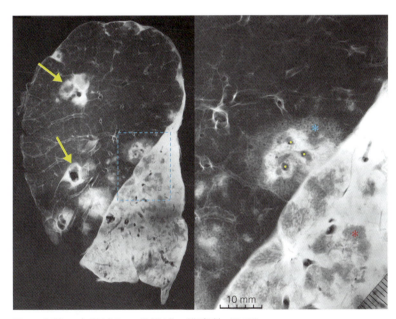

図9 小葉の内側域と，外側域の濃度差（左肺）

結核性肺炎からの画像である．右画像は左画像内の青枠領域の拡大である．細気管支（黄点）が集合する小葉内側域は高濃度であり，小葉外側域（青と赤アステリスク）は淡いすりガラス状影を示す．空洞は小葉内側域から発生する（黄矢印）．本文参照．

等の気管支（対照気管支と付記）が，正常域を末梢に向かって分岐しつつ走行するのがみられる．すなわち，図10のX線像では不明瞭な，結節内部に含まれる，気管支に代表される肺既存構造の状態を検討できる可能性がある．その結果を図11に示す．

図11は該当する小結節を，12枚の連続薄切スライスとし，それらを実体顕微鏡下，描画装置でトレースしたものの一部である．同じ標本のX線像

も参考にした．結節内には誘導気管支の末梢である主軸気管支が，硬い結核性滲出物で閉塞しているのがみられた（図11―⑤）．この主軸気管支からは数本の側枝気管支が分岐しており，それらを末梢側に追跡した（図11―⑦，⑧，⑨の青矢印，別に④，③の緑矢印）．これら側枝気管支も，主軸気管支同様，結核病変に侵されていた．すなわち，結節内の結核病変は，側枝気管支に沿って進展する結核病巣

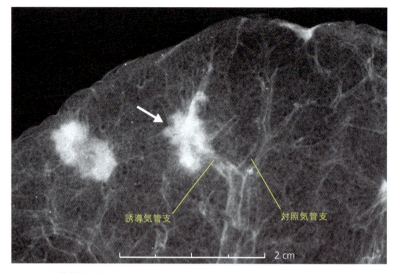

図10 小葉性結節の解析

慢性活動性肺結核からの画像である．図中央の結節（白矢印）内に，誘導気管支より末梢の肺構造と病変との関係を解析しようとした．その際，誘導気管支の右に，それとほぼ同等の対照気管支があり，後者由来の末梢構造が結節内に取り込まれていると想像された．本文参照．

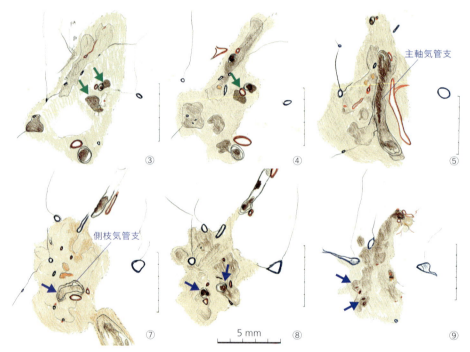

図11 結節内の肺構造と病変

図10の結節の解析結果である．結節内には乾酪性気管支炎に侵された主軸気管支，それから分岐する側枝気管支，側枝気管支に沿う粒状病変（緑と青矢印）が含まれる．図中の濃い茶色が緻密な結核特有の病変であり，周辺の薄い茶色が滲出性変化の強い領域である．この結果を知って図10を見返すと，わずかながら結節内に弱い濃淡差が見える．本文参照．

の集合で構成されていることがわかった．しかし，この事実を図10のX線像のみから推定するのはかなり難しい．現在のHRCTも同様の限界を抱えている．現在のHRCTは，小葉性浸潤影でも，本例のような小葉性結節でも，内部の病態把握の観点で限界を抱えている[3,4]．

肺結核のHRCT

以上の肺標本を用いた基本的な画像説明を受け

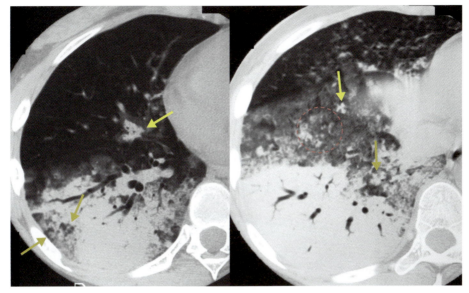

図12 結核性肺炎のHRCT
濃厚浸潤影内に変化の軽い小葉が残され,その内部に小葉中心性粒状影がみられる(茶矢印).すりガラス状影内の,濃厚な結節(黄矢印),明瞭な微細粒状影(赤枠)に注意する.本文参照.

て,実際の肺結核症例のHRCTを供覧する.臨床情報の詳細は省略するが,診断は細菌学的検査で確定している.

1 ▪ 浸潤影,すりガラス状影の目立つ症例
(図1,2,8,9参照)

最初の3例は,浸潤影が目立つ,肺結核の画像診断として注意すべき症例である.図1～11の標本像を参考にして頂きたい.

図12は下肺野主体に進展した結核性肺炎の例である.空洞はなかった.広範でエアーブロンコグラムを伴った濃厚浸潤影と,同様に広範に分布するすりガラス状影がみられる.注目すべき所見は,すりガラス状影に囲まれた,大小の明快な粒状・結節病変(図12 黄矢印,赤枠)である.さらに,浸潤影内に残された正常肺小葉内にみられる,小葉中心性粒状病変である(図12 茶矢印).これら粒状影の存在を軽視すると,肺結核という診断名が浮かばないかもしれない.

図13は複雑な画像所見を有する,高齢者の結核性肺炎例である.肺気腫は認めない.右上葉を占める広範な浸潤影はエアーブロンコグラムを伴い,空洞は認めない(図13 右).浸潤影は小葉ないし,多小葉性の広がりで隙間を有しつつ斑状に分布する

(図13 中央).さらに,広義の肺間質の肥厚を示唆する線状～亀甲紋様があり,水腫性変化の合併を示唆する[6](図13 中央 青枠).微細病変については,複数の小葉中心性粒状影(図13 左 赤枠),ほぼ正常肺野内に形成された明瞭な結節ないし粒状影(図13 右 黄矢印),浸潤影近傍で病変の軽い小葉内の,小葉中心性粒状病変(図13 右 青矢印)などを指摘できる.

図14は若年者の結核性肺炎例で,診断が確定される前に,2回のHRCTが撮られている.その間,一般的抗菌剤が投与されている.右下葉背側中心に浸潤影がみられる.空洞はない.二つの重要画像所見が,同じ領域を比較して得られる.まずS-7領域では,新たな粒状影が出現(図14 右 黄矢印),そしてすりガラス状影が弱まると,淡い小葉中心性粒状影が顕現化している(図14 右 薄青と紫矢印).さらに重要な所見は,1回目のHRCTで,濃淡の多所性病変を示した領域(図14 左 赤矢印)が,2回目のHRCTで,既存の浸潤影と合体して均一化したことである(図14 右 赤矢印).両図内の青矢印は同じ気管支を指す.新たに形成された浸潤性病巣中に,先行病変としての,多所性病巣が取り込まれた痕跡があると推定されるが確証はない.

図15は,肺結核の確定診断の前に,1週間の間

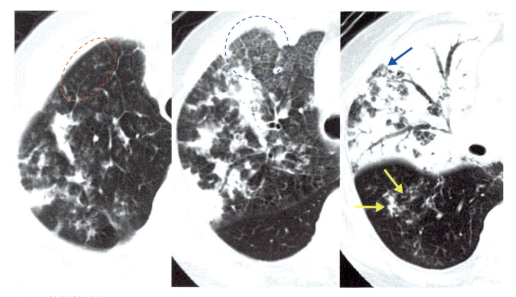

図13 結核性肺炎のHRCT
図12の例にはなかった，広義の間質の肥厚像（青枠）がみられる．浸潤影を免れた小葉内に粒状影（青矢印）がみられるのは図12と共通する．その他，ほぼ正常肺野を背景に粗大～微細粒状影が指摘できる（赤枠，黄矢印）．本文参照．

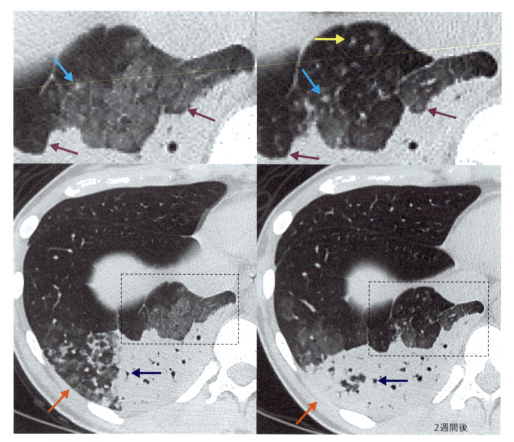

図14 結核性肺炎のHRCT
診断確定の前に，約2週間の間を置いたHRCTである．図上部にS-7の拡大像を示す（黒枠の領域）．小病変の集合域が浸潤影に進展（赤矢印），すりガラス状影の減弱とともに粒状影の明確化（薄青，紫矢印），新たな粒状影の出現（黄矢印）などの所見がみられる．青矢印は，両図で同じ気管支を指す．本文参照．

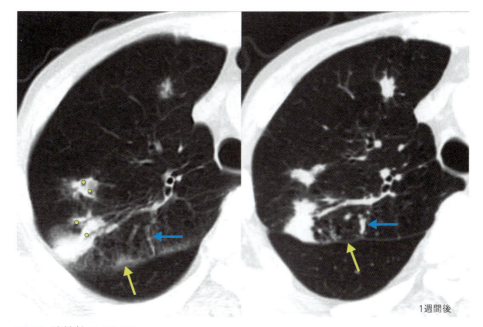

図15 肺結核のHRCT
確定診断前，1週間の経過でHRCTが撮像されている．1週間後には，すりガラス状影が吸収され，結節影の明確化，エアーブロンコグラム（黄点）の消失，肺局所の容量減少（黄矢印）がみられる．小病変の進展にも留意する（青矢印）．本文参照．

を置いて2回のHRCTが撮像された症例である．同じレベルの画像を比較すると，すりガラス状影とエアーブロンコグラム（図15左 黄点）の消失，肺結節の明確化（図15 青矢印を含めたすべての結節），そして重要なことは，肺局所の容量が減少したことである（図15 黄矢印）．初期での濃厚病変とすりガラス状病変の共存，経過で後者の吸収，活動性病変にもかかわらず肺容量が減少するなどの所見が教育的である．活動性肺結核の重要所見として，肺容量の減少は重要で，必ずしも病勢の改善を意味しない[8]．

2 ▪ 微細粒状影主体の症例（図3〜6参照）

図16は微細病変を主体とした肺結核症例である．右上葉に乾酪性気管支炎を示唆する粗大分岐状影を認め（図16左 黄矢印），ほかの肺野では，微細病変の密な集合域が，正常肺野を背景に，斑状に分布する独特の所見を示す（図16右）．この微細病変は，病変間にわずかの隙間を保持しつつ，粒状〜分岐状で，胸膜側では，胸膜に達する病変もみられる（図16右 青矢印）．本病変は，細気管支〜呼吸細気管支〜肺胞道の内腔が，緻密な結核性滲出物で樹木様に埋まることで形成される[4]．別に小葉中心性粒状病変もみられる（図16右 茶矢印）．

図17a，bは図16に類似するが，気道病変がやや目立つ症例である．図17aでは，気管支病変（黄丸），肺動脈（赤丸），肺静脈（青丸）を区別している．気管支病変は粗大な分岐影を示すが，それとは別に微細な分岐影も，肺内部から胸膜側でみられる（図17a，b 緑枠）．気管支病変をわかりやすく表した図が図17bである．図17bでは，複数の連続スライス像を纏めて立体表示してあるので，小気管支の病変が，繋がりをもって認識しやすい（図17b 黄点）．気道病変の先端が膨れて見えるのが，小葉中心性粒状影である（図17a，b 赤矢印）．一方微細分岐影は，粗大な気管支病変のような，径のtaperingがはっきりせず，中枢側と末梢側を区別するのが難しい場合がある（図17a，b 緑枠）．本例の粗大分岐影は，小気管支から細気管支にかけて，気道壁の高度肥厚と内腔狭窄が推定され，本来の気管支直径より太まっている．

3 ▪ 粒状影と小葉性浸潤影（図10，11参照）

図18で肺結核症例の小葉性浸潤影と，関与気管

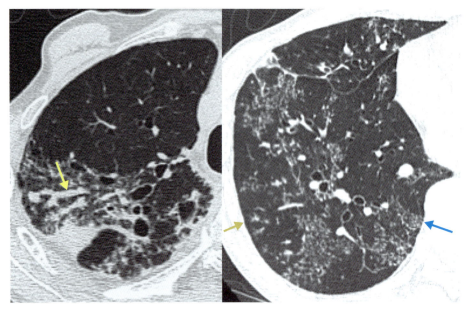

図 16 慢性肺結核の HRCT
右上葉には粗大分岐影を示す乾酪性気管支炎（黄矢印），下葉では少数の小葉中心性粒状病変（茶矢印）と，多数の微細粒状影（tree-in-bud lesion）の集合（青矢印）を認める．微細粒状影の集合状態は密であるが，小葉性浸潤影にまでは至っていない．本文参照．

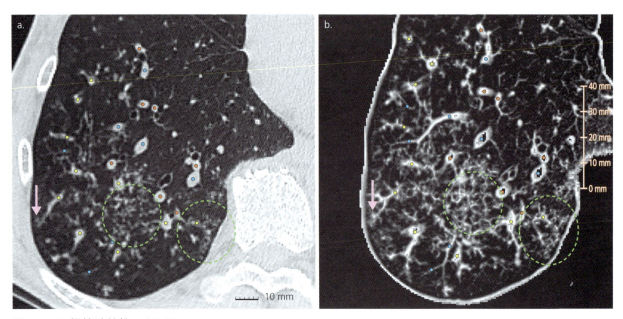

図 17a，b 慢性肺結核の HRCT
気管支〜細気管支病変と小葉中心性粒状病変から成る粗大分岐影と，細気管支〜肺胞道＋所属肺胞の病変から成る微細分岐影（緑枠）を比較するため，通常 HRCT（図 17a）と複数スライスを重ねた 3D 像（図 17b）を示す．3D 像で粗大分岐影の繋がりが見やすい．両図とも，気管支病変（黄点），肺動脈（赤点），肺静脈（青点）を区別した．本文参照．

支の関係を説明する．図 18 では，図 11 と異なり，小葉内の気管支腔が描出され，そのため病変内の主軸気管支とそれから分岐する，少なくとも 2 本の側枝気管支が認識される（図 18 左右 赤矢印）．浸潤影はこれらの側枝の支配域に形成されている．他方，主軸気管支からは，ほかの側枝や，胸膜側の末梢気管支が分岐するはずであるが，病変を欠くため，HRCT では描出されていない．このことを図 19 で説明する．

図 19 は，肺結核の HRCT で，左 S-6 の病変を示

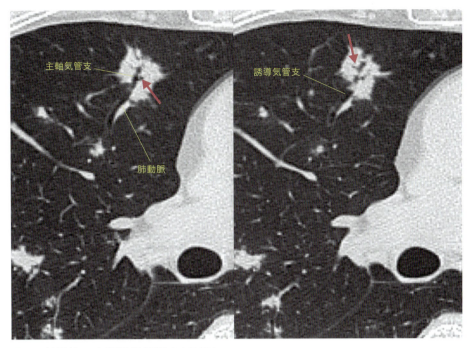

図 18 結核性,小葉性浸潤影の HRCT
主軸気管支とともに,それから分岐する側枝気管支(赤矢印)による,エアーブロンコグラムが見える小葉性浸潤影の HRCT を示す.経過とともにエアーブロンコグラムは消失することが多いので貴重な画像である.今見えている主軸気管支からはさらに多くの末梢気管支が分岐するはずであるが,正常な場合,HRCTで描出できない.そこで次の症例(図 19)を提示する.

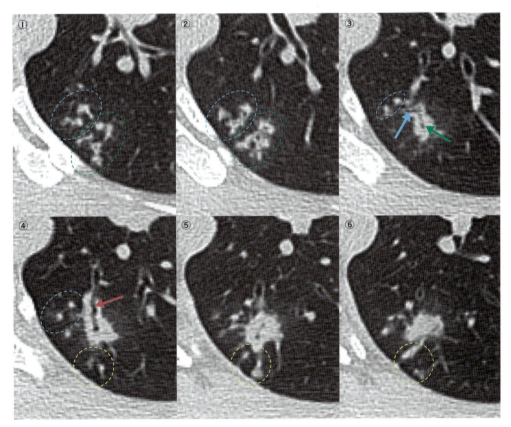

図 19 小葉性浸潤影と周囲粒状影が共存する HRCT
小葉性浸潤影とその内部の主軸気管支(赤矢印)と,それから分岐する側枝気管支(青と緑矢印)が同定される.これら側枝気管支の分岐に沿って粒状病変の散布がみられる(青と緑枠).別に,主軸気管支の胸膜側の末梢気管支に関連した粒状〜索状影もみられる(黄枠).本文参照.

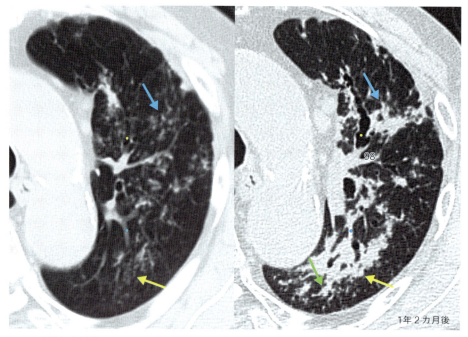

図20 慢性肺結核のHRCT
確定診断前に，1年2カ月の間隔で撮像された，大動脈弓レベルのHRCTを示す．この間に，多所性に分布する，粒状病変の恐らく増加と集合の結果，融合性の不整形浸潤影に変化している（それぞれ，青と黄矢印）．さらに，浸潤影に連続して，気道に沿う索状病変（緑矢印）が新たに出現している．肺局所の容量減少を反映して，大動脈に沿う縦隔脂肪が増加し，#6の縦隔リンパ節腫大を認める．本文参照．

す．すりガラス状影を欠く，小葉性浸潤影（図19—③，④，⑤，⑥）と内部の主軸気管支（図19—④ 赤矢印），2本の側枝気管支（図19—③ 緑と青矢印）が示されている．これらの側枝気管支の末梢には，明瞭な小葉中心性粒状病変が形成されている（図19—①，②，③，④ 青と緑枠）．さらに，主軸気管支の胸膜側末梢にも粒状影の散布がみられる（図19—④，⑤，⑥ 黄枠）．散布源が小葉性浸潤影で，その隣接領域に側枝と主軸気管支経由で小病変が散布されたものと推定される．なお，小葉性病変内には，図11で説明したように，先行病変として，粒状病変の痕跡が残るはずであるが，HRCTではそのことは不明である．小葉性浸潤影に隣接する，粒状病変の存在が，肺結核を示唆する重要所見である．

図20は，1年2カ月の経過を置いて撮られた，同じレベルのHRCTの比較である．2回目のHRCTでは，左上葉に空洞を認めた（図省略）．図20左では，画質に難はあるものの，大小の粒状病変が集合してグループを形成しつつ，斑状に分布しているのが認められる．両時期のHRCTで，同じ気管支（黄点）と肺静脈（青点）を標識とし，同じ領域を比較すると，図20右では，粒状影が融合性の浸潤影に進展しているのが診断できる（両図の青矢印と黄矢印）．その他，気管支に沿う索状病変も認める（図20右 緑矢印）．2回のHRCTの間隔は違うが，図20は図14と同様に，浸潤影の先行病変が，多発粒状病変であることを示唆する教育的画像である．

〈謝辞〉執筆に当たり佐賀大学医学部 江頭玲子先生，国立病院機構南京都病院 小栗 晋先生の御指導を賜りましたこと感謝申し上げます．

文献
1) 伊藤春海：肺結核の画像〜呼吸器画像の基本〜，結核93，第93回日本結核病学会総会 特別講演1抄録：218, 2018
2) 結核医療の基準とその解説（平成28年改正）．(2) 診断 7) 画像（II 医療基準に基づく結核医療）および付録，公益財団法人 結核予防会，東京，pp 12-16, pp 86-96, 2016
3) 伊藤春海：肺結核の画像〜呼吸器画像診断学の貴重な教育資源〜．結核85：869-879, 2010
4) 伊藤春海：肺結核の画像診断〜Radiologic-Anatomic-Pathologic Correlation．結核91：667-676, 2016
5) 岩井和郎：図説・結核の病理〜結核症の発病，進展，重症化の機序．公益財団法人 結核予防会，東京，2013
6) 隈部英雄：肺結核症のX線読影〜病理形態学と臨床との比較研究，IV慢性肺結核症，文光堂，東京，1955
7) Im JG, Itoh H, Shim YS, et al：Pulmonary Tuberculosis：CT Findings-Early Active Disease and Sequential Change with Antituberculous Therapy. Radiology 186：653-660, 1993
8) 菅 邦夫：肺結核を中心としたレ線像の鑑別診断，日臨（特集・肺結核のレントゲン診断）13：82-100, 1955

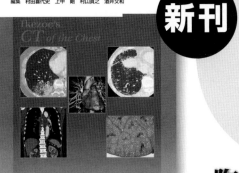

胸部のCT 第4版

新刊

胸部CT診断の基準となる包括的テキストのベスト＆ロングセラー、7年ぶりの改訂。
胸部領域の新しい疾患概念や、肺癌のTMN分類や組織分類、癌取り扱い規約の改訂などを踏まえ、画像、記述内容ともに全面的にアップデート。臨床の現場で役立つ教科書を目指し、より疾患の解説に重点を置く構成となった。放射線科のみならず、呼吸器内科・外科、一般内科の医師にとっての必読・必備書。

胸部CTのバイブル、全面改訂！

編集
村田喜代史　滋賀医科大学医学部放射線医学講座 教授
上甲　剛　近畿中央病院放射線診断科 部長
村山貞之　琉球大学大学院医学研究科放射線診断治療学 教授
酒井文和　埼玉医科大学国際医療センター画像診断科 教授

● 定価：本体 15,000 円＋税
● B5　頁 904
　写真 1540・原色図 219・色図 50
　2018 年
● ISBN978-4-8157-0118-5

目次

- Ⅰ. 検査法と適応
- Ⅱ. 胸部の正常解剖とCT像
- Ⅲ. 肺標本のマイクロCTによる解析
- Ⅳ. 肺腫瘤性病変
- Ⅴ. 縦隔腫瘍
- Ⅵ. 肺感染症
- Ⅶ. びまん性肺疾患 1
- Ⅷ. びまん性肺疾患 2
- Ⅸ. 血管性病変
- Ⅹ. 胸膜・胸壁疾患
- Ⅺ. 胸部外傷
- Ⅻ. 先天異常

好評関連書

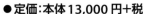
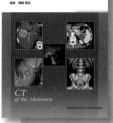

腹部のCT 第3版

腹部CT診断の必須知識を余すところなく解説した定番テキストが、日常臨床で活用できる本としての特長を一層強化。

編集
陣崎雅弘　慶應義塾大学医学部放射線科学（診断）教授

● 定価：本体 13,000 円＋税
● B5　頁 704　図 142・写真 1491　2017年
● ISBN978-4-89592-877-9

肝胆膵のCT・MRI
編集　本田 浩・角谷眞澄・吉満研吾・蒲田敏文・入江裕之
定価：本体 12,000 円＋税

腹部のMRI 第3版
編集　荒木 力
定価：本体 13,000 円＋税

関節のMRI 第2版
編集　福田国彦・杉本英治・上谷雅孝・江原 茂
定価：本体 15,000 円＋税

頭頸部のCT・MRI 第2版
監修　多田信平
編集　尾尻博也・酒井 修
定価：本体 14,000 円＋税

脳のMRI
編集　細矢貴亮・興梠征典・三木幸雄・山田 惠
定価：本体 15,000 円＋税

顎・口腔のCT・MRI
編集　酒井 修・金田 隆
定価：本体 8,200 円＋税

MEDSi メディカル・サイエンス・インターナショナル
113-0033 東京都文京区本郷1-28-36
TEL 03-5804-6051　FAX 03-5804-6055
http://www.medsi.co.jp　E-mail info@medsi.co.jp

特集 結核・非結核性抗酸菌症—エキスパートが教える 実臨床に役立つ最新知見—
結核・非結核性抗酸菌症の臨床

非結核性抗酸菌症の画像診断

黒﨑敦子／大沢文子／竹内 均

Point
- 最もよくみられる病型は，結節・気管支拡張（nodular bronchiectatic ; NB）型である．
- 長期の経過中に，様々な合併症（真菌感染，喀血，気胸，悪性腫瘍）が生じることがあり，画像上の変化に留意する必要がある．
- 外科療法や気管支動脈塞栓術など各療法に適した画像収集や画像作成が必要である．

はじめに

本邦では非結核性抗酸菌（non-tuberculosis mycobacteria ; NTM）の80％以上はMAC（*Mycobacterium avium* complex）と呼ばれる *M. avium* および *M. intracellulare* が占めるが，*M. kansasii* が約10％，*M. abscessus* も数％の割合でみられる．本稿では，MAC症の画像所見を中心に述べ，画像上鑑別すべき疾患，NTM症に併発する疾患や病態の画像所見について述べる．

各病型の画像所見

1・MAC（*Mycobacterium avium* complex）

MAC症の画像は，①結節・気管支拡張型，②線維空洞型，③孤立結節型，④過敏性肺炎型，⑤全身播種型の病型に分けられている．

①結節・気管支拡張（nodular bronchiectatic ; NB）型

MAC症のなかでも頻度が高く近年増加傾向にある病態で，基礎疾患のない非喫煙，痩せ型，中高齢の女性に好発する．右中葉および左舌区に気管支拡張を伴う多発小結節や consolidation がみられる．結節は境界明瞭で小葉中心性分布やV字・Y字の分岐状や tree-in-bud appearance を呈する．consolidation は内部に拡張した気管支が透見され，容積減少を伴う（図1）．中葉ないしは舌区全体に病変が広がると楔状の虚脱肺として認められる．病変はさらにS2，S3，S6に続発して，気道散布性病変や空洞を形成することもある．気管支拡張や空洞などの病変（破壊性病変）は菌量が多く病変進行に関係しているとされる[1,2]．病変は経過で石灰化を来すこともある（図2）．病変の一部が改善，一部が増悪する現象も多くみられるが，その理由はわかっていない（図3）．

NB型のMAC症は，進行の度合いから急速進行型，緩徐進行型，中間型に分類されている．多くは緩徐進行型で年余にわたって変化がないか，わずかな病変の消長がみられる程度であるが，治療抵抗性を示し数カ月単位で病変が進行して死に至る急速進行型も時にみられる（図4）．なお，治療抵抗性の理由は不明である．

くろさき あつこ・おおさわ あやこ・たけうち ひとし　公益財団法人結核予防会複十字病院放射線診断科（〒204-8522 東京都清瀬市松山3-1-24）

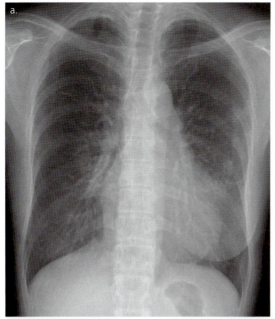

図1 MAC症 NB型（50代女性）
a（胸部単純X線写真）：両側中肺野の内側寄りに浸潤影や多発結節影がみられ，右心縁および左心縁は不明瞭化している．
b（CT肺野条件）：右中葉は強い容積減少を伴うconsolidationで占められ，内部には強い気管支拡張がみられる．両側上葉には気管支拡張と小葉中心性小結節が多発している．

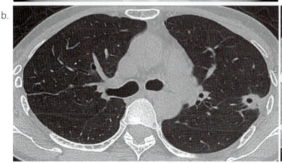
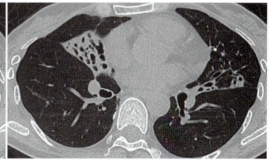

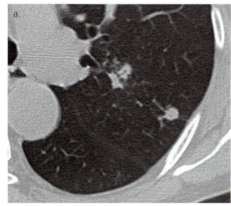
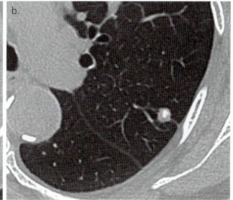

図2 MAC症 NB型（80代女性） MAC病変の石灰化
a：X－10年．
b：10年の経過でMAC症による結節に石灰化が生じている．

死因として，治療抵抗性の進行例，気胸・胸膜炎，アスペルギルス感染，喀血，悪性腫瘍（癌）などがあり，いったんこれらの状態に陥るとコントロールが難しく治療に難渋する．

②線維空洞（fibrocavitary；FC）型（図5）

20〜30年前まではこの型の占める割合が多いとされていた．陳旧性肺結核や慢性閉塞性肺疾患，塵肺症などをもつ高齢の男性に好発する．上葉の多発結節や空洞など結核に類似した画像を呈し，両者の

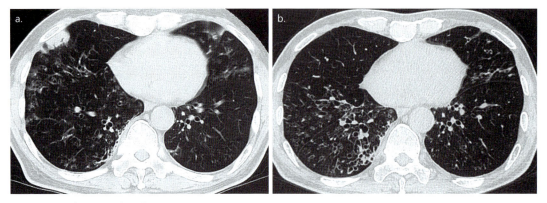

図3 MAC症　NB型　消長あり（70代男性）
a：X－2.5年．両側肺に気管支拡張と小葉中心性小結節が多発し，中葉舌区には浸潤影がみられる．
b：X年．中葉舌区の浸潤影は消退したが，右下葉には気管支拡張の増悪と浸潤影の出現がみられる．

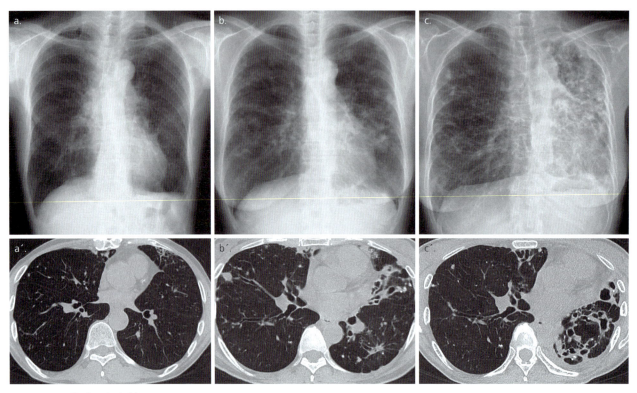

図4 MAC症（60代女性）
NB型の経過：9年の経過で，右中葉および左舌区に限局してみられた気管支拡張と小葉中心性多発結節は全肺に進展し，程度も強くなった．
aとa'：X－9年，bとb'：X－5年，cとc'：X年．

鑑別は難しい．

③孤立結節型

　孤立性肺結節（solitary pulmonary nodule）としてみられることがあり，肺癌をはじめとして他疾患との鑑別は難しい（表1）．

④過敏性肺炎型（図6）

　肺に基礎疾患のない健常者がエアロゾル化したMAC菌を比較的短期間に大量に吸入した結果引き起こされる急性・亜急性過敏性肺炎様の病態と考えられているが，MACが喀痰や気管支肺胞洗浄（bronchoalveolar lavage；BAL）検体から検出されることもあり感染症としての側面もありそうである．

　24時間循環型ジャグジー浴槽（hot tub）使用での報告が多いためhot tub lungとも称されるが，

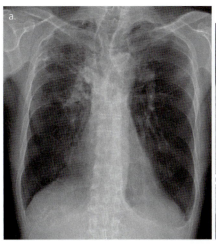
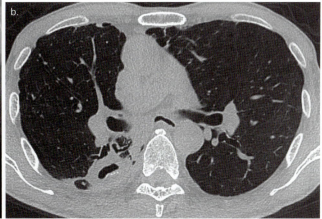

図5 MAC症
FC型（70代男性）：両側肺尖部から上肺野に索状構造があり，両側肺門の挙上を伴う．右上肺背側部には壁の厚い不整形の空洞がみられる．周囲には浸潤影や結節があり肺結核との鑑別は難しい．
a：胸部単純X線写真，b：CT肺野条件．

表1 孤立性肺結節を来す疾患

1. 腫瘍性病変
 ①良性：過誤腫，軟骨腫，リンパ増殖性疾患
 ②悪性：癌，リンパ増殖性疾患，カルチノイド，肉腫，転移
2. 炎症性（活動性，非活動性）
 ①感染性：肉芽腫（結核，非結核性抗酸菌症，コクシジオイデス，クリプトコッカス，ヒストプラズマ，真菌，寄生虫），肺炎，肺膿瘍
 ②非感染性：多発血管炎性肉芽腫症，器質化肺炎，サルコイドーシス，リウマチ結節
3. 血管性
 肺動静脈奇形，肺梗塞，血腫
4. 先天性および正常変異
 肺動静脈奇形，気管支原性囊胞，肺内リンパ装置，気管支閉鎖症，肺分画症
5. その他
 アミロイドーシス，IgG4関連疾患，円形無気肺，じん肺（conglomerate mass/progressive massive fibrosis）

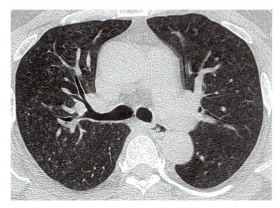

図6 MAC症　過敏性肺炎型（40代男性）
CT肺野条件：スポーツジムのプールで水泳後，発熱，呼吸困難出現．両肺にびまん性に境界不鮮明な小葉中心性小粒状影がみられる．数日で改善した．

抗酸菌が増殖したプール，シャワーヘッド，金属研磨作業に用いる加工水などが環境因子となりうる．
　画像所見は過敏性肺炎とほぼ同様である．小葉中心性分布の微細小粒状影やすりガラス影が全肺にわたってびまん性にみられ，小葉単位での病変の強弱（モザイクパターン）も観察される[3]．

⑤**全身播種（disseminated Mycobacterium avium complex；DMAC）型（図7）**
全身の諸臓器に菌が播種する病型で，AIDS，臓器移植後，白血病，インターフェロン（IFN）-γ産生や機能に関する遺伝的障害（IFN-γに対する自己抗体など）をもつ例にみられる稀な病態である[4]．症状としては，発熱，体重減少や倦怠感がみられ，貧血や血中ALPやLDHの上昇，低アルブミン血症がみられる．肝脾腫やリンパ節腫大，骨髄病変が主で，胸部には病変がみられないこともある．血液，骨髄，肝臓やリンパ節などの無菌部位の複数箇所以上からNTMが分離されることで確定診断がなされる．病変部位の把握と生検部位の同定のためにはFDG-PETの有用性も提唱されている[5]．

2 ▪ *M. kansasii*（図8）

MAC症に次いで頻度が高く，NTM症の10%弱

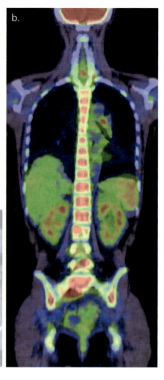
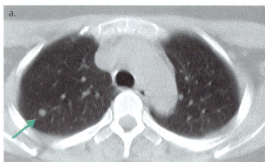

図7 播種性 MAC（40代女性）
a（CT肺野条件）：肺病変は右上葉に径1cm弱の結節を1個認めるのみである．
b（FDG-PET）：全身の骨への強い取り込み（SUVmax＝14.35，delayed 16.58）と，右上内深頸リンパ節，左鎖骨上および左肺門リンパへの取り込み（SUVmax3－4程度）があった．右肺結節（→）への集積はごく軽度（SUVmax＝1.13，delayed 1.14）であった．

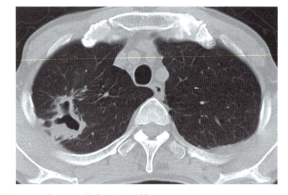

図8 *M. kansasii*（50代男性）
右上葉に不整形空洞がある．背景肺には気腫がある．

を占めるとされている．比較的若年の喫煙男性に多い．画像上の特徴としては，上葉，特に右上葉に薄壁空洞を呈することが多く，周辺病巣は比較的少ないのが特徴である[6]．NTM症のなかでは最も薬物療法に反応するので，標準療法も確立している．

3 ▪ *M. abscessus*

治療抵抗性で臨床的に重要であるが，画像はMACに類似するとされている．

経過観察について

一般にNTM症は寛解しない疾患なので，長期にわたる経過観察が必要となる．症状に変化がなければ，半年から1年の間隔で，胸部単純X線写真ないしはCTによる定期的な観察がなされる．漫然とではなく，各部位ごとに画像の比較をすることが重要である．胸部単純X線写真での経過観察には，経時差分法を補助診断にする方法も有用である（図9）．また，経過観察CTは低線量CTで行う考え方もある．各検査における一般的な被曝量は胸部X線写真0.3 mGy，胸部CT 15 mGy，低線量CT 2～3 mGyと報告されており，当院の検診CTは0.97 mGyで行われているので胸部単純X線写真3枚分で詳細な観察が可能となっている．

鑑別診断

小葉中心性分布の小結節やtree-in-bud appearanceを呈する疾患，気管支拡張，空洞を伴う疾患が画像上鑑別診断として挙げられる．肺結核，びまん性汎細気管支炎，気管支拡張症，副鼻腔気管支症

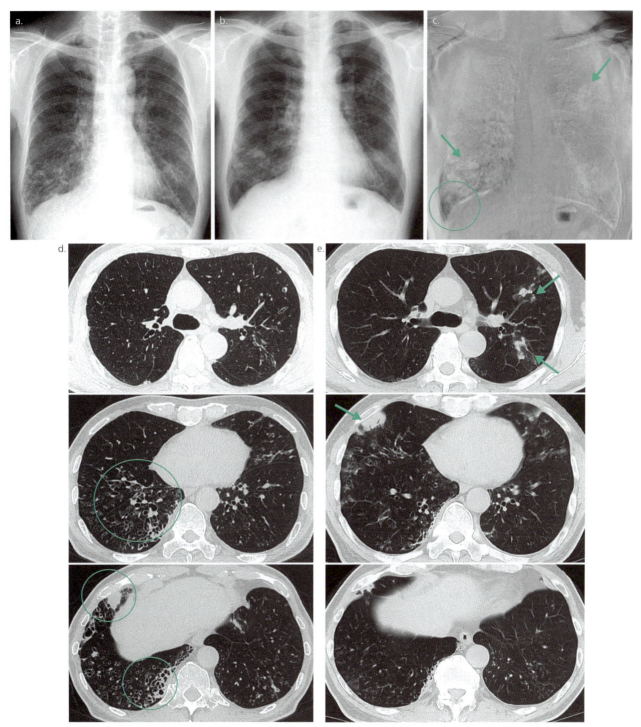

図9 MAC症　消長の観察に経時差分が有効（70代男性）
経時差分画像では新たに出現した部位は黒く，消失した部位は白く表される．
a：X年，b：X−2.5年，c：経時差分画像（a−b）：右下肺野外側に浸潤影が出現（黒く描出：丸印）し，右下肺野内側寄りと左中肺野の浸潤影は消失（白く描出：矢印）していることが一見してわかる．d：X年，e：X−2.5年．

候群，HTLV-1関連肺疾患，黄色爪症候群，Good症候群，Young症候群などである．

　特に肺結核とは鑑別が困難なことがある．鑑別点としては，NTM症では気管支拡張や囊胞性病変が有意に高く病変の拡がりも大きいのに対し，結核では胸水，10mm未満の結節，tree-in-bud appearance，空洞の頻度が有意に高い，また空洞に関してはNTM症の空洞壁は薄く均一で，S2，S3，S9，

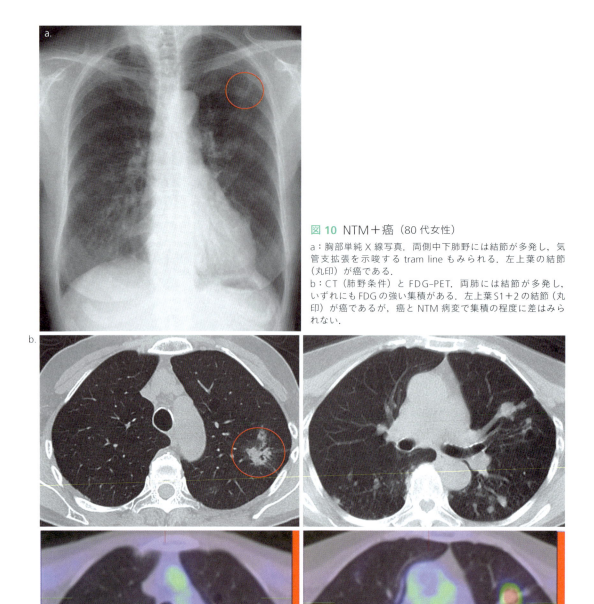

図10 NTM＋癌（80代女性）
a：胸部単純X線写真．両側中下肺野には結節が多発し，気管支拡張を示唆するtram lineもみられる．左上葉の結節（丸印）が癌である．
b：CT（肺野条件）とFDG-PET．両肺には結節が多発し，いずれにもFDGの強い集積がある．左上葉S1＋2の結節（丸印）が癌であるが，癌とNTM病変で集積の程度に差はみられない．

S10に多く，肺結核症ではS1，S6に多いとする報告がある[7〜10]．

重要な併発症

NTM症には様々な疾患がその経過中に現れることがあるが，NTM症自体が病変に消長があるため，慎重な観察が必要である．

1・肺癌（図10）

NTM症は病変が多彩で，増悪する部位と改善する部位が混在するため新たに出現した病変の解釈が難しい．^{18}FDG-PETでは，NTMと癌病変のいずれにも集積がみられるので鑑別はできない．新規に現れた病変が腫瘤様を呈したり，経過で増大傾向にある場合には組織学的検索を検討する．

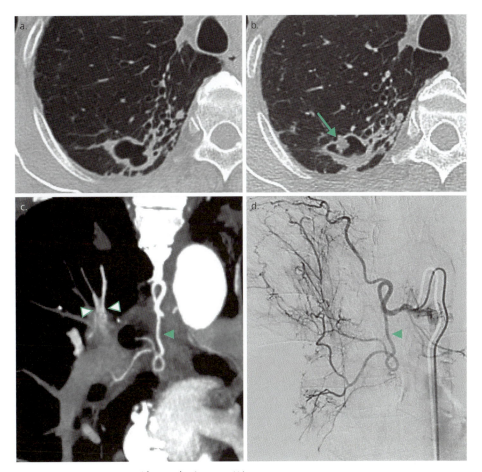

図11 NTM＋アスペルギルス症（60代男性）
a：X−1.5年．右上葉に多発小結節と空洞性病変がある．
b：X年．空洞壁は不均一に肥厚し腹側の壁から内腔に突出する結節様病変が出現している（→）．同時期アスペルギルスが喀痰から検出された．この後喀血が続き，BAEが行われた．
c：BAE前の造影CT：右気管支動脈（▶）は拡張し，肺動脈や肺静脈とシャントを形成している（▷）．
d：BAE時：右気管支動脈（▶）および気管支動脈から分岐する上位肋間動脈の拡張があり，肺動脈とのシャントが確認されたため，塞栓術が行われた．

NTM症，特に*M. kansasii*に肺癌を合併する頻度が高いとする報告もあり，注意が必要である[11]．

2 ▪ アスペルギルス感染（図11a，b）

NTM症の経過中にアスペルギルス感染を合併する率は3.9〜11.0％と報告されており[12〜14]，治療に難渋することも多い．特に空洞や気管支拡張などの破壊性病変がみられる場合には高リスクとなる．

NTM症もアスペルギルス症も気道散布性の浸潤影や結節の増悪がみられるので画像上の鑑別は困難であるが，アスペルギルスを示唆する所見として，空洞拡大，空洞壁の不整な肥厚（特に重力方向と無関係なポリープ様の構造物），空洞内の菌球やmeniscusサイン，空洞周囲の浸潤影の増強が挙げられる．臨床的にはアスペルギルス沈降抗体検査（保険未収載）や喀痰培養で診断がなされる．

3 ▪ 喀血（図11c，d）

肺MAC症では，気管支拡張や空洞など破壊性病変に伴い気管支動脈拡張，気管支動脈-肺動脈短絡，動脈瘤が生じ，喀血の原因となる．長期の慢性炎症に伴う肺と胸壁の癒着があるため，気管支動脈以外の体循環系動脈（肋間動脈や下横隔動脈など）も拡張し，肺動脈と短絡することも多い．

肺MAC症による喀血の特徴として，活動性肺結核と比べ喀血の頻度や再喀血率が高く，化学療法のみでは制御が難しいので，気管支動脈塞栓術（bronchial artery embolization；BAE）が行われる

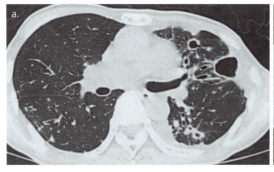
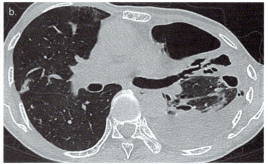

図12 60代女性　MAC症＋気胸
a：CT肺野条件（X−2年）：両肺に小葉中心性多発結節と気管支拡張がみられ，左舌区には空洞が多発している．胸膜直下の空洞もある．
b：CT肺野条件（X年）：左気胸と胸水が生じた．その後膿胸腔にアスペルギルス感染が生じ，X＋2年後には開窓術が行われている．

こともある[15]．MAC症の経過中に一度でも喀血があれば，造影CTを行い気管支動脈を含む体循環系血管の状態を把握しておくことをお勧めしたい．喀血の原因となる血行動態や原因血管の把握はBAEが必要となった際に役立つ．なお，一般的に喀血に対するBAEの適応は，絶対的適応として①大量喀血（200 ml/日以上），②100 ml/日以上の喀血，③ガス交換異常，気道閉塞，循環動態不安定など，があり，相対的適応として①内科的治療でコントロール不可能，②反復する喀血や血痰のためのQOL低下や精神的不安が強い場合，がある[16]．

4 ▪ 気胸，胸膜炎（図12）

合併する頻度は気胸は2.4〜4.3％，胸膜炎は3.0〜6.0％と報告されている[17〜19]．NTM病変が進行し荒蕪肺になった状態で気胸や胸膜炎を発症することが多いが，NTM症として軽症であっても胸膜近傍に病変があり胸膜浸潤の結果起こることがある．NTM症が進行し気胸を発症すると，再発する頻度は高くNTM症自体も進行性で予後は不良であるといわれている．

手術療法選択に対する画像の関与

外科療法の目的は病巣の切除による病状のコントロールである．すなわち，主病巣切除後の化学療法（通常1年間は行われる）の効果を高めること，排菌のリスクが高い気道破壊性病変を切除し再燃・再発を防ぐことである[20]．空洞と気管支拡張部が気道破壊性病変とされている．したがって，外科療法に対する画像診断の役割は，病変が進行性であること，気道破壊性病変が存在することの確認と，手術の対象となる気道破壊性病変の分布を知ることにある．通常手術は区域切除術以上が行われるので，気道破壊性病変の範囲を区域解剖学的に評価する必要がある．CTは肺野条件での横断像，冠状断像，矢状断像の作成と，肺動静脈の分離可能な適切なタイミングによる造影CTでの3D画像を作成することを推奨する．

文献

1) Swensen SJ, Hartman TE, Williams DE：Computed tomographic diagnosis of *Mycobacterium avium-intracellurare complex* in patients with bronchiectasis. Chest 105：49-52, 1994
2) Lee G, Kim HS, Lee KS, et al：Serial CT findings of nodular bronchiectatic *Mycobacterium avium complex* pulmonary disease with antibiotic treatment. AJR 201：764-772, 2013
3) HartmanTE, Jensen E, Tazelaar HD, et al：CT findings of granulomatous pneumonitis secondary to *Mycobacterium avium-intracellulare* inhalation："Hot Tub Lung". AJR 188：1050-1053, 2007
4) Ikeda H, Nakamura K, Ikenori M, et al：Severe disseminated Mycobacterium avium Infection in a patient with a positive serum autoantibody to Interferon-γ. Intern Med 55：3053-3058, 2016
5) Sato M, Hiyama T, Kaito K, et al：Usefulness of F-18FDG PET/CT in the assessment of disseminated Mycobacterium avium complex infection. Ann Nucl Med 23：757-762, 2009
6) Takahashi M, Tsukamoto H, Kawamura T, et al：Mycobacterium kansasii pulmonary infection：CT findings in 29 cases. Jpn J Radiol 30：398-406, 2012
7) Kurashima A, Horibe M：Distribution of pulmonary Mycobacterium avium complex (MAC) disease cavities and their course under chemotherapy. Kekkaku 87：397-402, 2012
8) Primack SL, Logan PM, Hartman TE, et al：Pulmonary tuberculosis and Mycobacterium avium-intracellulare：a comparison of CT

findings. Radiology 194 : 413-417, 1995
9) Chu HQ, Li B, Zhao L, et al : Chest imaging comparison between nontuberculous and tuberculosis mycobacteria in sputum acid fast bacilli smear-positive patients. Eur Rev Med Pharmacol Sci 19 : 2429-2439, 2015
10) Kim C, Park SH, Oh SY, et al : Comparison of chest CT findings in nontuberculous mycobacterial diseases vs. Mycobacterium tuberculosis lung disease in HIV-negative patients with cavities. PLoS One March 27 : 1-16, 2017
11) 田村厚久, 蛇沢 晶, 益田公彦, 他：肺癌と活動性肺抗酸菌症の合併：特徴と推移. 日呼吸会誌 45 : 382-392, 2007
12) 石川成範, 矢野修一, 門脇 徹, 他：肺アスペルギルス症を合併した非結核性抗酸菌症の臨床的検討. Kekkaku 86 : 781-785, 2011
13) 藤内 智, 作並通子, 山本泰司, 他：非結核性抗酸菌症を背景因子とする慢性壊死性肺アスペルギルス症. 結核 83 : 573-575, 2008
14) Takeda K, Imamura Y, Takazono T, et al : The risk factors for developing of chronic pulmonary aspergillosis in nontuberculous mycobacteria patients and clinical characteristics and outcomes in chronic pulmonary aspergillosis patients coinfected with nontuberculous mycobacteria. Med Mycol 54 : 120-127, 2016
15) Okuda K, Masuda K, Kawashima M, et al : Bronchial artery embolization to control hemoptysis in patients with Mycobacterium avium complex. Respir Investig 54 : 50-58, 2016
16) Ibrahim WH : Massive haemoptysis : the definition should be revised. Eur Respir J 32 : 1131-1132, 2008
17) Ueyama M, Asakura T, Morimoto K, et al : Pneumothorax associated with nontuberculous mycobacteria A retrospective study of 69 patients. Medicine 95 : 29（e4246）, 2016
18) Hagiwara E, Komatsu S, Nishihira R, et al : Clinical characteristics and prevalence of pneumothorax in patients with pulmonary complex disease. J Infect Chemother19 : 588-592, 2013
19) 市木 拓, 植田聖也, 渡邉 卓, 他：胸膜炎を合併した肺非結核性抗酸菌症の検討. 日呼吸会誌 49 : 885-889, 2011
20) 白石裕治：肺NTM症の外科治療. 日本結核病学会（編）：非結核性抗酸菌症診療マニュアル, pp 103-108, 医学書院, 2015

特集 結核・非結核性抗酸菌症―エキスパートが教える 実臨床に役立つ最新知見―
結核・非結核性抗酸菌症の臨床

結核の治療
感受性菌から耐性菌まで

露口一成

> **Point**
> - 抗結核化学療法の原則は，常に多剤併用を行い，決して単剤治療を行わないことである．
> - 結核治療の成功のためには，副作用の適切なマネージメントが重要である．
> - 多剤耐性結核の治療は困難であり，結核専門施設に送るべきである．

はじめに

　結核は，結核菌 Mycobacterium tuberculosis による感染症である．治療法は確立しており適切に治療すればほとんどの例で治癒可能であるが，放置すれば現在でも死に至る可能性がある．また空気感染により伝播する伝染病でもある．そのため医師はすべての結核症例に対して治療を行い治癒させる義務がある．本稿では，結核を治療するうえで知っておくべき原則，副作用対策，多剤耐性例に対する対応につきまとめた．

　表1に，現在わが国で認可されている抗結核薬を記載した[1]．以下薬剤については略号で記載するのでこの表を参照されたい．

結核治療の原則

　抗結核化学療法の歴史は，1946年のストレプトマイシン（SM）の導入に始まった．当初SMの単剤治療により多くの患者が病状の改善とともに排菌の陰性化を得ることができた．しかし，長期的にはその後にしばしば再発し，その際にはSMに対する耐性が誘導されていることがわかった．次いで試みられた試験によりSMとパラアミノサリチル酸（PAS）の併用によりSM耐性誘導リスクが抑えられることが判明した．これにより，単剤治療では治療失敗，耐性化のリスクがあるが多剤併用治療により防止できるという，結核治療の原則が確立している．その後も多数の臨床試験が行われ現在の抗結核標準治療法が確立するに至った．

　標準治療法は下記の通りである．

［初期強化期］イソニアジド（INH）＋リファンピシン（RFP）＋ピラジナミド（PZA）＋エタンブトール（EB）（あるいはSM）にて2カ月
　　　　　↓
［維持期］INH＋RFPにて4カ月

　抗結核化学療法の目的は以下の3点に集約される[2]．
①活発に増殖する結核菌の量を減少させることにより，病状を改善して死亡に至ることを防ぎ，かつ他人への伝播を防ぐこと

つゆぐち かずなり　国立病院機構近畿中央胸部疾患センター臨床研究センター感染症研究部（〒591-8555 大阪府堺市北区長曽根町1180）

表1 わが国で認可されている抗結核薬の標準投与量と最大量（文献[1]より）

薬剤名	略号	標準量 (mg/kg/day)	最大量 (mg/body/day)	備考
リファンピシン	RFP	成人 10 小児 10〜20	600	薬物相互作用が強い場合があるので，必要な場合には RBT に変更する
リファブチン	RBT	5	300	RFP が使用できない場合に選択できる
イソニアジド	INH	成人 5 小児 10〜20	300	間欠療法の際には 10 mg/kg/day，1 日最大量 900 mg
ピラジナミド	PZA	25	1,500	
エタンブトール	EB	15（20）	750（1,000）	初期 2 カ月間は 20 mg/kg/day としてよいが 3 カ月目以降も継続する場合には 15 mg/kg/day，最大量 750 mg とする
ストレプトマイシン	SM	15	750（1,000）	初期 2 カ月間は毎日投与してよいが，その場合最大量は 750 mg/day，週 3 回投与の場合は 1 g/day まで使用してよい
レボフロキサシン	LVFX	8	500	体重 40 kg 未満では 375 mg とする．多剤耐性結核の治療において必要な場合には適宜増量する．小児・妊婦は禁忌
カナマイシン	KM	15	750（1,000）	初期 2 カ月間は毎日投与してよいが，その場合最大量は 750 mg/day，週 3 回投与の場合は 1 g/day まで使用してよい
エチオナミド	TH	10	600	200 mg/day から開始し漸増する
エンビオマイシン	EVM	20	1,000	初期 2 カ月間は毎日投与，その後は週 2〜3 回とする
パラアミノサリチル酸	PAS	200	12,000	
サイクロセリン	CS	10	500	
デラマニド	DLM	―	通常量 200	200 mg 分 2 朝夕で使用する
ベダキリン	BDQ	―	通常量 400/200	投与開始後 14 日まで毎日 400 mg，投与開始 15 日目以降 200 mg を週 3 日（48〜72 時間空ける）

※DLM と BDQ の適応は多剤耐性肺結核のみである．

②同時に，休眠期にある結核菌についても殺菌を行い，治療後の将来的な再発を防ぐこと
③治療中に薬剤耐性が獲得されることを防ぐこと

多くの場合，初期強化期の治療により①は達成され排菌も陰性化するが，この時点では休眠期にある菌は生存しており将来的な再発の原因となる．そのため維持期の治療を継続して行うことが重要である．初期強化期における殺菌のためにはすべての薬剤が有効であるが，維持期における休眠期の菌に対して有効なのは INH と RFP にほぼ限られる．このため，結核治療においてこの 2 剤の果たす役割は極めて重要であり，両剤に耐性の結核を多剤耐性結核と定義するゆえんである．

結核菌の薬剤耐性は，菌遺伝子の点突然変異により生じる．耐性菌の出現頻度は，概ね INH で 10^6 に 1 個，RFP で 10^8 に 1 個とされており，各薬剤ごとに独立に起こるので，INH と RFP 両剤に耐性の菌は 10^{14} に 1 個しか生じないことになる．空洞を有する肺結核患者の体内にはおよそ 10^9 個の結核菌が存在するとされているので，INH あるいは RFP による単剤治療を行うと自然耐性菌が選択されて増殖するが，両剤による治療では耐性は誘導されない．このように，「必ず多剤併用を行い，単剤治療を行わない」というのが抗結核化学療法における最も重要な原則である．「INH・SM 耐性結核に INH＋RFP＋SM による治療を行う」「治療にもかかわらず悪化しつつある耐性結核に 1 剤感受性薬を追加する」なども事実上は単剤治療であり，行ってはならない治療である．なお，初期強化期に EB あるいは SM を使用するのは，INH・RFP・PZA のいずれかに耐性があった場合に新たな耐性が誘導されるのを防ぐためであり，3 剤すべてに感受性であれば不要である．

PZA は酸性の環境で殺菌力を発揮するため，菌が活発に増殖する時期での有用性が高く，初期強化期に INH，RFP と併用して投与することで治療期間

を6カ月に短縮することが可能となる．そのため可能な限りPZAの併用が望ましいが，わが国では従来，80歳以上の高齢者では肝障害のリスクを考え使用を控えることが通常であり，PZAを含まずに維持期を7カ月に延長した9カ月治療を標準治療法の（B）法と位置付けてきた．しかし，近年の結核療法研究協議会の調査によれば，80歳以上の高齢者においてPZAを含む標準治療法である（A）法で治療した場合，（B）法で治療した群に比べて肝障害の頻度は高かったものの，死亡率に差はなく，治癒・治療完了率はより高いという結果であった[3]．高齢者においても一律にPZA使用を避けるのではなく，臓器障害がない場合には（A）法を採用して治療期間の短縮を図り治療成績を向上させることを目的として，（A）法のみを標準治療法として（B）法を削除することが2018年に提案され，わが国の結核治療指針である「結核医療の基準」に記載された[1,4]．

ただし，高齢であることはそれ自体が肝障害の危険因子であるから，抗結核化学療法を行うに当たっては若年者よりも注意を要することはいうまでもない．PZA使用の是非については個々の例について慎重に判断を行う．なお痛風のある患者，肝硬変あるいは慢性C型肝炎など重篤な肝障害のある患者では，PZAの使用は避けるべきである．

副作用対策

結核の治療法は確立しており，薬剤感受性であれば標準化学療法を最後まで遂行することにより治癒が期待できる．ただし，多剤併用による治療を少なくとも6カ月以上継続することが必要なため，薬剤による様々な副作用が生じる可能性がある．多くは軽微なものであるが，稀には劇症肝炎など生命予後に影響する重篤な副作用もある．直ちに中止が必要な副作用と継続可能な副作用を見定めて，適切に対処を行って治療を継続することが結核治療において極めて重要である．早期の発見のために，治療開始時に患者本人に副作用の症状につき説明しておき，症状が出現すればすぐに受診するよう伝えておく．

1 ▪ 肝障害

肝障害は頻度としても高く，時には命にかかわることもあり最も注意すべき副作用である．主要薬剤のINH，RFP，PZAいずれも肝障害を引き起こす可能性がある．自覚症状としては食思不振，嘔気，全身倦怠感などであるが，無症状でも重篤な肝障害を生じていることもあるので，治療初期2カ月間は少なくとも2週間に1度程度の血液検査は必須である．無症状の軽度トランスアミナーゼ上昇では治療継続可能であるが，以下の場合には抗結核薬を中止する[2,5]．

①無症状の場合：ASTまたはALT値が基準値上限の5倍以上となった場合（概ね150 IU/L以上），あるいは総ビリルビン値が2 mg/dl以上となった場合
②自覚症状がある場合：ASTまたはALT値が基準値上限の3倍以上となった場合（概ね100 IU/L以上）

一般に抗結核薬による肝障害は薬剤中止のみで無治療で改善するが，強力ネオミノファーゲンシーを投与してもよい．ただし薬剤中止後も悪化する場合，特に総ビリルビン値が5 mg/dl以上の高値となった場合などは，重症化する可能性が高いので肝疾患の専門家に相談する．

薬剤中止後，肝機能が改善して概ねASTおよびALT値が二桁となれば，EB・SM・レボフロキサシン（LVFX）など肝障害の少ない薬剤で再開する．肝機能を確認しながらその後にINHあるいはRFPを再開する．通常は肝障害の少ないRFPから再開し，次いでINHを追加する．INHとRFPが投与可能となればPZAは使用せずに治療を行う．また，総ビリルビン値や胆道系酵素の上昇が主な場合はRFPが原因の可能性が高いのでINHから再開し，PZAの再投与を行う．もし薬剤追加後に肝機能が悪化すればその薬剤が原因と考え，以後は使用しない．

2 ▪ 皮疹

アレルギー性の皮疹はすべての薬剤で生じうる．軽度のものであれば，外用薬や抗アレルギー薬の投与を行いながら治療を継続するが，全身に広がる例や口腔粘膜にも病変を生じるような重症例では直ちに薬剤を中止する．中止により症状が改善すれば薬剤の投与を行う．INHやRFPについては後述するように減感作療法により再投与を試みる．

3 ▪ 薬剤熱

薬剤アレルギーにより発熱を生じることがある．特に，当初発熱がなかったにもかかわらず薬剤開始後に発熱を生じた場合には強く疑う．薬剤中止により解熱することが診断の根拠となる．皮疹の場合と同様に減感作療法により再投与を試みる．

4 ▪ 視神経障害

EBの投与に当たって注意すべき副作用である．緑内障のある患者や，コントロール不良の糖尿病のある患者では，眼科にコンサルトしてから投与する．また，患者本人にも，視力の低下や色覚の異常があればすぐに伝えるよう説明しておく．

5 ▪ 第8脳神経障害

アミノグリコシド系薬剤〔SM，カナマイシン（KM）など〕により生じる．障害を生じやすい高齢者ではできるだけ投与を避ける．投与中は定期的に聴力検査を行う．また，患者本人にも聴力低下やめまいなどの有無につき注意するように説明しておく．

6 ▪ 薬剤性肺炎

結核治療中に胸部陰影の悪化を認めた場合，薬剤性肺炎，いわゆる初期悪化，真の悪化（耐性菌による）の可能性がある[6]．薬剤性肺炎と初期悪化はいずれもすりガラス陰影を呈し時に鑑別困難である．すりガラス陰影の出現とともに酸素飽和度の低下を認めたら薬剤性肺炎を疑い薬剤を中止するのが無難である．薬剤性肺炎は最重症の副作用であり，原因薬剤の再投与は原則として行わない．

7 ▪ 血液障害

薬剤性の白血球減少，血小板減少が生じることがあり，INHとRFPで多い．白血球数が$2,000/\mu l$以下，血小板数が$50,000/\mu l$以下となったら薬剤を中止する．

8 ▪ 末梢神経障害

INHの投与により末梢神経障害が生じることがあり，ビタミンB_6の投与を行う．高齢者，栄養状態が不良な患者，糖尿病患者，HIV感染者などではリスクが高いため当初からビタミンB_6を併用しておく．

減感作療法について

一般的に，副作用で薬剤を中止すれば，その薬剤は使用しないのが原則であるが，抗結核治療においてINHとRFPの役割は極めて重要であるため，減感作を行って再投与を試みることがある[7]．ただし，対象となるのは皮疹や薬剤熱などアレルギー性の副作用のみである．例えば，INH＋RFP＋EB＋PZAで治療中に副作用が生じた場合は次のように行う．

①減感作中の耐性誘導を防ぐため，まず未使用の薬剤2剤（例えばSM＋LVFX）の投与を開始する．
②副作用が出現しないことを確認し，INHを25mgで再開する．3日ごとに25 mg→50 mg→100 mg→200 mg→300 mgと，目標とする用量に達するまで漸増する．
③INHの減感作に成功すれば，この時点でSMは中止してよい．次にRFPも同様に減感作を開始する．
④RFPも減感作に成功すれば，INH＋RFP＋LVFXの3剤で治療を行う．
⑤減感作の途中で副作用が出現すれば，その薬剤が原因と考え，以後投与は行わない．

薬剤の相互作用

抗結核薬で最も他の薬剤との相互作用が問題となるのはRFPである．RFPは薬剤の代謝酵素である

チトクローム P450 3A4 を強力に誘導するため，様々な薬剤の血中濃度を低下させる．低下の度合いは薬剤により異なる．臨床的に問題となる主な薬剤を以下に示す[2]．血中濃度に与える影響は，RFP 開始後 1〜2 週から現れ，RFP 中止後には 2 週間程度で消失するので，それを考慮して投与量の調節を行う．リファブチン（RBT）は RFP に比べて血中濃度に与える影響が少ないので，RFP の代わりに使用することがある．

- 抗 HIV 薬：特にプロテアーゼ阻害薬は大きく影響を受ける．
- 抗真菌薬：アゾール系抗真菌薬は大きく影響を受けるので，特にボリコナゾールは RFP や RBT の併用禁忌となっている．イトラコナゾールも著明に血中濃度が低下するので併用は避けるべきである．
- 副腎皮質ホルモン薬
- 免疫抑制薬（シクロスポリン，タクロリムスなど）：血中濃度を測定して調整を行う．
- ワーファリン：プロトロンビン時間をモニタリングしながら調整を行う．概ね 2〜3 倍の増量が必要となることが多い．
- 抗けいれん薬（フェニトイン，カルバマゼピンなど）：血中濃度を測定して調整を行う．
- 抗不整脈薬（ジソピラミド，メキシレチンなど）：血中濃度を測定して調整を行う．
- 経口血糖降下薬
- 経口避妊薬

多剤耐性結核の治療

結核の治療において INH と RFP の 2 剤の果たす役割が抜きん出て大きいため，この 2 剤に耐性の結核を多剤耐性結核（multidrug-resistant tuberculosis ; MDRTB）と定義している．MDRTB の予後は不良であり，メタアナリシスによれば治療成功率は 69% と報告されている[8]．また，MDRTB のうち二次注射薬であるアミカシン・カプレオマイシン・KM のいずれかと，フルオロキノロン薬に対しても耐性を示す結核を超多剤耐性結核（extensively drug-resistant tuberculosis ; XDRTB）と呼ぶ．XDRTB の予後はさらに不良となり，治療成功率は 43.7%，死亡率は 20.8% と報告されている[9]．

MDRTB の治療に当たっては，残された感受性薬をすべて利用し，可能であれば手術も行って，全力で治癒を目指さなければならない．中途半端な治療を行って失敗し持続排菌となれば，患者本人のみならず公衆衛生上も影響は甚大である．MDRTB を診断した場合には，直ちに結核専門施設へ送るべきである．

治療は INH・RFP 以外の感受性薬を投与することになるが，表 1 の順位に従って 4〜5 剤以上を選択する．治療成功の鍵となるのが LVFX や KM であり，感受性であればこれらの薬剤は必ず使用する．治療期間は菌陰性化後 18 カ月である．また，外科治療の適応も検討すべきであり，特に限局性の空洞陰影の場合は強く推奨される．

多剤耐性肺結核の場合は，近年承認された新薬であるデラマニド（DLM）やベダキリン（BDQ）も選択できる．ただし，使用に当たっては，使用できる医療機関の施設要件が定められており，かつ各使用症例について薬剤感受性結果，基礎疾患，併用予定薬剤などについてウェブから登録を行い，適格性確認委員会により承認されないと投与できない[10]．これは，不適切な使用により貴重な薬剤に対する新たな耐性を誘導しないための措置であり，基本的に 3 剤以上の併用薬が確保できないときは承認されない．なお DLM と BDQ の併用は可能ではあるが，未だ投与経験は少なく，いずれも QT 延長を来す薬剤であるため慎重を期すべきである．

表 1 に示した以外の薬剤として，WHO はリネゾリド，クロファジミンなども推奨している[11]．DLM や BDQ の使用を申請する際に併用薬が不足する場合は，これらの使用も考慮する．ただしわが国では抗結核薬としての承認は得られていない．

耐性が高度で感受性薬が 2 剤以下の場合は，投与してしまうと耐性を誘導して治療失敗するリスクが高いため，当面は使用せずに温存しておくことも場合によっては考慮すべきである．将来的に新たな抗結核薬が使用可能となった場合に，併用薬として投与し治癒に導くチャンスを残しておく．

文献

1) 日本結核病学会治療委員会：「結核医療の基準」の改訂—2018年．結核 93：61-68, 2018
2) Nahid P, Dorman SE, Alipanah N, et al : Official American Thoracic Society/Centers for Disease Control and Prevention/Infectious Diseases Society of America Clinical Practice Guidelines : Treatment of Drug-susceptible Tuberculosis. Clin Infect Dis 63 : e147-195, 2016
3) 結核療法研究協議会内科会：80歳以上の結核標準治療の検討．結核 92：485-491, 2017
4) 日本結核病学会治療委員会：ピラジナミドを含んだ治療の80歳以上への適応について．結核 93：69-70, 2018
5) 日本結核病学会治療委員会：抗結核薬使用中の肝障害への対応について．結核 82：115-118, 2007
6) 齋良正則：薬剤性肺炎，初期悪化，真の悪化の画像所見．結核 86：96-98, 2011
7) 日本結核病学会治療委員会：抗結核薬の減感作療法に関する提言．結核 72：697-700, 1997
8) Orenstein EW, Basu S, Shah NS, et al : Treatment outcomes among patients with multidrug-resistant tuberculosis : systematic review and meta-analysis. Lancet Infect Dis 9 : 153-161, 2009
9) Jacobson, KR, Tierney DB, Jeon CY, et al : Treatment outcomes among patients with extensively drug-resistant tuberculosis : systematic review and meta-analysis. Clin Infect Dis 51 : 6-14, 2010
10) 日本結核病学会治療委員会：ベダキリンの使用について．結核 93：71-74, 2018
11) World Health Organization : WHO treatment guidelines for drug-resistant tuberculosis, 2016 update. WHO/HTM/TB/2016.04

特集　結核・非結核性抗酸菌症―エキスパートが教える　実臨床に役立つ最新知見―
結核・非結核性抗酸菌症の臨床

潜在性結核

猪狩英俊

Point

- 結核低蔓延国に向かっている日本では，潜在性結核感染症の診断と治療は重要な対策になっている．
- 潜在性結核感染症の診断は，インターフェロンγ遊離試験を使用する．
- インターフェロンγ遊離試験の特性（感度・特異度）に加えて，有病率も評価することが重要である．
- 潜在性結核感染症の治療対象は，発病リスクを考慮し，相対リスクが4以上の状態にある者に勧奨している．
- 潜在性結核感染症の治療には，イソニアジドを6～9カ月内服する治療になる．

潜在性結核感染症とは

　潜在性結核感染症（latent tuberculosis infection）という疾患概念が急速に普及する契機となった論文は，CDC（米国疾病予防センター）とATS（米国胸部疾患学会）が共同で公表した「Targeted tuberculin testing and treatment of latent tuberculosis infection」（2000）である[1]．選択的に（対象者を絞って）ツベルクリン反応を実施し，潜在性結核感染症の診断と治療を行うことは，戦略的結核対策の一つであることが述べられている．

　世界保健機関（WHO；World Health Organization）から，潜在性結核感染症のガイドライン（Guidelines on the management of latent tuberculosis infection）が公表されている[2]．WHOが定める潜在性結核感染症の定義は，「活動性結核を発病している臨床症状はないが，結核菌特異的抗原による刺激に対して持続的免疫応答を示している状態」である．そのうえで，「現時点では，結核感染を直接診断する方法はない．結核に感染した人の大部分は，結核による症状や徴候はないが，活動性結核を発病するリスクのある状態である．治療を行えば，活動性結核の発病を阻止できる」と述べている[2,3]．

　難解な用語が連続するが，「治療を行えば，活動性結核の発病を阻止できる」という部分に注目したい．

　日本結核病学会も，潜在性結核感染症の治療指針を公表している[4]．そこには，「潜在性結核感染症の診断と治療は，結核の根絶を目指すための重要な戦略として推進する」と記載してある．

　活動性結核を発病するリスクのある人を適切に診断し，発病を阻止する（治療する）こと，これが「潜在性結核感染症」を考えるうえで最も重要なことである．

潜在性結核感染症の診断

　潜在性結核感染症の診断方法は，インターフェロンγ遊離試験（IGRA；interferon-γ release assay）

いがり　ひでとし　千葉大学医学部附属病院感染制御部・感染症内科（〒260-8677 千葉県千葉市中央区亥鼻1-8-1）

である．現在利用できる IGRA は，クォンティフェロン® TB ゴールド（QFT；QuantiFERON-TB クォンティフェロン-TB）と T-スポット®.TB（TSPOT）がある．

先述した WHO のガイドラインでは，「結核菌特異的抗原による刺激に対して持続的免疫応答を示している状態」を評価することで，潜在性結核感染症を診断することになっている，と定義している．この評価をできる検査は，ツベルクリン反応とインターフェロンγ遊離試験が該当する．ツベルクリン反応では，精製ツベルクリン（PPD；purified protein derivative）を使用し，IGRA では ESAT-6 や CFP-10 を使用する．ツベルクリン反応は，BCG 接種者では偽陽性になることがあり，特異度に課題がある．BCG 接種率が高い日本では，IGRA（QFT と TSPOT）が主たる潜在性結核感染症の診断方法といえる．

WHO のガイドラインには，「活動性結核を発病している臨床症状はない」と記載がある．潜在性結核感染症の診断は，活動性結核の除外でもある．図1 は潜在性結核感染症診断のアルゴリズムである．

現時点では，ツベルクリン反応にしても IGRA にしても，宿主の免疫応答を評価する検査方法である．現時点では，結核感染を直接診断する方法はない．今後の新しく優れた診断方法の開発の提案が期待される．免疫抑制宿主では，十分な免疫応答がなく，偽陰性になる可能性を暗に示した表現になっている．

結核に感染した人，発病する人

「結核は怖い」という認識は正しいと思う．しかし，過剰な反応も，楽観的な反応も禁物である．

結核に感染した人のうち，生涯に活動性結核を発

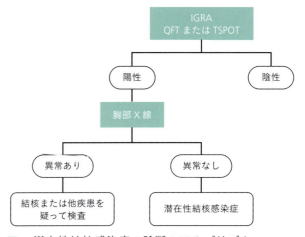

図1 潜在性結核感染症の診断のアルゴリズム

表1 感染者中の活動性結核発病リスク要因

対象	発病リスク*	勧告レベル	備考
HIV/AIDS	50〜170	A	
臓器移植（免疫抑制剤使用）	20〜74	A	移植前の LTBI 治療が望ましい
珪肺	30	A	患者が高齢化しており，注意が必要
慢性腎不全による血液透析	10〜25	A	高齢者の場合には慎重に検討
最近の結核感染（2 年以内）	15	A	接触者健診での陽性者
胸部 X 線画像で線維結節影（未治療の陳旧性結核病変）	6〜19	A	高齢者の場合には慎重に検討
生物学的製剤使用	4.0	A	発病リスクは薬剤によって異なる
副腎皮質ステロイド（経口）使用	2.8〜7.7	B	用量が大きく，リスクが高い場合には検討
副腎皮質ステロイド（吸入）使用	2.0	B	高容量の場合は発病リスクが高くなる
その他の免疫抑制剤使用	2〜3	B	
コントロール不良の糖尿病	1.5〜3.6	B	コントロール良好であればリスクは高くない
低体重	2〜3	B	
喫煙	1.5〜3	B	
胃切除	2〜5	B	
医療従事者	3〜4	C	最近の感染が疑われる場合には実施

* 発病リスクはリスク要因のない人との相対危険度
文献[4]をもとに作成
勧告レベル
A：積極的に LTBI 治療の検討を行う
B：リスク要因が重複した場合に，LTBI 治療の検討を行う
C：直ちに治療の考慮は不要

表2 QFTの判定基準

測定値M（IU/ml）	測定値A（IU/ml）	判定	解釈
不問	≧0.35	陽性	結核感染を疑う
0.5以上	≧0.1＜0.35	判定保留	感染リスクの度合いを考慮し，総合的に判断する
	＜0.1	陰性	結核感染していない
0.5未満	＜0.35	判定不可	免疫不全などが考えられるので，判定を行わない

IFN-γA：結核抗原血漿中のIFN-γ濃度（IU/ml）
IFN-γM：陽性コントロール血漿のIFN-γ濃度（IU/ml）
IFN-γN：陰性コントロール血漿のIFN-γ濃度（IU/ml）
各検体の測定値AおよびMを求め判定に用いる．
測定値A（IU/ml）＝IFN-γA－IFN-γN
測定値M（IU/ml）＝IFN-γM－IFN-γN

症する人は10人に1人程度である（文献によっても異なる）．

それでは，誰が活動性結核を発症するのか，発病リスクを評価したものが表1である．

潜在性結核感染症に対する最終目的は，「活動性結核を発病するリスクのある人を適切に診断し，発病を阻止すること」である．日本結核病学会の指針においても，潜在性結核感染症の診断と治療は，結核の根絶を目指すための重要な戦略として推進する，と記載してある[4]．

しかし，網羅的に検査を行い，治療を行うことは現実的ではない．活動性結核を発病するリスクが高い集団を絞り，対策を講じる．日本結核病学会では相対リスクが4以上である場合に勧告レベルをAとして，IGRAの検査を行い，陽性者に対しては潜在性結核感染症と診断して治療することを勧奨している．

IGRA検査

IGRAには，QFTとTSPOTの2つがあり，臨床利用できるようになっている．両検査とも，①活動性結核の診断の補助，②潜在性結核感染症の診断の補助に用いることで承認をとっている．日本結核病学会の予防委員会は，「インターフェロンγ遊離試験使用指針」を策定している[5]．

1・QFTの測定原理

末梢血を3本の専用採血管（抗原刺激，陽性・陰性コントロール）で採血する．抗原刺激用採血管には，結核菌特異的抗原（ESAT-6，CFP-10およびTB7.7）が塗布されており，採血と同時に抗原刺激が始まる．37℃で16〜24時間培養を行い，血漿成分のインターフェロン-γをELISA法で測定する．

結核菌特異的抗原に対する免疫応答をインターフェロン-γで評価するもので，陽性・陰性コントロールで検査の精度を担保するものである．もし，免疫応答が不十分である場合には判定不可となる（表2）．

静脈より採血を行う場合には，3本の専用採血管に正確に1mlずつ採取することが重要である．過不足は，検査の正確性に影響する．別の採血管などで採血後，3本の専用採血管に分注することも認められている．

採血後，採血管を上下に5秒間または10回振って混合し，採血管の内表面が血液で覆われていることを確認する．この際に強く振りすぎると，分離剤の影響により正しい測定値にならないことがある．

2・TSPOTの測定原理

末梢血より単核球を分離し，細胞数を調整した後，結核菌特異的抗原（ESAT-6とCFP-10）を添加して20時間培養を行い，インターフェロン-γ産生細胞数をELISPOT法で測定する．

具体的には，抗インターフェロン-γ抗体を固相した96穴マイクロプレートを使用する．1検体につき4ウェルを使用する（結核菌特異的抗原であるESAT-6とCFP-10が各1ウェル，陽性・陰性コントロールが各1ウェル）．各ウェルに末梢血単核球（25万個）を加え，16〜20時間反応させる．結核菌特異的抗原刺激に反応した単核球の周囲には

表3 TSPOTの判定基準

判定	陰性コントロール値	結核菌特異的抗原の反応値：高いほう	陽性コントロール値
陽性	10スポット以下	8スポット以上	不問
陽性・判定保留	10スポット以下	6，7スポット	不問
陰性・判定保留	10スポット以下	5スポット	不問
陰性	10スポット以下	4スポット以下	
判定不可	10スポット超	不問	不問
	10スポット以下	5スポット未満	20スポット未満

判定保留：「陽性」または「陰性」の判定結果自体は有効だが，数値が8以上または4以下となった場合と比較して，信頼性がやや低下する可能性があるため，再検査を推奨．
「判定保留」による再検査の結果が再度「判定保留」となった場合は，他の診断方法を用いるか，臨床的・医学的症状や患者背景を考慮のうえ，医師による総合的な判断のもとで，結核菌感染の診断を行う．

インターフェロンγが産生される．ELISPOT法ではインターフェロンγはスポットとして捉えられるので，インターフェロン-γを産生したエフェクターT細胞の痕跡数を計測していると考えられる．QFT同様に，陽性・陰性コントロールで検査の精度を担保する．

一定の末梢血単核球数を準備する必要がある．このため，1本の通常のヘパリン採血管に成人は6 ml，2～9歳の小児は4 ml，2歳未満の小児は2 ml採血する．採血から8時間以上経過した場合にはT-Cell Xtend®を添加する．

T-Cell Xtend®を添加すれば採血後32時間まで検査ができる．使用しない場合は，採血後8時間以内に検査を開始する．T-Cell Xtend®は，採血後に生じるインターフェロン-γ産生阻害物質を除去するための試薬である．添加するタイミングは末梢血単核球を分離する前であれば，採血後32時間までのどの時点でもよい．

3 ▪ 判定基準

QFTとTSPOTの判定基準を**表2**・**表3**に示す．

QFTもTSPOTも「抗原刺激に対する反応—陰性コントロール」の値をもとに判定する．いずれも陽性コントロール，陰性コントロールを評価するプロセスが入る．誌面の都合上，詳細は省略するが，必要な場合は添付文書や結核病学会の指針で確認してほしい．

1) 判定不可について

陽性コントロール，陰性コントロールの結果によっては，細胞性免疫応答が十分に評価できていない可能性がある．結核菌特異的抗原に対する反応結果に信頼性がないので，判定を行わないで，判定不可とする．

2) 判定保留について

QFTにもTSPOTにも「判定保留」がある．名称は同じであるが，QFTとTSPOTの「判定保留」は基本的な考え方が異なる．

通常，QFTの「判定保留」は陰性として取り扱う．ただし，感染の可能性が高い場合（例えば，接触者健診において多くのIGRA陽性者が見つかった場合）に「陽性」と同様に取り扱う．この設定によって陽性的中率を向上させ，感染者を見逃す可能性を小さくすることができる．

「接触者健康診断の手引き（改訂第5版）」では陽性同様に扱う場合を，対象集団におけるQFT陽性率が例えば15％以上としている[6]．接触者健診のQFT陽性率が15％を超える場合には，判定保留を陽性として取り扱う．この際には，結核患者との接触歴などの背景因子，臨床症状，画像所見などを総合的に考慮して判断する．

第4世代QFTであるQFT-Plusでは，判定保留という診断区分はなくなる．インターフェロン-γのカットオフはこれまで通り0.35 IU/mlである．0.35 IU/ml未満は陰性となる．

TSPOTの「判定保留」は「特異抗原の反応値」が5～7スポットの場合を判定保留としている．さらに細かくなるが，6スポット・7スポットは陽性・判定保留，5スポットの場合は陰性・判定保留となる．陽性・陰性の判定を行ってもよいが，再検査を求めている．

表4 IGRAの感度・特異度

		pooled	95%CI	著者	年	文献	備考
感度	QFT-3G	0.7	(0.63〜0.78)	Pai M, et al.	2008	7)	
		0.84	(0.81〜0.87)	Diel R, et al.	2010	8)	先進国のみ
		0.8	(0.75〜0.84)	Sester, et al.	2011	9)	
	TSPOT	0.9	(0.63〜0.78)	Pai M, et al.	2008	7)	
		0.875	(0.85〜0.90)	Diel R, et al.	2010	8)	
		0.81	(0.78〜0.84)	Sester, et al.	2011	9)	
特異度	QFT-3G	0.96	(0.94〜0.98)	Pai M, et al.	2008	7)	
		0.99	(0.98〜1.00)	Diel R, et al.	2010	8)	
		0.79	(0.75〜0.82)	Sester, et al.	2011	9)	
		0.994	(0.979〜0.999)	Diel R, et al.	2011	10)	
	TSPOT	0.93	(0.86〜1.00)	Pai M, et al.	2008	7)	
		0.86	(0.81〜0.90)	Diel R, et al.	2010	8)	
		0.59	(0.56〜0.62)	Sester, et al.	2011	9)	

　これは，5〜7スポットは，「結核菌特異的抗原の反応値」がわずか1〜2スポットの違いで判定区分が変わってしまうため，検査の信頼性が低くなることを考慮した対応である．

　TSPOTで再検査の結果が再び「判定保留」であった場合に，添付文書では「他の診断方法を用いるか，または臨床的・医学的症状や患者背景を考慮の上，医師の判断のもとで結核菌感染の状況を総合的に診断する」となっている．QFTを用いて再検査を実施し，「判定保留」であった場合には上述のように，基本的に陰性と同様の扱いとして，接触者健診における陽性率が15％に相当するような感染危険がある場合のみ陽性として扱う．

IGRAの診断特性について

　検査特性を評価するものとして，感度・特異度・PPV（positive predictive value）・NPV（negative predictive value）・陽性的中率・陰性的中率を取り扱う．

1・感度・特異度

　メタアナリシスによるQFTとTSPOTの感度・特異度を表4に示す[7〜10]．メタアナリシスの結果は引用された報告による影響を受け，ばらつきがある．日本で実施された臨床試験では，QFTとTSPOTの特異度に大きな違いはなかった[11]．

　潜在性結核感染症を正しく評価するgold standardが存在しない．このため，次のような方法で検討される．①ツベルクリン反応とIGRAを同時に実施し，結果を比較する，②潜在性結核感染症の臨床的危険因子（結核確定診断例との接触，職業上の感染危険，結核高蔓延国出身など）を結核感染の代用指標としてIGRAの結果と比較する，③最初のIGRAの後に結核発病の有無を追跡する，④潜在性結核感染症の代用として活動性結核患者のIGRAの結果を用いる[12]．

2・結核菌曝露から陽転化までの期間

　活動性結核患者と接触して結核に感染した場合，QFTが陽性になるまでの期間は2〜3カ月と考えられる[13, 14]．しかし，3カ月以降6カ月までに陽転化したと考えられる事例報告もある[15]．極めて感染危険が高い場合には，最終接触から6カ月後に再検査を行うなど，柔軟な対応をとり，注意が必要である．

3・PPVとNPV

　IGRAが陽性であったときに活動性結核を発病する確率（PPV；positive predictive value），陰性であったときに活動性結核を発病しない確率（NPV；negative predictive value）についての分析である．

　メタアナリシスによるIGRA（QFTとTSPOT）のPPVとNPVが分析されている[16]．それによると，

表5 IGRAの陽性的中率・陰性的中率を求める

設定　人口　　　　10,000人
　　　結核有病率　1.0%→この集団の結核感染者（活動性，潜在性，既往）は100人
　　　IGRAの感度95%，特異度99%　　　　　　　　　　　　　　　　　　95%
　　　　　　　　　　　　　　　　　　　　　　　　　　　　　　　　　99%

		結核感染状況				計算式	結果
		感染者	非感染者	計			
IGRA	陽性	95	99	194	→陽性的中率	95/194	49.0
	陰性	5	9,801	9,806	→陰性的中率	9801/9806	99.9
	計	100	9,900	10,000			

IGRA陽性者から活動性結核を発病する，統合PPV（pooled PPV）は，2.7%であった．残念ながら活動性結核の発病を予測できる精度はない[17]．また，IGRA陰性者から活動性結核を発病しない，統合NPV（pooled NPV）は非常に高く99.7%であった．デンマークで実施されたQFTによるコホート研究においても，PPVは1.32%，NPVは99.85%であった[18]．このようにIGRAの特性としてNPVは極めて高い．

4・陽性的中率，陰性的中率

IGRAが陽性であった場合，「どの程度正しいのか？」ということである．潜在性結核感染症を診断するgold standardはないといってもどの程度正しいのかを推測する方法はある．

表5は人口1万人，結核有病率1.0%の集団を設定した．IGRAを使って結核の診断をした場合，陽性的中率と陰性的中率を求めた．IGRAの感度は95%，特異度は99%と設定した．想定としては，医療機関の新採用職員（20歳台）である．

陽性的中率は49.0%，陰性的中率は99.9%という結果になる．感度・特異度が優れた検査であっても，対象とする集団の有病率が低いために，陽性的中率はこの程度になってしまう．

集団の有病率が10%未満である場合，陽性的中率は極めて高いとはいえない．例えば，医療機関などで新採用職員を対象に実施した場合が該当する．

日本国内で有病率が高くなる集団として，結核患者が発生した場合に実施する接触者健診対象者が挙げられる．陽性者が15%になるような事例（有病率が15%）では，IGRAが陽性であった場合，その人は結核に感染している可能性が高くなる．陽性結果の信頼性は高い．陰性的中率は，通常日本で想定される集団では極めて高い．

前述では，IGRAの感度は高いと述べたが，加齢や基礎疾患などで免疫抑制状態にある場合の感度は低くなる．その場合の陰性適中率は"極めて高い"とはいえなくなる．したがって，リウマチなどで生物学的製剤を開始する前などでは，IGRAを実施することを勧奨している[4,5]．結果が陰性であった場合にも，結核の発病については留意しながら日常診療に臨む姿勢が必要である．

5・IGRAのどちらを選ぶか

日本国内では，医療従事者に対してQFTとTSPOTを同時に実施した研究がある[20]．645人の医療従事者を対象としたもので，QFT陽性率2.9%，TSPOT陽性率4.3%であった．QFTとTSPOTの一致は97.2%（$\kappa=0.595$）だった．大筋で，2つの検査に優劣はないと考えられる．

活動性結核の除外

WHOのアルゴリズムでは，潜在性結核感染症の診断には，結核を疑う症状と胸部X線を用いている（**図1**）[2]．

まず，結核を疑う症状の有無を確認する．咳，血痰，発熱，盗汗，体重減少，胸痛，息切れ，疲労などの症状がある場合は，結核または他の疾患を疑って検査をする．

症状がない場合は，IGRA（QFTまたはTSPOT）を実施し，胸部X線で肺病変の有無を確認する．微

表6 潜在性結核感染症の治療法

薬剤名	標準量 mg/kg/day	最大量 mg/body/day	投与期間（月）	格付け* HIV−	（エビデンス）** HIV+
イソニアジド	5	300	9	A（Ⅱ）	A（Ⅱ）
イソニアジド	5	300	6	B（Ⅰ）	C（Ⅰ）
リファンピシン	10	600	4	B（Ⅱ）	B（Ⅲ）

文献[4]をもとに作成
* A＝推奨，B＝代替方法として選択可，C＝AおよびBを投与できないときに選択
** Ⅰ＝無作為割付臨床試験，Ⅱ＝無作為割付でない，もしくは，他の集団で実施された臨床試験，Ⅲ＝専門家の意見

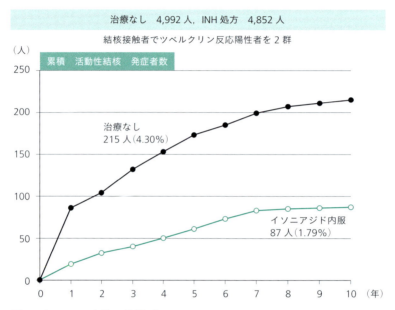

図2 イソニアジドの効果（Ferebee SH. Bibl Tuberc 26：28-106, 1970 より引用）

小病変の診断を目的に胸部CTを実施する施設もある[19,20]．これに対する，日本結核病学会予防委員会の見解は条件付きである[4]．CTに係る費用とX線被曝の大きさを考慮することを求めている．対象者の同一集団の感染率が高い場合や既に発病者がある場合，対象者に免疫学的な問題がある場合や咳・痰などの呼吸器症状がある場合など，潜在性結核感染症治療を行う時点で発病している可能性が高いと考えられる者については実施するのが妥当と思われる．

潜在性結核感染症の治療

潜在性結核感染症を診断した医師は，直ちに最寄りの保健所に発生届出を行う．発生届出には「無症候性病原体保有者」にチェックを行い，潜在性結核感染症と読み替えることになる．患者には特に症状がないため，肺結核などの活動性結核に比べて，届出をすることに注意が行き届かないことが多い．

潜在性結核感染症の治療を表6に示す．通常はイソニアジドを使用して6カ月間の治療を行う．これらは公費負担の対象になる．

症状もなければ胸部X線異常もない患者が，6カ月間の服薬を遵守するためには，相当に強い意志が必要である．日本版DOTSの対象でもあり，保健所の担当者の支援などによって服薬を遵守したい．図2は，イソニアジドの効果を示したものである．ツベルクリンを実施していた当時のデータであり，結核患者と接触があった者を10年間追跡している．ツベルクリン反応陽性者が対象であり，イソニアジドを内服した者は，内服しなかった者に比べ

て，結核発症者はおおよそ半分になっている．また，グラフの立ち上がりから，結核患者と接触後2年以内に発病する者が多いとも示している．

イソニアジドで問題になるのは肝機能障害の発生であり，治療開始間もないときは2週間に1度の頻度で血液検査を行い，肝障害が起こっていないことを確認する．

また，肝機能障害を含む有害事象のためにイソニアジドが使えない場合は，リファンピシンを使用する．

まとめ

潜在性結核感染症は結核低蔓延時代の結核対策として，重要な位置付けになっている．潜在性結核感染症の診断方法として最も有力なものがIGRAである．しかしながら，PPVは高くなく，結核発病を予測できる検査精度はない．IGRAの結果を解釈するに当たっては，様々な因子を考慮する必要がある．結核菌特異的抗原に対する生体の反応を評価する試験につきものの課題であり，ツベルクリン反応と同様である．

ツベルクリン反応ではBCG接種者の偽陽性があり，結果の判断にはかなり悩まされた．IGRAではこのような悩みから解放されたことは極めて大きい．

インターフェロンγ遊離試験の特性（感度・特異度）に加えて，有病率も評価することが重要である．潜在性結核感染症から活動性結核を発症する割合は10%程度である．慌てないこと，そして，判断が難しい場合には，専門家に意見を求めたりする柔軟な対応が求められる．

文献

1) Centers for Disease Control and Prevention : Targeted tuberculin testing and treatment of latent tuberculosis infection. American Thoracic Society. MMWR Recomm Rep 2000 ; 49（RR-6）: 1-51, 2000
2) World Health Organization. Guidelines on the management of latent tuberculosis infection. http://www.who.int/tb/publications/latent-tuberculosis-infection/en/（2018年5月27日閲覧）
3) Mack U, Migliori GB, Sester M, et al : latent tuberculosis infection or lasting immune responses to M. tuberculosis? A TBNET consensus statement. Eur Respir J 33 : 956-973, 2009
4) 日本結核病学会予防委員会・治療委員会：潜在性結核感染症治療指針．結核 88：497-512, 2013
5) 日本結核病学会予防委員会：インターフェロンγ遊離試験使用指針．結核 89：717-725, 2014
6) 阿彦忠之：感染症法に基づく結核の接触者健康診断の手引き（改訂第5版）．http://www.jata.or.jp/rit/rj/2014.3sessyokusya1.pdf（2018年5月27日閲覧）
7) Pai M, Zwerling A, Menzie D : Systematic Review : T-Cellbased Assays for the Diagnosis of Latent Tuberculosis Infection : An Update. Ann Intern Med 149 : 177-184, 2008
8) Diel R, Loddenkemper R, Nienhaus A : Evidence-based comparison of commercial interferon-γ release assays for detecting active TB. Chest 137 : 952-968, 2010
9) Sester M, Sotgiu G, Lange C, et al : Interferon-γ release assays for the diagnosis of active tuberculosis : a systematic review and meta-analysis. Eur Respir J 37 : 100-111, 2011
10) Diel R, Goletti D, Ferrara G, et al : Interferon-γ release assays for the diagnosis of latent Mycobacterium tuberculosis infection : a systematic review and meta-analysis. Eur Respir J 37 : 88-99, 2011
11) Higuchi K, Sekiya Y, Igari H, et al : Comparison of specificities between two interferon-gamma release assays in Japan. Int J Tuberc Lung Dis 16 : 1190 1192, 2012
12) Redelman-Sidi G, Sepkowitz KA : IFN-γ release assays in the diagnosis of latent tuberculosis infection among immunocompromised adults. Am J Respir Crit Care Med 188 : 422-431, 2013
13) 吉山 崇，原田登之，樋口一恵，他：接触者検診のためのクォンティフェロン®TB-2G検査のタイミングについて．結核 82：655-658, 2007
14) Lee SW, Oh DK, Lee SH, et al : Time interval to conversion of interferon-γ release assay after exposure to tuberculosis. Eur Respir J 37 : 1447-1452, 2011
15) 濁川博子，風間晴子，御代川滋子，他：感染曝露後1年間QFTで経過観察しえた61名の医療施設内の結核曝露事例—第1報集団感染の経過と臨床的検討．結核 87：635-640, 2012
16) Diel R, Loddenkemper R, Nienhaus A : Predictive value of interferon-γ release assays and tuberculin skin testing for progression from latent TB infection to disease state : a meta-analysis. Chest 142 : 63-75, 2012
17) Rangaka MX, Wilkinson KA, Glynn JR, et al : Predictive value of interferon-γ release assays for incident active tuberculosis : a systematic review and meta-analysis. Lancet Infect Dis 12 : 45-55, 2012
18) Hermansen TS, Lillebaek T, Langholz Kristensen K, et al : Prognostic value of interferon-γ release assays, a population-based study from a TB low-incidence country. Thorax 71 : 652-658, 2016
19) 吉山 崇，尾形英雄：潜在結核感染治療前のCTスクリーニングの意義について．結核 83：411-416, 2008

特集　結核・非結核性抗酸菌症—エキスパートが教える　実臨床に役立つ最新知見—
結核・非結核性抗酸菌症の臨床

低蔓延下の結核対策と行政対応

阿彦忠之

Point
- 低蔓延化に伴い結核に対する医療従事者の関心が低下し，結核の診断の遅れによる院内・施設内感染が目立つ．
- 早期に低蔓延国となるためには，結核患者の確実な治療，接触者健診の強化，結核菌分子疫学調査の活用，潜在性結核感染症の早期発見と治療（発病予防），が重要である．
- 低蔓延化に伴う結核病床の減少により，各二次医療圏の感染症指定医療機関での入院受け入れ体制の整備が必要である．

はじめに

　わが国は結核の中蔓延国と呼ばれて久しいが，2016年の結核罹患率（人口10万対）は13.9まで低下した．都道府県別には10道県で，同年の結核罹患率が低蔓延国の基準（10未満）を満たす状況となった．わが国は中蔓延国から低蔓延国への過渡期にあるが，これは非常に難しい時期でもある．患者数の減少に伴って結核に対する国民および医療従事者の関心が一層低下し，「受診の遅れ」や「診断の遅れ」を原因とする結核の集団感染や院内・施設内感染などの増加が懸念されるからである．実際に，病院や高齢者施設などでの結核の診断の遅れを背景とした結核集団感染が全国各地から報告されており，結核の早期診断を促す対策が今後も重要とされている．

　また，低蔓延化が進むなかで，保健所による実地疫学調査（患者への聞き取り調査や接触者調査など）の情報のみでは感染源・感染経路を究明できない事例が多くなった．そこで，患者の喀痰などの検体から検出された結核菌の遺伝子タイピングによる分子疫学調査の併用が推奨され，全国的に普及しつつある．

　そこで本稿では，まもなく低蔓延時代を迎えるわが国の結核対策の課題や特徴を解説するとともに，低蔓延下での結核対策と行政対応について，山形県における取り組みの成果を含めて紹介する．

低蔓延化に伴う結核の特徴と課題

　結核の低蔓延化が進む一方で，わが国では80歳以上の高齢者（高蔓延時代に青春期を過ごしたために結核既感染者が多い）への偏在，および特定リスク集団への結核の偏在化が進んでいることも特徴的である．後者の例としては，結核発病の危険因子となる疾患（悪性腫瘍，糖尿病，慢性腎不全など）または病態（副腎皮質ホルモン剤や免疫抑制剤による治療の実施など）を有する者への偏在，および若年層では外国出身者（特に高蔓延国出身の留学生や技能実習生など）への偏在が目立つようになった．

あひこ　ただゆき　山形県健康福祉部医療統括監（〒990-8570 山形県山形市松波2-8-1）

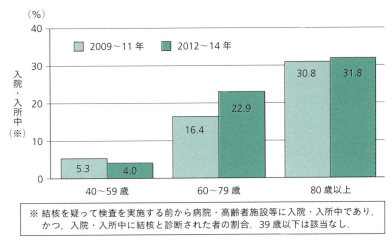

図 入院・入所中の結核診断例の割合（山形県）（文献1)より引用）

　国内の代表的な低蔓延地域といえる山形県（2016年結核罹患率=7.2）における結核患者の年齢をみると，2009年以降は80歳以上が5割を超えており，最近は特に90歳以上の患者が増加している．山形県で最近の高齢結核患者の特徴を分析した結果[1]，①結核発病の危険因子となる疾患または病態（前述）の合併率が高い，②病院・高齢者施設などに入院・入所中の結核診断例が多い（**図**），③呼吸器症状（咳や痰など）のない患者が目立つ，④他の傷病で救急受診時または入院した際などの胸部X線検査で（一部は偶然に）異常陰影が指摘されたことを契機として結核の診断につながった例が比較的多い，⑤かかりつけ医のもとでの定期的な胸部X線（個別健診）により発見される例も多い，などの特徴が明らかであった．特に80歳以上の患者では，入院・入所中の結核診断例が目立ち，2012〜14年の3年間の新登録患者では，その2割が高齢者施設に入所中，1割が病院に入院中の結核診断例であった．このため，診断の遅れた事例を中心に院内・施設内感染対策（接触者健診，職員研修など）に保健所として積極的に関与する機会が多くなっている．

低蔓延下での結核対策

　わが国が早期に結核低蔓延国の仲間入りを果たすためには，結核の新たな感染者と発病者の両方を着実に減少させる必要がある．そのためには，「①結核感染の連鎖を遮断する施策」とともに，「②潜在性結核感染症（latent tuberculosis infection；LTBI）を早期発見して発病を積極的に防ぐための施策」を推進する必要がある．

1・結核患者の確実な治療

　前述した「①結核感染連鎖の遮断」のために最も効果的，かつ，重要な施策は，発見された結核患者を適切に治療し治癒に導くことである．このため世界保健機関（WHO）は，"Cure is the best prevention"（結核を確実に治すことが最大の予防策である）[2]との考え方を表明し，結核制圧に向けた包括的な結核対策戦略として1995年からDOTS（Directly Observed Treatment, Short-course；直接服薬確認治療による短期強化療法を主軸とした治療戦略）を推進している．わが国でも，2003年に厚生労働省から「日本版21世紀型DOTS戦略（日本版DOTS戦略）」の推進体系が発表された．日本版DOTS戦略は改訂を重ねつつ，日本結核病学会からも「院内DOTSガイドライン」[3]および「地域DOTSを円滑に進めるための指針」[4]が示され，全国の保健所と医療機関，地域の服薬支援関係者などの連携により推進されている．

2・接触者健診の強化

　前述の「①結核感染連鎖の遮断」および「②LTBIの早期発見と発病予防」の両方に効果的な施策とし

ては，接触者健診（結核患者の接触者を対象とした健康診断）があり，結核患者またはLTBIを早期発見するための最も効率的な施策といえる．接触者健診は，感染症の予防及び感染症の患者に対する医療に関する法律（感染症法）第15条第1項（積極的疫学調査）および第17条（健康診断）の規定に基づき，都道府県知事および保健所設置政令市・特別区の長（実際はその事務委任を受けた保健所長）が実施できる施策であり，保健所は「感染症法に基づく結核の接触者健康診断の手引き」[5]を参考に健診の質の向上に努めている（接触者健診の実施方法の詳細については同手引きに譲ることとし，その要点を以下に紹介する）．

保健所は，接触者健診の発端となった結核患者（本稿では「初発患者」と呼ぶ）の診断までの経過や病状（感染性の高さ，いつから感染性の状態となったか，などに関する情報）および初発患者の接触者などに関する調査結果に基づき，接触者健診の対象範囲，健診の時期や検査方法などを企画する．初発患者の感染性の高さ（感染危険度）については，基本的に喀痰検査の結果や咳症状の程度などに基づいて評価する．感染性の高い初発患者の代表は，「喀痰塗抹陽性」の結核患者である．肺結核などの患者については，化学療法前3回の喀痰検査成績を把握し，そのなかで1回でも塗抹陽性（同定検査でも結核菌群）の場合は「高感染性」と判断する．

初発患者が感染性の状態と推定された期間において，その患者と同じ空間を共有していた者を「接触者」と定義する．接触者健診の企画に当たっては，接触者の感染・発病のリスクの度合いに応じて，濃厚接触者（同居家族，換気の乏しい狭隘な空間を共有していた者，結核菌飛沫核を吸引しやすい医療行為に従事した者など）およびハイリスク接触者（乳幼児，BCG未接種児，免疫不全疾患患者，免疫抑制剤や副腎皮質ホルモン剤で治療中の者など）に対しては，優先度を高く設定して健診を実施する．

接触者健診を実施する場合は，初発患者側の感染危険度だけでなく，接触者側の感染・発病リスクの評価結果も組み合わせて健診の優先度を検討し，優先度の高い順に「同心円状」に健診を計画する．最優先集団（第一同心円）の健診で患者が発見されず，感染疑い例もなければ，接触者健診の範囲をそれ以上拡大する必要はない．第一同心円の健診で新たな患者が発見（または複数の潜在性結核感染者が発見）された場合は，第二同心円（低優先接触者）にも健診の範囲を拡大するという方式が一般的である．

接触者健診においては，適切な時期に結核感染の有無を確認することが重要である．結核感染のスクリーニングには，インターフェロンγ遊離試験（interferon-gamma release assay；IGRA）を用いる．ただし，乳幼児の場合，活動性結核に対するIGRAの感度は高いものの，LTBI（発病前）に対してはIGRAの感度不足を懸念する指摘もあるため，乳幼児を対象とした接触者健診ではIGRA単独ではなく，ツベルクリン反応検査の併用（IGRAとの同時実施）が推奨されている．

IGRAの結果が「陽性」であれば，胸部X線検査などにより結核の発病の有無を念入りに検討する．その結果，発病所見がなくLTBIと診断され，かつ，治療が必要と判断された場合は，感染症法第12条の規定により「無症状病原体保有者」として届出を行うとともに，LTBIの治療〔発病予防目的の治療．通常はイソニアジド（INH）単剤で6カ月または9カ月〕を行う．

3 ▪ 結核菌分子疫学調査の積極的活用

感染症法に基づき厚生労働大臣が策定した「結核に関する特定感染症予防指針」（最終改正：2016年11月25日）では，結核の接触者健診の実施に当たって，分子疫学的手法が対象者の正確な捕捉に資すること，およびその広域的な実施により集団感染を早期に把握できることから，分子疫学的手法の活用を積極的に図ることとしている．また，低蔓延化に向けて，ハイリスクグループや感染が生じるリスクのある場を特定するとともに，感染経路の把握や海外からの人の移動が国内感染に与える影響を検証するため，分子疫学的手法を用いた研究を推進する必要があるとしている．

山形県では2009年から，新登録結核患者の喀痰などから分離された結核菌を原則として全株収集

表1 高齢者間での最近の結核感染事例（山形県）（結核菌分子疫学調査を活用した分析結果）

クラスタ No.	登録年	性別	年齢	菌所見*	疫学的関連性※
1	2009 2010	女 女	82 76	S+ S+	高齢者施設内感染（同一デイサービス利用）
2	2013 2013 2014	男 男 女	80 79 80	S+ S− S+	高齢者施設内感染（同一施設に入所）
3	2012 2014	女 女	71 73	S− S−	病院内感染
4	2012 2014	男 男	70 79	S+ S+	病院内感染
5	2009 2009	女 男	82 86	S+ S−	家族内感染（夫婦）
6	2009 2011	男 女	83 85	S+ S+	家族内感染（夫婦）
7	2011 2013	男 女	83 80	S+ S−	家族内感染（夫婦）
8	2013 2013	女 女	74 82	S+ S−	家族内感染
9	2013 2014	男 女	83 82	S+ S−	家族内感染（夫婦）
10	2009 2015	女 男	85 92	S+ S−	家族内感染（夫婦）

＊菌所見：S+（塗抹陽性），S−（塗抹陰性・培養陽性），全例が肺結核
※患者の喀痰などから検出された結核菌のVNTR分析結果が一致し（クラスタ形成），かつ，同一クラスタ内の患者間の関連性（濃厚接触歴など）が確認された例

し，県衛生研究所で反復配列多型（variable numbers of tandem repeats；VNTR）分析による分子疫学調査を実施している．24領域VNTR分析の結果を菌株間で比較し，VNTRパターンが一致した場合を「クラスタ形成」と定義すると，2009～2015年（7年間）に収集された結核菌494株のうち128株（25.9％）が42のクラスタを形成した[6]．保健所の実地疫学調査との組み合わせにより，同一クラスタ内の患者間の疫学的関連性（接触歴，共通の施設利用歴など）を分析した結果，42クラスタ中22のクラスタで患者間の疫学的関連性が明らかとなった．そのなかには，VNTR分析でクラスタ形成が判明後に保健所で実地疫学調査を追加したことにより，患者間の関連性（院内・施設内感染を探知できた事例を含む）が認められた事例を数多く経験した．

若年者では最近の外来性感染による結核発病が多いことを支持する結果として，結核患者の年齢が若いほどクラスタ形成率が高いことを確認できた．一方，高齢結核患者から検出された菌株のクラスタ形成率も決して低いとはいえず，高齢者間での疫学的関連例が明らかなものに限定しても10クラスタを見出すことができた（表1）[6]．その内訳をみると，家族内感染が多いものの，病院内感染と高齢者施設内感染も目立った．結核の院内・施設内感染予防策の強化が喫緊の課題であることを示唆する結果であり，保健所主催の研修会などで具体的な事例を紹介しながら啓発に努めているところである．また，分子疫学調査の活用により，高齢者でも（内因性再燃ではなく）最近の外来性感染による結核発病が珍しくないことが明らかとなった．これは，山形県のような低蔓延地域における結核の接触者健診では，高齢者に対しても，特に感染性の高い患者と濃厚接触歴のある場合にはIGRAによる結核感染のスクリーニングを行う意義はあることを示唆する結果といえる．

4 ▪ LTBIの治療支援と治療後の管理

保健所では，感染症法第12条に基づく医師からの結核の発生届を起点として，同法第53条の12

表2 LTBIの治療終了後の病状把握の必要性を判断する際の考え方（文献[8]より引用）

1. LTBIの治療後に保健所による病状把握が不要な場合（例示）

(1) 病状把握が必要となる事由（下記2.のいずれか）が存在せず，日本版21世紀型DOTS戦略に基づく服薬確認が実施され，治療中断および不規則治療もなく治療が完遂したと判断された事例
(2) 医療従事者の雇入時健診など（ベースライン検査目的）でIGRA陽性と判定されてLTBIの治療を行った場合
(3) 生物製剤などの免疫抑制作用をもつ薬剤を使用するためにLTBIの治療対象になった者で，ほかに発病リスクが高くなる要因がなく，原疾患等の医療のために定期的な医学的管理下に置かれる場合

2. LTBIの治療後などに保健所による病状把握が必要な場合（例示）

(1) LTBIの治療中断例あるいは不規則治療例
(2) 明らかな集団感染事例など接触者集団の結核感染率が高いと推定される場合（感染性が非常に高いと推定される結核患者との濃厚接触歴があり，当該患者から感染したと思われる事例を含む）
(3) 接触者健診でIGRA陽性と判定されLTBI（要治療）と診断されたが，治療を希望しないなどの理由で治療を実施しない事例（→接触者健診を契機としてLTBI治療を要すると診断された者については，本人が治療を希望しない場合でも結核の無症状病原体保有者としての発生届を徹底する必要あり）

の規定により個別の結核登録票を用いて患者およびLTBI（要治療者）の登録を行い，治療内容や菌検査結果，服薬状況などを把握しながら，治療開始から終了，その後の経過観察まで一貫した管理を行っている．LTBIの要治療者も結核患者と同様に，日本版DOTS戦略の対象とされており，治療完遂に向けて保健所と医療機関などの連携による服薬支援が実施される．

結核患者の場合は，治療を完了して病状が不活動性（結核回復者）となっても，その後に再発の可能性があるため，原則として治療終了後2年間，概ね6カ月ごとに，胸部X線検査などによる病状把握が行われる．一方，LTBIの治療を受けた者の治療終了後の管理については，結核患者の場合に比べて一部簡略化された方法が認められている．LTBI治療終了後の経過観察が必要か否かを判断する際に重要な指標は，治療後の結核発病リスクである．治療終了後も発病リスクが高いと推定される場合は経過観察を行う意義があるが，発病リスクが低ければ定期的な経過観察の有用性は極めて低い．例えば，LTBIの治療中の服薬が不規則であった場合には，治療終了後の発病の有無を経過観察する意義がある．これに対して，医療従事者の雇入時健診においてIGRAの結果が陽性でLTBIと診断された者については，LTBI未治療でも発病率が低く[7]，LTBI治療を完遂した場合には経過観察の必要性が乏しいとされている．

そこで日本結核病学会予防委員会では，LTBIの治療後の発病率や経過観察の方法に関する国内外の研究成果や欧米のガイドラインなどを検討したうえで，LTBI治療後の管理方法について次のように提言した[8]．

(1) LTBI治療終了後に一律2年間，6カ月ごとの病状把握を行うのではなく，治療後も発病リスクが高いなどの理由で保健所長が「結核の予防または医療上必要がある」と認める者（※注）に対して病状把握を行うべきである．
(2) LTBI治療終了者のうち発病リスクが高くないと保健所長が判断した者（※注）については，LTBI治療の効果と限界，結核発病時の症状などを説明したうえで，有症時の早期受診を指示することを基本とし，治療終了後2年間のうち適当な時点において結核回復者から除外（すなわち登録を削除）してよい．

（※注）保健所長は，「表2」を参考に発病リスクや病状把握の必要性を判断する．

この提言を踏まえて，関連する厚生労働省通知が2016年11月に改正され，「表2」を参考に保健所長がLTBIの治療終了後の発病リスクなどを評価し，発病リスクが低いと判断された者については，経過観察が不要となった．すなわち，LTBIの治療終了後の病状把握を必要とする特別な事由（集団感染の明らかな接触者グループに属するなど）がなく，日本版21世紀型DOTS戦略に基づく服薬確認が実施され，規則的治療が完遂したと判断された者については，治療終了後の経過観察が不要であり，治療終了と同時に登録削除も可能である．ただし，その場合には，LTBI治療の効果と限界および結核発病時

の症状などを説明したうえで，有症時の医療機関受診の指導を徹底する必要がある．

5 ▪ 入院勧告制度と入退院基準

都道府県知事は，結核の蔓延を防止するために必要と認められる場合（喀痰塗抹陽性で，かつ，核酸増幅法で結核菌群陽性と判明した結核患者など）には，患者に対して結核指定医療機関（結核病床を有する病院）への入院を勧告することができる．この入院は，いわゆる「感染源隔離」を目的としており，基本的人権を制限する措置である．このため，感染症法では入院の「命令」ではなく，患者の人権を尊重して，入院の「勧告」を基本としつつ，勧告に応じない場合には強制的な入院措置も可能という制度になっている．

また，入院勧告の適用範囲は必要最小限に限定されるべきとの観点から，厚生労働省が入退院基準を定めている（平成19年9月7日，健感発0907001号，厚生労働省健康局結核感染症課長通知/最終改訂：平成26年1月29日）．入退院基準には2つの特徴がある．1つは，入院に関する基準が蔓延防止および患者本人の治療成功率向上を主目的としつつ，将来を見越した公衆衛生的見地から設定されている点である．すなわち，入院勧告の対象は，感染性の高い「喀痰塗抹陽性」の結核患者を基本としながらも，喀痰塗抹「陰性」患者の一部（咳・痰症状が強く空洞所見があり感染性が疑われる例，および不規則治療や治療中断による再発例など）にも適用することができる．不規則治療などを背景とした多剤耐性結核の増加という「将来の脅威」を懸念して設定された基準であり，患者本人の利益（治療成功率）向上も考慮したものといえる．

入退院基準のもう1つの特徴は，退院基準について，「退院させなければならない基準」および「退院させることができる基準」の2つを設定した点である．前者については，患者の咳，発熱などの症状が消失し，異なる日に採取された喀痰の「培養検査」の結果が連続3回陰性であることが確認された場合は「退院させなければならない」という基準である．一方，「退院させることができる基準」については，

次の①〜③のすべてを満たした場合には，早期に退院させてもよいという考え方であり，この基準の適用により結核患者の入院期間の短縮が図られた．
① 2週間以上の標準化学療法が実施され，咳，発熱などの症状が消失
② 2週間以上の標準化学療法を実施後の異なった日の喀痰検査（塗抹または培養）の結果が連続して3回陰性（3回の検査は原則として塗抹検査を行うものとし，①の臨床症状消失後にあっては速やかに連日検査を実施）
③ 患者が「治療の継続および感染拡大防止の重要性」を理解し，退院後の治療の継続（患者ごとの服薬支援計画に基づく地域DOTSの実施）および他者への感染防止が可能と判断

6 ▪ 低蔓延下での病床確保

2006年に結核予防法が感染症法に統合され，結核は「二類感染症」に分類された．しかし，医療法においては，一類または二類感染症の患者の入院先として整備された第1種または第2種感染症指定医療機関の感染症病床は，結核を除く感染症患者を収容する病床という位置付けのままである．このため，入院勧告を受けた結核患者の入院先は原則として結核病床であり，（緊急的な対応を除いて）感染症病床への入院は認められていなかった．

結核の低蔓延化に伴い，全国的に結核病床の利用率が低下しており，結核指定医療機関（結核病床を有する病院）では経営的に結核病床を維持できず，大幅に減床される傾向にある．このため，多くの県で二次医療圏内に結核病床がなくなり，結核患者を別の医療圏または他県の病院（結核病床あり）に紹介して入院勧告を行わなければならない事態となっている．このような場合，100 km以上離れた病院へ転院・搬送する事例も多く，特に高齢患者では転院・搬送などにかかる本人および家族の身体的・精神的負担は大きい．

一方，全国的に各二次医療圏には，第1種または第2種感染症指定医療機関が整備されているが，本来の目的に応じた感染症病床の利用率は極めて低い．結核患者が，その所在地の二次医療圏内にある（身

近な）感染症指定医療機関の感染症病床に入院することができれば，患者，家族など関係者の負担が軽減され，感染症病床の利用率向上にもつながる．しかし，前述した法制度上の理由により，緊急的な入院を除いて，そのような運用は行われていなかった．

このようななか，結核病床の維持・確保や結核患者の入院先の調整などに苦慮している複数の県（山形県を含む）および政令市から政府に対して，2017年度地方分権改革に関する提案として，「感染症病床と結核病床の区分解消による結核入院体制の見直し」に関する提案があった．その内容は，結核病床および感染症病床の利用率が低下していることを踏まえ，両病床を一体として運営することができるように制度や取扱いを見直すべきという趣旨であった．

この提案への対応方針に関する政府の閣議決定を踏まえ，2018年3月1日に厚生労働省から，今後の対応に関する通知（健感発0301第1号，厚生労働省健康局結核感染症課長通知）が発出された．その概要は以下の通りである．

（※厚生労働省通知の概要）

結核患者については，同室に入院させることにより病毒感染の危険のある患者を他の種の患者と同室に入院させないこと（医療法施行規則第10条第5号）を遵守できている場合において，感染症病床に入院させることが可能である．ただし，院内感染防止の観点から，結核患者を感染症病床に入院させる際の病室については，結核が空気感染することに鑑み，「感染症指定医療機関の施設基準の手引きについて」（平成16年3月3日付け健感発0303001号厚生労働省健康局結核感染症課長通知）を参酌し，空気感染に対応できるよう，陰圧制御やHEPAフィルターの設置等を行うこと．

国内低蔓延地域の山形県では2018年4月から，医療法に基づく結核病床は皆無となり，結核患者の優先的な入院先としては，山形市内の病院の一般病棟内に整備した，いわゆる結核モデル病床6床のみとなった．しかし，上記の厚生労働省通知を受け，各二次医療圏の感染症指定医療機関（いずれも常勤の呼吸器内科医が勤務）でも入院勧告となった結核患者の受け入れができるように医療体制を整備し，入院先の調整を行う保健所と結核モデル病床を運営する病院および感染症指定医療機関の関係者が協議しながら，病床の確保に努めているところである．

おわりに

わが国が結核の中蔓延国から低蔓延国への過渡期にあるなかで，先行して低蔓延状態となった山形県における最近の結核の特徴や課題などを紹介した．また，結核の低蔓延時代に向けて行政機関（保健所など）が取り組むべき重点施策や直面する課題などを取り上げ，今後の効率的，かつ，効果的な結核対策のあり方について，山形県での最近の研究成果などを踏まえて報告した．

結核は社会的疾病といわれるように，結核のリスクや対策面の課題は社会の変容とともに常に変化する．今後も低蔓延化が進む一方で，外国人労働者の受け入れ拡大やインバウンド（訪日旅行）の推進などにより外国出生者結核の増加が予想され，接触者健診や治療支援などで新たな課題も指摘されている．今後も変容し多様化するリスクを明らかにしながら課題解決のための対策を講じていく必要がある．

文献

1) 阿彦忠之：山形県の結核対策〜国内低蔓延地域の課題と対策，公衆衛生情報 47：4-5, 2017
2) WHO Global Tuberculosis Programme：TB a global emergency, WHO report on the TB epidemic. WHO, Geneva, 1994
3) 日本結核病学会エキスパート委員会：院内DOTSガイドライン（改訂第2版）．結核 90：523-526, 2015
4) 日本結核病学会エキスパート委員会：地域DOTSを円滑に進めるための指針．結核 90：527-530, 2015
5) 阿彦忠之（編）：感染症法に基づく結核の接触者健康診断の手引きとその解説（平成26年改訂版）．結核予防会，東京，2014
6) Seto J, Wada T, Suzuki Y, et al：Mycobacterium tuberculosis Transmission among Elderly Persons, Yamagata Prefecture, Japan, 2009-2015. Emerg Infect Dis 23：448-455, 2017
7) 伊 麗娜, 吉山 崇, 奥村昌夫, 他：ベースライン第二世代クォンティフェロン®-TB 陽性者における発病の危険についての検討．結核 87：697-699, 2012
8) 日本結核病学会予防委員会：潜在性結核感染症治療終了後の管理方法等について．結核 91：593-599, 2016

特集　結核・非結核性抗酸菌症―エキスパートが教える　実臨床に役立つ最新知見―
結核・非結核性抗酸菌症の臨床

抗GPL抗体の開発と臨床

北田清悟

> **Point**
> - MAC壁成分であるGPLに対する血清抗体を測定するキットが市販されており，保険診療で使用できる．
> - 優れた感度，特異度，ならびに陽性的中率を有し，肺MAC症の補助診断として有用である．
> - 疾患活動性を反映することから経時的に測定することによって難治性のMAC症の管理ツールとしても利用できる．

はじめに

　肺非結核性抗酸菌症の罹患率，有病率は増加傾向にあり，その診断，治療，ならびに管理の知識は呼吸器内科医にとって必須である．Mycobacterium avium complex（MAC）症は肺非結核性抗酸菌症のなかで最も頻度が高く，日常的に臨床現場で遭遇する[1]．その診断は結核とは異なり，菌の検出が診断に直結しないため煩雑で時間がかかる．血清抗glycopeptidolipid（GPL）-core IgA抗体は患者血清中の抗酸菌壁成分に対する抗体であり，肺MAC症の補助診断に有用である．2011年からは保険診療にて測定でき，臨床現場で広く使用されるようになっている．本稿では，抗GPL抗体の開発と臨床応用について述べる．

血清診断開発の背景

　MACは自然水，水道水，土壌などに普遍的に存在し，ヒトの気道に一時的に定着し混入することがありうる．そのため患者からMACが検出されても診断には直結せず，診断基準に基づいた診断が必要となる[2,3]．本邦では日本呼吸器学会と日本結核病学会から臨床的基準と細菌学的基準からなる診断基準が策定されている[4]．臨床的基準は結節陰影，気管支拡張所見，空洞性陰影などの抗酸菌症に特徴的な胸部画像所見を呈し，他の疾患を除外することが必要となる．細菌学的基準は，定着や混入を除外するため異なる喀痰検体での2回以上の陽性，または1回以上の気管支洗浄液での培養陽性が求められる．重症例では容易に診断基準を満たすが，軽症例では喀痰採取が困難であったり，また培養確認に時間を要するなど使用しにくい点がある．臨床現場では，検診発見などの症状軽微症例では，喀痰検査や気管支鏡検査でも診断できないこともしばしばであり，診断がつかないまま経過観察をしている場合も多い．また，非結核性抗酸菌（non-tuberculosis mycobacteria；NTM）症と結核は常に鑑別が必要となるが，NTMが証明されるまでは結核は完全には否定できないままの状態で経過を観察せざるを得ないこともある．

　結核は世界最大の感染症であり公衆衛生上の問題

もあるため数々の補助診断法が開発，商品化されてきた．結核の血清診断は近年その有用性が疑問視され使用が控えられているが，それに代わりインターフェロンγ遊離試験が実用化され臨床現場で頻用されている．一方，NTM症については，少数例での血清抗体応答を検討した研究はあったが，注目度が低いこともあって実用的な補助診断法の開発には至らなかった．2011年に本邦において，NTM症のなかでも最も頻度の高いMAC感染症を対象とした血清抗GPL抗体を測定する血清診断法が開発された．保険診療で利用できるようになり患者数増加と相まって，臨床現場で広く使用されるようになってきている．

抗GPL抗体測定キットの開発

GPLはMAC菌の細胞壁を構成する主要な成分である．MAC以外にも *M. scrofulaceum*, *M. abscessus*, *M. fortuitum*, *M. chelonae*, *M. smegmatis* などの菌種に存在するが，主要な肺感染起因菌である *M. tuberculosis* や *M. kansasii* には存在しない．GPLは，MACの血清型を規定する物質として古くから知られており，構造的にGPL-coreとそれに結合する血清型特異的な糖鎖からなる．GPL-coreには高い抗原性があることが確認され，血清診断の抗原として使用されることとなった．

血清中の抗GPL-core抗体価はマイクロプレートを固相として用いるELISAによって測定する．GPL-core抗原が固相化されたマイクロプレートのウェルに，希釈調整した被検血清（10μl）を加え，血清中に存在する特異抗体を反応させる．ウェルを洗浄したのち，ペルオキシダーゼ標識抗ヒト免疫グロブリン抗体を加え，固相化GPL-core抗原に結合した血清中の免疫グロブリン特異抗体と免疫複合体を形成させる．ウェルを洗浄したのち，発色液を加えて発色させ，反応停止液を添加し呈色反応を停止させる．反応停止後，波長450 nmでの吸光度を測定する．この吸光度と，標準抗体液の吸光度をもとに作成した検量線から実際の抗体濃度（U/ml）を算出する．少量の血清で測定でき，かつ所要時間は約3時間と短時間で結果が得られる．

IgG抗体の測定でも有用性が示されたが[5,6]，免疫グロブリンクラス別の比較検討の結果，IgAが最も良好な成績を示した[7]．そのため市販キット（キャピリア® MAC抗体ELISA，株式会社タウンズ，静岡）では，患者血清中の抗GPL-core IgA抗体を測定することとなった．多施設共同研究の結果から，カットオフ値は0.7 U/mlに設定された[8]．

抗GPL抗体の診断精度

開発時の多施設共同研究での肺MAC症診断の感度，特異度はそれぞれ84.3％，100％であった（図1）[8]．その後，明らかな免疫不全を背景としない肺MAC症症例を対象とした複数の検討が行われ，感度58.6〜85％，特異度91〜100％であった[9〜14]．日本，韓国からの報告でも類似した結果が得られているが，米国，台湾からの報告では感度は低い傾向であった[11,13]．米国での検討では，対象患者はほとんどが白人であり，人種差の要因や，地域によるMAC菌の多様性に起因した抗原性の違いなども低感度の理由として挙げられた．また対象患者から治療施行例を除外していたことから，結果的に活動性の低いMAC症が対象となったことも要因の一つではないかと推定される．いずれの検討においても特異度は良好な結果が得られている．

喀痰検査で確定診断が得られず，気管支洗浄液培養で診断した患者を対象とした検討結果からも良好な感度が得られており，早期，または病変が軽微な患者の診断にも有用であることが示されている[15]．

また実臨床では関節リウマチに合併するMAC症の診断，対応を要することも多く，リウマチ患者を対象としたいくつかの報告がある[16〜18]．リウマチ患者は，リウマチ固有の病変として気管支拡張症や気管支炎などの気道病変を有する．したがって，環境からのMACの定着を来しやすく，また好発年齢も類似していることからMAC症を合併しやすいのではないかと推定される．なおリウマチ固有の気道病変と，MAC症の画像所見は類似しており画像診断では鑑別できないため抗体検査の有用性が期待さ

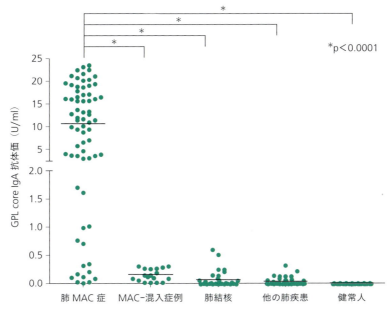

図1 国内多施設共同研究の結果

対象はHIV陰性の肺MAC症患者70名，対照群として肺結核患者37名，その他の肺疾患患者45名，MAC混入例18名，および健常人76名．血清GPL抗体価は肺MAC症群で有意に上昇しており，カットオフ値を0.7 U/mlに設定すると，肺MAC症の診断的有用性は感度：84%，特異度：100%であった．（文献[8]より引用，一部改変）

表1 肺MAC症に対するGPL-core抗体を用いた血清キットの診断精度　メタ解析（文献[19]の表を一部改変し引用）

	全研究	抗GPL抗体キットを使用した研究	コホート型研究	関節リウマチ対象研究
研究数	16	14	4	3
肺MAC症患者数	1,098	964	67	38
対照群数	2,270	1,918	682	432
診断オッズ比	24.8（11.6〜52.8）$I^2=5.5\%$	23.1（10.7〜50.1）$I^2=7.2\%$	17.4（3.5〜87.1）$I^2=31.9\%$	200.1（53.0〜754.9）$I^2=0\%$
ROC曲線下面積	0.873（0.837〜0.913）	0.874（0.838〜0.913）	0.853（0.665〜1.000）	0.946（0.898〜0.999）
感度	Not available	69.6%（62.1〜76.1）	64.6%（51.9〜75.6）	79.0%（30.1〜97.1）
特異度	Not available	90.6%（83.6〜95.1）	91.8%（70.6〜98.1）	97.9%（87.3〜99.7%）
陽性尤度比	Not available	7.4（4.1〜13.8）	7.9（2.2〜33.7）	37.6（4.8〜253.5）
陰性尤度比	Not available	0.34（0.26〜0.43）	0.39（0.27〜0.57）	0.21（0.03〜0.73）

れている．報告によって感度（41〜100%）・特異度（99〜100%）と結果に差がみられるが，免疫抑制薬使用の影響はさほど大きくないと考えられる．いずれも少数例での成績であり，今後症例を集積して検討する必要がある．

メタ解析の結果

Shibataらは，16の研究報告を選択し1,098例の肺MAC症と2,270例の対照例を対象に系統的レビュー，メタ解析を実施した（**表1**）[19]．16の研究報告のうち，12研究は症例対照型研究，4研究がコホート型研究であった．また，3研究は関節リウマチ患者を対象とした研究であった．全体としての

診断オッズ比は 24.8（95% 信頼区間 11.6〜52.8，$I^2=5.5\%$），階層サマリー ROC 曲線下面積は 0.873（95% 信頼区間 0.837〜0.913）であった．市販後の MAC 抗体キットを用いた 14 研究に限定すれば，診断オッズ比は 23.1（95% 信頼区間 10.7〜50.1，$I^2=7.2\%$），ROC 曲線下面積は 0.874（95% 信頼区間 0.834〜0.913）であり，カットオフ値を 0.7 U/ml に設定すると推定感度 69.6%（95% 信頼区間 62.1〜76.1），特異度 90.6%（95% 信頼区間 83.6〜95.1），陽性尤度比 7.4（95% 信頼区間 4.1〜13.8），陰性尤度比 0.34（95% 信頼区間 0.26〜0.43）であった．また偽陽性例の多くは，現行の診断基準が原因となっているとも指摘されている．これらの結果をまとめると，抗 GPL 抗体の診断精度は概して良好であり，特に陽性値をとった場合に肺 MAC 症と診断できる（rule in）価値が高いといえる．すなわち臨床的に MAC 症を疑った場合の抗 GPL 抗体の陽性的中率は良好であり，特に特徴的な画像所見を呈する患者においての血清診断として有用な検査である．

臨床像と抗 GPL 抗体価

線維空洞型より結節気管支拡張型のほうが抗体価が高いという報告と[8]，差がないという報告がある[9,12]．結節気管支拡張型でも進行例では空洞を合併し，さらに重症化すると一時点の画像診断のみでは線維空洞型と区別不能になるため，この結果の不一致は病型分類の困難さが一要因である可能性がある．一方で M. avium と M. intracellulare では抗体価に差異はなく，どちらの菌種でも診断に使用できる[8,9]．

抗 GPL 抗体価と疾患活動性

CT 画像の広がりと抗体価は弱い相関を認めるという報告[20]と，相関性がないという報告がある[9,12]．多数例での検討では CT の広がりとは相関性は認めなかったが，ごく初期の病変よりも中等症，高度病変では抗体価や抗体陽性率が高かった[9]．また，抗体価は塗抹陽性例が陰性例に比較して高値を示し，疾患活動性をある程度反映すると考えられる[9]．

化学療法や外科手術によって MAC 抗体価は低下する[7,21,22]．多剤併用化学療法を施行することで経時的に測定した抗体価は有意に低下し，再発例では抗体価の上昇を認めた．また手術前後で，86.5% の患者の MAC 抗体価が低下し，その変動も有意であった．さらに再燃時には抗体価は再燃前に比べ約 50% の増加を認めた．これらの結果から，MAC 抗体価を経時的に測定することで疾患活動性をモニタリングできることが示唆される．

現状の MAC 治療のもとでは，根治を望める症例は少なく，生涯にわたって病勢をコントロールすることが目標になる．臨床現場では，画像所見や喀痰培養結果に加え，病勢を客観的にモニターできる指標は有用である．

抗 GPL 抗体使用時の注意点

M. abscessus, M. chelonae, M. fortuitum といった迅速発育菌や，M. scrofulaceum の細胞壁にも GPL が存在するため，これらの菌種による感染症では交叉反応が起きうる[14]．特に M. abscessus は肺感染症内での頻度が高く，画像所見も結節気管支拡張型の MAC 症と類似していることから注意が必要である．日本での頻度は NTM 症全体の 5% 程度であるが，韓国などの M. abscessus の頻度の高い地域では，さらに問題が大きい[14]．その他，環境からの高度な曝露や，過去の MAC 感染によっても偽陽性が生じる可能性があるが，この点についてはまだ明らかになっておらず，今後検証する必要がある．

偽陰性にも注意が必要である．塗抹陰性例，病巣の小さな疾患活動性の低い症例では陽性率が低い[9]．また，疾患活動性が高くても 20〜30% 程度の症例は GPL に対する抗体を産生しない．

皮膚，リンパ節，骨など肺外 MAC 症の診断における有用性についての情報はほとんどない．また，AIDS 症例では抗体産生応答が低下することは示されているが，これについても多数例での情報はない．市販キットは IgA を測定するため肺・気道感

染症などの粘膜免疫が活性化される病態以外の播種性疾患などでは有用性は低い可能性がある．

おわりに

MAC特異的血清診断は少量の血清で測定可能で，優れた感度，特異度，および陽性的中率を有し，肺MAC症の補助診断として有用である．また疾患活動性を反映することから経時的に測定することによって難治性のMAC症の管理ツールとしても利用できる．現行の診断基準と[3]，MAC抗体検査を組み合わせることで，より迅速，簡便かつ正確に肺MAC症診断が可能となるかもしれない．

最近発刊された英国胸部疾患学会策定の肺NTM症管理のガイドラインでは，抗GPL抗体の有用性を紹介するものの，実臨床に広く使用するには十分な情報が不足しているとしている[2]．今後，さらに異なる地域，異なる人種での検証が必要である．

文献

1) Morimoto K, Hasegawa N, Izumi K, et al : A Laboratory-based Analysis of Nontuberculous Mycobacterial Lung Disease in Japan from 2012 to 2013. Ann Am Thorac Soc 14 : 49-56, 2017
2) Haworth CS, Banks J, Capstick T, et al : British Thoracic Society Guideline for the management of non-tuberculous mycobacterial pulmonary disease (NTM-PD). BMJ Open Respir Res 4 : e000242, 2017
3) Griffith DE, Aksamit T, Brown-Elliott BA, et al : An official ATS/IDSA statement : diagnosis, treatment, and prevention of nontuberculous mycobacterial diseases. Am J Respir Crit Care Med 175 : 367-416, 2007
4) Guidelines for the diagnosis of pulmonary nontuberculous mycobacterial diseases—2008. Kekkaku 86 : 37-39, 2011
5) Kitada S, Maekura R, Toyoshima N, et al : Serodiagnosis of pulmonary disease due to Mycobacterium avium complex with an enzyme immunoassay that uses a mixture of glycopeptidolipid antigens. Clin Infect Dis 35 : 1328-1335, 2002
6) Nishimura T, Hasegawa N, Fujita Y, et al : Serodiagnostic contributions of antibody titers against mycobacterial lipid antigens in Mycobacterium avium complex pulmonary disease. Clin Infect Dis 49 : 529-535, 2009
7) Kitada S, Maekura R, Toyoshima N, et al : Use of glycopeptidolipid core antigen for serodiagnosis of mycobacterium avium complex pulmonary disease in immunocompetent patients. Clin Diagn Lab Immunol 12 : 44-51, 2005
8) Kitada S, Kobayashi K, Ichiyama S, et al : Serodiagnosis of Mycobacterium avium-complex pulmonary disease using an enzyme immunoassay kit. Am J Respir Crit Care Med 177 : 793-797, 2008
9) Kitada S, Yoshimura K, Miki K, et al : Validation of a commercial serodiagnostic kit for diagnosing pulmonary Mycobacterium avium complex disease. Int J Tuberc Lung Dis 19 : 97-103, 2015
10) Numata T, Araya J, Yoshii Y, et al : Clinical efficacy of anti-glycopeptidolipid-core IgA test for diagnosing Mycobacterium avium complex infection in lung. Respirology 20 : 1277-1281, 2015
11) Shu CC, Ato M, Wang JT, et al. Sero-diagnosis of Mycobacterium avium complex lung disease using serum immunoglobulin A antibody against glycopeptidolipid antigen in Taiwan. PLoS One 8 : e80473, 2013
12) Kobashi Y, Mouri K, Obase Y, et al : Serological assay by use of glycopeptidolipid core antigen for Mycobacterium avium complex. Scand J Infect Dis 45 : 241-249, 2013
13) Kitada S, Levin A, Hiserote M, et al : Serodiagnosis of Mycobacterium avium complex pulmonary disease in the USA. Eur Respir J 42 : 454-460, 2013
14) Jeong BH, Kim SY, Jeon K, et al : Serodiagnosis of Mycobacterium avium complex and Mycobacterium abscessus complex pulmonary disease by use of IgA antibodies to glycopeptidolipid core antigen. J Clin Microbiol 51 : 2747-2749, 2013
15) Kitada S, Kobayashi K, Nishiuchi Y, et al : Serodiagnosis of pulmonary disease due to Mycobacterium avium complex proven by bronchial wash culture. Chest 138 : 236-237, 2010
16) Watanabe M, Banno S, Sasaki K, et al : Serodiagnosis of Mycobacterium avium-complex pulmonary disease with an enzyme immunoassay kit that detects anti-glycopeptidolipid core antigen IgA antibodies in patients with rheumatoid arthritis. Mod Rheumatol 21 : 144-149, 2011
17) Komazaki Y, Miyazaki Y, Fujie T, et al : Serodiagnosis of Mycobacterium avium complex pulmonary disease in rheumatoid arthritis. Respiration 87 : 129-135, 2014
18) Hirose W, Uchiyama T, Nemoto A, et al : Diagnostic performance of measuring antibodies to the glycopeptidolipid core antigen specific to Mycobacterium avium complex in patients with rheumatoid arthritis : results from a cross-sectional observational study. Arthritis Res & Ther 17 : 273, 2015
19) Shibata Y, Horita N, Yamamoto M, et al : Diagnostic test accuracy of anti-glycopeptidolipid-core IgA antibodies for Mycobacterium avium complex pulmonary disease : systematic review and meta-analysis. Sci Rep 6 : 29325, 2016
20) Kitada S, Nishiuchi Y, Hiraga T, et al : Serological test and chest computed tomography findings in patients with Mycobacterium avium complex lung disease. Eur Respir J 29 : 1217-1223, 2007
21) Yamada K, Sugiyama T, Yasuda A, et al : [A study of relapse/recurrence cases after surgical treatment for patients with pulmonary nontuberculous mycobacteriosis]. Kekkaku 88 : 469-475, 2013
22) Jhun BW, Kim SY, Park HY, et al : Changes in Serum IgA Antibody Levels against the Glycopeptidolipid Core Antigen during Antibiotic Treatment of Mycobacterium avium Complex Lung Disease. Jpn J Infect Dis 70 : 582-585, 2017

特集 結核・非結核性抗酸菌症―エキスパートが教える 実臨床に役立つ最新知見―
結核・非結核性抗酸菌症の臨床

肺MAC症
治療開始の目安と終了の目安

中川 拓／小川賢二

> **Point**
> - 肺MAC症治療の目的は自覚症状の改善と，重症化予防による長期予後の改善である．
> - 治療開始時期は患者個人の立場から考えられる利益とリスクを比較して決めるべきである．
> - 治療期間は少なくとも菌陰性化後1年以上必要で，再感染対策が今後の重要な課題である．

はじめに

近年，非結核性抗酸菌（nontuberculous mycobacteria；NTM）による肺感染症である肺NTM症の患者が世界的に増加してきている．そのなかで最も多いのが肺 Mycobacterium avium complex（MAC）症であり，2014年に行われた全国調査では日本の肺NTM症の88.8%が肺MAC症であった[1]．

肺MAC症は慢性の難治性肺感染症であり，標準治療法がガイドラインに示されているものの，いつ始めたらいいのか，いつまで続けるべきなのか，臨床の現場で一部混乱が生じている．本稿では治療開始基準と終了基準を含む肺MAC症の治療全般について概説する．

肺MAC症の特徴

肺MAC症の治療について考えるとき，まず肺MAC症という慢性難治性感染症の特殊性を理解する必要がある．

初期には無症状であることが多く，進行すると慢性の咳，痰，血痰・喀血，体重減少，倦怠感，呼吸困難などの症状が徐々に現れる．高熱が出ることは稀で，自覚症状は比較的軽い傾向にある．生命予後は比較的良好で，直ちに治療開始しなくてもすぐに生命にかかわることは稀であり，肺MAC症治療には通常緊急性はない，といえる．

一方，肺MAC症に対する薬物治療は一定の効果はあるものの治癒させられるような殺菌力をもつ薬剤は今のところなく，一部の症例では治療しても悪化が止められないこともある．またCAM（clarithromycin：クラリスロマイシン）以外の薬剤の感受性試験の結果は臨床効果と必ずしも相関しないと考えられているのも特徴である．

肺MAC症の治療は非常に長期にわたって継続する必要があり，症例によっては何年も治療を継続しなければならない．またいったん治療を終了しても

なかがわ たく・おがわ けんじ　国立病院機構東名古屋病院呼吸器内科（〒465-8620 愛知県名古屋市名東区梅森坂5-101）

再発・再燃が高頻度にみられ，再治療を要することが少なくない．そのためフォローをやめることがなかなかできない．

つまりいつ治療を開始したらいいのか，いつまで治療を続ければいいのか，なかなかわかりにくい疾患ということがいえる．

肺MAC症の治療の意義，目的

肺MAC症という疾患は治療しなければならないのだろうか．症例による差はあるが，多くの症例では無治療のまま長期間放置するとゆっくり悪化していく．一般に生命予後は比較的良好だが，高度に進行してしまうと慢性の咳，痰，血痰，倦怠感，体重減少などの症状のコントロールに難渋することも多く，なかには長期酸素療法を要して死に至るような症例も一定の割合で存在する．

肺MAC症を治療することにより，自覚症状の改善，喀痰抗酸菌培養の陰性化，画像所見の改善などが得られ，病状の進行悪化を防ぐことが期待できる．肺MAC症治療の目的は，自覚症状の改善と，重症化を防ぐことによる長期予後の改善，にある．

肺MAC症の標準治療

日本結核病学会・日本呼吸器学会合同の「肺非結核性抗酸菌症化学療法に関する見解—2012年改訂」（以下2012学会見解）[2)]に示されている現在の日本の標準治療レジメンは，CAM 600〜800 mg（15〜20 mg/kg）/日を分1または分2（800 mgは分2），EB（ethambutol：エタンブトール）15 mg/kg（750 mgまで）/日を分1，RFP（rifampicin：リファンピシン）10 mg/kg（600 mgまで）/日を分1で投与し，必要に応じてSM（streptomycin：ストレプトマイシン）またはKM（kanamycin：カナマイシン）の各々15 mg/kg以下（1,000 mgまで）の週2回または3回筋注を加える，というものである．

唯一単剤として効果があるCAMがキードラッグであるが，CAM単剤投与は数カ月以内にCAM耐性菌の出現を招くため，行ってはならないとされている．CAM単剤投与のほかにCAM＋フルオロキノロン系抗菌薬治療，EBの中止などがCAM耐性を起こしやすく，CAM耐性菌は治療困難で予後不良であることが報告されている[3,4)]．

国際的には2007年に米国胸部学会（ATS）および米国感染症学会（IDSA）から発表された公式声明（以下2007ATS/IDSAガイドライン）[5)]に示されているレジメンが標準治療とされている．2017年には英国胸部学会（BTS）も肺NTM症ガイドライン（以下2017BTSガイドライン）[6)]を発表した．

3つのガイドラインに示されている標準治療レジメンを表1に示す．最大の違いは2007ATS/IDSAガイドライン[5)]や2017BTSガイドライン[6)]では軽症の結節・気管支拡張型（nodular bronchiectatic form：以下NB型）肺MAC症に対して週3日の間欠的投与レジメンとなっているのに対し，日本の2012学会見解[2)]では病型にかかわらずすべての症例に連日投与レジメンが推奨されていることである．

軽症のNB型肺MAC症に対する間欠的治療と連日治療の比較については，単施設の後ろ向き研究が2つある（表2）．

Wallaceらは2007ATS/IDSAガイドラインに沿って治療を行ったNB型肺MAC症連続207症例のうち，12カ月以上マクロライドを含む多剤併用療法を受けなかった27例を除外した180症例を後ろ向きに検討した．主治医の裁量により連日レジメンと間欠的レジメンのいずれかが選択されたが，レジメン修正が71％と3％と圧倒的に間欠的治療で少なく，有効性の指標としての菌陰性化も88％と85％と遜色ない成績を示した．このなかでAZM（azithromycin：アジスロマイシン）とCAMの成績が比較されており有効性は同等という結果が示されている．CAM耐性菌の出現はみられなかった[7)]．

続いて韓国から報告された後ろ向きコホート研究では有空洞例・治療歴あり・CAM耐性を除外したNB型肺MAC症連続217症例を検討した．2010年までは連日治療，2011年からは間欠的治療を行

表1 各国ガイドラインで推奨されている肺MAC症の標準治療レジメン

	薬物クラス	軽症結節・気管支拡張型初回治療	線維空洞型初回治療	重症進行例 or 再発
日本2012*	マクロライド	CAM 600～800 mg（15～20 mg/kg）/日 分1または分2（800 mgは分2とする）		
	エタンブトール	15 mg/kg（750 mgまで）/日 分1		
	リファマイシン	RFP 10 mg/kg（600 mgまで）/日 分1		
	アミノグリコシド	必要に応じてSMまたはKMの各々15 mg/kg以下（1,000 mgまで）を週2回または3回筋注		
米国2007†	マクロライド	CAM 1,000 mg or AZM 500～600 mg 週3回	CAM 500～1,000 mg/日 or AZM 250～300 mg/日	
	エタンブトール	25 mg/kg 週3回	15 mg/kg/日	
	リファマイシン	RFP 600 mg 週3回	RFP 450～600 mg/日	RBT 150～300 mg/日 or RFP 450～600 mg/日
	アミノグリコシド	なし	SM or AMK or なし	SM or AMK
英国2017‡	マクロライド	CAM 1 g 分2 週3日 or AZM 500 mg 週3回	CAM 1,000 mg 分2 or AZM 250 mg 分1 連日	
	エタンブトール	25 mg/kg 週3回	15 mg/kg/日	
	リファマイシン	RFP 600 mg 週3回	RFP 600 mg/日	
	アミノグリコシド	なし	SM or AMK or 吸入AMKを考慮	

＊日本結核病学会・日本呼吸器学会合同「肺非結核性抗酸菌症化学療法に関する見解―2012年改訂」：文献2
† "An official ATS/IDSA statement : diagnosis, treatment, and prevention of nontuberculous mycobacterial diseases"：文献5)
‡ "British Thoracic Society guidelines for the management of non-tuberculous mycobacterial pulmonary disease"：文献6)

表2 結節・気管支拡張型肺MAC症に対する間欠的治療と連日治療の比較

著者（年）	レジメン	レジメン修正	菌陰性化
Wallace（2014）文献7）主治医の裁量で選択	RFP 600 mg/日 EB 15 mg/kg/日 CAM 1,000 mg/日，（50 kg未満 15 mg/kg/日）or AZM 250 mg/日	24/34（71%） ※開始時連日投与	7/8（88%） ※終了時連日投与
	RFP 600 mg 週3回 EB 25 mg/kg 週3回 CAM 1,000 mg 分2 週3日 or AZM 500 mg 週3回	5/180（3%） ※開始時間欠投与	147/172（85%） ※終了時間欠投与
Jeong（2015）文献8）ヒストリカルコントロール	RFP 600 mg/日，（50 kg未満 450 mg/日） EB 15 mg/kg/日 CAM 1,000 mg/日 or AZM 250 mg/日＋SM 10～15 mg/kg 週3回 60例	46/99（46%）	75/99（76%）
	RFP 600 mg 週3回 EB 25 mg/kg 週3回 CAM 1,000 mg 分1 週3回 or AZM 500 mg 週3回	25/118（21%）	79/118（67%）

い，ヒストリカルコントロールとして両者を比較した．レジメン修正が連日治療46%と比較して間欠的治療21%と有意に低下し，特にEB中止が24%から1%と激減していた．有効性解析で有意差を認めず，CAM耐性菌の出現も両群3例ずつと同等であった[8]．

空洞病変をもつ肺MAC症に対する間欠的治療は有効性に劣ることが報告されており[9]行ってはならない．MACに対する治療歴がある場合も間欠的治療の有効性が劣るという報告[9]があり2007ATS/IDSAガイドラインでは再治療例に対し連日治療＋アミノグリコシド併用という積極的レジメンが推奨されているが[5]，最近の研究では無事に治療成功して治療終了した後に再発した場合については再感染が多いということもあり間欠的治療が有効であると報告されている[10]．

日本では間欠的治療はまだ一般的でないが，海外の標準治療であり忍容性やコストなどのメリットがあるため今後導入されていくことが期待される．

表3 肺MAC症を経過観察して治療開始を要する悪化の割合と予測因子

著者（発表年）	対象	観察期間	治療開始した症例の割合	予測因子
Koh（2012） 文献11）	新規診断肺MAC症590例 （M. avium 323例， M. intracellulare 267例）	2年	M. intracellulare 58% M. avium 42%	60歳未満 M. intracellulare 抗酸菌塗抹陽性 線維空洞型
Lee（2013） 文献12）	結節・気管支拡張型 肺MAC症265例	中央値 32カ月	48%	空洞あり consolidation あり
Hwang（2017） 文献13）	未治療肺MAC症488人	3年	63%	BMI低値 若年 全身症状 抗酸菌塗抹陽性 線維空洞型 陰影の範囲（肺葉の数）

肺MAC症の治療開始時期

　肺MAC症の確定診断は即治療開始を意味するわけではなく，治療開始時期は別に決めるべきだと各国ガイドライン[3〜5]に明記されているが，具体的な治療開始時期は示されていない．2012学会見解[2]には，以下のように記載されている．「治療開始時期は従来暗黙に診断基準合致が治療開始時期とされてきたが，日米双方とも診断基準合致は即治療開始ではないという立場を表明し，治療開始時期は別個に決めるべき要件になった．一般論としては早期診断，早期治療がより望ましいと思われるが，副作用を考慮したうえで現行の化学療法をいつ開始するのが妥当なのかは明確な根拠がいまだなく，臨床医の総合的な判断に依存する．以上の問題や外科適応も含め，治療全般に関して専門医へ一度相談しておくことが望まれる．」

　本稿ではこの問題について現段階での一般的な考え方を示したい．

肺MAC症を治療しないことによるリスク

　肺MAC症を治療せずに経過観察した場合に進行悪化するリスクを検討した報告を表3にまとめた．いずれの研究でも2〜3年経過観察すると半数は悪化により治療開始が必要となっており，危険因子として線維空洞型（fibrocavitary form：以下FC型），空洞病変，喀痰抗酸菌塗抹陽性などが報告されている．

　Kohらの検討では M. intracellulare（58%）のほうが M. avium（42%）よりも治療開始を要した症例が有意に多く，多変量解析でも M. intracellulare が抗菌治療開始を要する悪化の独立した予測因子であった[11]．ただしNB型を対象としたLeeらの検討[12]では菌種間の差はみられず，Hwangらの検討[13]では単変量解析は M. intracellulare が有意に治療開始を要する悪化が多かったが多変量解析では有意差がなくなっている．今のところ M. avium だから治療しないとか M. intracellulare だから治療するというほどの根拠はないが，M. intracellulare のほうに重症が多い傾向があるのかもしれない．

　またHwangらの報告では，ずっと治療を要しなかった93名の未治療例のうち51.6%の症例で自然に菌陰性化していた．自然に菌陰性化する現象の予測因子は若年，BMI高値，診断時喀痰抗酸菌塗抹陰性であった．未治療例93名の全死亡率予測因子は高齢，FC型，%FVC＜80%であった[13]．

肺MAC症を治療することによるリスク

　一方，治療することによるリスクも存在することを認識しなければならない．長期にわたる抗菌薬の多剤併用治療には当然副作用があり，薬剤相互作用により併用薬の血中濃度に影響が及ぶ．かかるコストは患者本人にも国の医療費にも負担となる．薬剤耐性についてはMAC自体の耐性だけでなく，他の一般細菌やヘリコバクター・ピロリのCAM耐性な

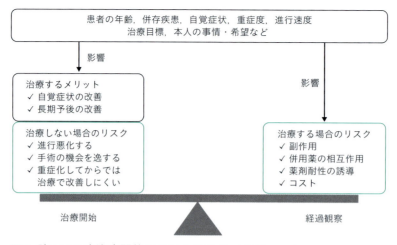

図1 肺MAC症治療開始におけるリスクベネフィット

表4 すぐ治療開始すべき症例と経過観察としてもよい症例

診断されたらすぐ治療開始を検討すべき症例
1. 線維空洞型（FC form）
2. 空洞のある結節・気管支拡張型（cavitary NB form）
3. 空洞のない結節・気管支拡張型（noncavitary NB form）のなかで，早期治療開始を検討すべき症例
   ・自覚症状が強い
   ・免疫不全（生物学的製剤使用など）
   ・陰影の範囲が広範
   ・高度気管支拡張や浸潤影の存在
   ・陰影の悪化傾向がある
   ・喀痰抗酸菌塗抹陽性

経過観察としてもよい症例
1. 空洞のない結節・気管支拡張型（noncavitary NB form）で以下をすべて満たす場合は，慎重な経過観察としてもよい（悪化があれば治療開始を検討）．
   ・自覚症状が乏しい
   ・陰影が軽度で，手術の対象となるような高度気管支拡張がない
   ・陰影の悪化傾向に乏しい
   ・喀痰抗酸菌塗抹陰性
2. 高齢者で多剤併用治療に耐えられない場合
3. 悪性腫瘍などの併存疾患の予後が不良と考えられる場合

どを誘導する可能性が否定できない．まだ十分解明されていない点であるが，いわゆるマイクロバイオームといわれる，腸内などの生体内の正常細菌叢を撹乱することによる未知の影響などもあるかもしれない．

肺MAC症の治療開始時期の考え方

患者一人ひとりに対して，経過観察とした場合と治療を行った場合に考えられるリスクベネフィットを評価する．図1に示した天秤の左側の重みは重症であるほど重くなり，軽症であるほど軽くなる．これと天秤の右側の重みである副作用，忍容性，コストと比較する．これらを天秤にかけて左側のほうが重いと判断すれば治療開始することになり，右側のほうが重いと判断すれば経過観察とすることになる．このとき治療目標として何が求められているのか，菌の根絶なのか，進行を遅らせることなのか症状コントロールのみなのか，を意識するべきである．

具体的にどのような場合にすぐ治療開始すべきか，どのような場合に経過観察としてもよいか，について表4にまとめた．

FC型，あるいはNB型でも空洞病変を伴う場合（cavitary NB form）は進行悪化しやすく予後も悪いことが繰り返し報告されており[14,15]，基本的に空洞がある肺MAC症は診断されたらすぐ治療開始して，外科手術の適応についても検討すべきである．

問題は空洞のないNB型（noncavitary NB form）であり，症例によってその後の経過に大きな幅がみられる．自覚症状が強い場合，あるいは進行悪化の危険因子（免疫不全，喀痰抗酸菌塗抹陽性，広範な陰影，浸潤影，過去の陰影より悪化しているなど）がある場合は診断されたら早期治療開始を検討すべきである．手術の対象となるような高度気管支拡張病変がある場合は，経過観察の結果として外科治療

介入の機会を失わせることがないようにしなければならない．

逆に空洞のないNB型で，自覚症状が乏しく，陰影が軽度で悪化傾向に乏しく，喀痰抗酸菌塗抹陰性の症例は慎重な経過観察を行ってもよいが，悪化があればそこで治療開始を検討する．

また高齢者や予後不良の併存疾患など，治療により得られるメリットが治療のデメリットを上回らないと考えられる場合には患者個人の立場に立って治療しない選択をしてもよい．

治療期間，治療終了基準の問題

肺MAC症の治療をいつまで続けるべきなのか，いつ終了してもよいのか，という問題も重要である．上記で述べた治療によるデメリットを考慮すると，不必要な薬物治療を延々と継続することは医療経済的にも抗菌薬の適正使用の観点からも望ましくない．しかし，肺MAC症は治療終了後に高率に再発を起こすことが知られており，不十分な治療期間で終了することは再発のリスクを高める．また中止再開を繰り返すことはCAM耐性菌の出現につながる可能性も否定できない．

2007ATS/IDSAガイドライン[5]では"Patients should be treated until culture negative on therapy for 1 year."つまり治療が入っていて培養陰性の状態が1年続くまで，いわゆる「菌陰性化後1年」としている．

一方，2012学会見解[2]では「わが国の長期観察報告ではATSガイドライン指示期間以降も継続投与のほうが予後は良いとしており，最適化学療法期間は今後の研究課題の一つである．」と述べられている．

従来2年間としていたBTSガイドラインは2017年に改訂され[6]，"Antibiotic treatment should continue for a minimum of 12 months after culture conversion."つまり菌陰性化後1年は最低限継続するべきとされた．

肺MAC症の再発の分類
―再燃と再感染について

2007ATS/IDSAガイドライン[5]で菌陰性化後1年の根拠として示された研究は以下のようなものであった．4カ月以上連続して培養陰性が継続した後に再排菌した症例で最初の菌と再排菌した菌の遺伝子型をパルスフィールドゲル電気泳動（PFGE）で比較検討した．治療中菌陰性化して10カ月以上経過してから治療終了して再排菌した症例ではPFGEを行った20例中17例（85%）で遺伝子型の不一致を認め，新しい菌の再感染であった．一方菌陰性化6〜10カ月後で治療を終了し，その後再排菌した症例では7例中6例でPFGEパターンの一致を認め，同じ菌による再燃であったという研究である[16]．

つまり肺MAC症の再発recurrenceとしてとらえられる現象には2種類あって，肺病変のなかに残存していた菌が再度増殖して起こる（内因性）再燃relapseと，環境中から別の菌が新たに感染を起こして発症する（外来性）再感染reinfectionがあるということである．

Wallaceらは，NB型肺MAC症では経過中17例中15例で2種類以上，17例中9例で3種類以上の遺伝子型をもつ菌が検出されたのに対し，FC型では経過中に複数の遺伝子型の菌が検出されたのは9例中1例だったとして，NB型では反復性にポリクローナル感染を繰り返していると報告した[17]．

肺MAC症の再発に関する報告

Wallaceらは，ガイドライン治療が成功して終了したNB型肺MAC症155例中74例（48%）で再排菌（2回以上培養陽性）を来し，そのうち75%は異なる遺伝子型をもつ菌による再感染，25%が内因性再燃であったと報告した[7]．

Boyleらによれば，治療を終了した190例の肺MAC症患者のうち48例（25%）が臨床的再発を来し，菌の遺伝子型解析を行えた46例中25例（54%）が再燃で21例（46%）が再感染であった．治療終了してから再発するまでの期間は再燃が

再感染より有意に短かった（中央値210日vs. 671日，p＝0.004）．CAMのMIC（最小発育阻止濃度）値が増加した割合は再燃（80%）のほうが再感染（33%）と比較して有意に高かったが，臨床アウトカムに違いはみられなかった[18]．

Kohらの報告では治療完了した402例の肺MAC症患者のうち118例（29%）に肺NTM症の再発がみられ，そのうち65例（55%）は同じ菌種（再燃と再感染を含む）であったが53例（45%）は異なる菌種（*M. avium*から*M. intracellulare*あるいは*M. intracellulare*から*M. avium*，または*M. abscessus*など）による再発（すべて再感染）であった．再発の危険因子に関する多変量解析の結果，NB型が唯一の独立した危険因子であった．NB型の再発が再感染82%，再燃18%であったのに対し，FC型では再感染40%，再燃60%であった結果からNB型では再感染が多いために再発が起こりやすいと考えられた[15]．

最適な治療期間とは

肺MAC症の内因性再燃に関しては，治療が不十分であれば増加し，しっかり治療するほど減少することが期待される．治療期間を延ばしていったとき，再燃率がプラトーに達する治療期間があるならばそれが適正な期間ということになろう．

一方，再感染に関してはどうだろうか．いくら強力に治療したとしても，治療終了後の再感染のリスクは変わらないだろう．治療を終了しない，というのが究極の考え方だが一体いつまで続けるのか，ということになってしまう．NB型で再発が多いからといってNB型の治療期間を延長するべきとは言われていない．つまり治療期間は十分であっても再感染は同じ確率で起こってしまうためである．ただし患者にとっては再燃でも再感染であっても同じ再発であり，できるだけ再発が少なくなるような治療期間が良い．それ以上延長しても再発（再燃＋再感染）率がプラトーとなる期間が最適と考えられる．

その意味では森本らの報告が参考になる．6カ月以上の治療を行った後の経過を2年以上観察できた肺MAC症100例に対し，再発の危険因子を多変量解析したところ，治療期間の短縮と空洞の存在が有意に独立して再発と相関していた．そこで菌陰性化後1年で終了した群（標準治療群），それより長期に治療した群（長期治療群），菌陰性化後1年を待たずに終了した群（短期治療群）に層別化して，再発の危険因子を解析した．空洞を有する例では長期治療群のほうが有意に標準治療群より再発率が低かったのに対し，非空洞例では短期治療群で再発率が高かったが標準治療群と長期治療群の間で再発率に差を認めなかった．以上より，非空洞例では菌陰性化後1年は妥当な治療期間と考えられたが，空洞を有する症例ではより長期の治療期間が望ましいと結論付けている[19]．

NB型が再発しやすいとしたKohらの報告[15]でも実際のdataをみると空洞例のほうが長期に治療されている．

今のところ2017BTSガイドライン[6]に示されている「少なくとも菌陰性化後1年」というのが妥当な治療期間であり，再感染の予防については環境対策も含め別の課題として取り組むべき問題と考えられる．

難治例の対応

菌陰性化後1年といっても，菌陰性化しない症例はどうすればよいのか．大きな空洞や高度気管支拡張所見が多発しているような症例では，治療しても菌陰性化しないことがよくある．このような場合専門家へのコンサルテーションが推奨されているが，一般的な考え方を示す．

肺MAC症の治療を開始して6カ月以上経過しても菌陰性化しない場合，まず前提として投与量が適切か，内服コンプライアンスに問題はないか，CAM耐性（MIC≧32 μg/ml）になっていないか，を確認する．そして菌陰性化を阻む気道破壊性病変（空洞，気管支拡張）の主病巣がはっきりしている場合には外科手術の適応を考慮し専門家へのコンサルテーションを行う．できれば重症例は最初に治療開始するときに手術適応について評価を行い，アミ

ノグリコシド併用も検討することが望ましい．

外科手術もできない，両側に多発空洞影や広範な浸潤影が拡がっているような症例は現在の薬物治療では菌陰性化達成はなかなか難しい．そのような持続排菌例に，薬物治療を継続する必要性についてはエビデンスがない．患者の拒否などで中止すると急に悪化する症例もあるので病状進行を抑える意味はあるかもしれない．進行を遅らせて将来の新薬の登場に期待するというのが一つの考え方である．終末期には患者負担を考えて抗菌治療を終了する選択肢はある．

なお画像や症状の悪化については，本当にMAC症の悪化なのかを検討する必要がある．緑膿菌などの一般細菌による慢性下気道感染の合併，慢性肺アスペルギルス症の合併，肺がん合併の可能性はないか，について評価するべきである．特に排菌がない場合（喀痰が出せない場合も含む）は要注意である．

おわりに

MACに十分な殺菌力のある薬剤がない，という根本的な課題が残されており，すべてを変えるような特効薬の発見が強く望まれている．

現在の肺MAC症の診療は，①正しく診断，②適切なタイミングで治療を開始，③治療効果をモニタリング，④必要に応じて手術を併用，⑤適切な期間の治療，⑥治療終了後も定期的にフォロー，⑦再発時には再治療，という一連の努力によりできるだけ重症化を防止することが肝要である．

最後にエビデンスに基づいた医療も重要であるが，患者とよく対話しながら患者個人の立場に立って最適な方針を立てていくことが不可欠であるといえるだろう．

文献

1) Namkoong H, Kurashima A, Morimoto K, et al : Epidemiology of Pulmonary Nontuberculous Mycobacterial Disease, Japan. Emerg Infect Dis 22 : 1116-1117, 2016
2) 日本結核病学会非結核性抗酸菌症対策委員会，日本呼吸器学会感染症・結核学術部会：肺非結核性抗酸菌症化学療法に関する見解―2012年改訂．結核．87：83-86, 2012
3) Griffith DE, Brown-Elliott BA, Langsjoen B, et al : Clinical and Molecular Analysis of Macrolide Resistance in Mycobacterium avium Complex Lung Disease. Am J Respir Crit Care Med 174 : 928-934, 2006
4) Morimoto K, Namkoong H, Hasegawa N, et al : Macrolide-Resistant Mycobacterium avium Complex Lung Disease : Analysis of 102 Consecutive Cases. Ann Am Thorac Soc 13 : 1904-1911, 2016
5) Griffith DE, Aksamit T, Brown-Elliott BA, et al : An official ATS/IDSA statement : diagnosis, treatment, and prevention of nontuberculous mycobacterial diseases. Am J Respir Crit Care Med 175 : 367-416, 2007
6) Haworth CS, Banks J, Capstick T, et al : British Thoracic Society guidelines for the management of non-tuberculous mycobacterial pulmonary disease（NTM-PD）. Thorax 72 : ii1-ii64, 2017
7) Wallace RJ Jr, Brown-Elliott BA, McNulty S, et al : Macrolide/Azalide Therapy for Nodular/Bronchiectatic Mycobacterium avium Complex Lung Disease. Chest 146 : 276-282, 2014
8) Jeong B-H, Jeon K, Park HY, et al : Intermittent Antibiotic Therapy for Nodular Bronchiectatic Mycobacterium avium Complex Lung Disease. Am J Respir Crit Care Med 191 : 96-103, 2015
9) Lam PK, Griffith DE, Aksamit TR, et al : Factors Related to Response to Intermittent Treatment of Mycobacterium avium Complex Lung Disease. Am J Respir Crit Care Med 173 : 1283-1289, 2006
10) Jhun BW, Moon SM, Kim S-Y, et al : Intermittent Antibiotic Therapy for Recurrent Nodular Bronchiectatic Mycobacterium avium Complex Lung Disease. Antimicrob Agents Chemother 62 : e01812-e01817, 2018
11) Koh W-J, Jeong B-H, Jeon K, et al : Clinical significance of the differentiation between Mycobacterium avium and Mycobacterium intracellulare in M avium complex lung disease. Chest 142 : 1482-1488, 2012
12) Lee G, Lee KS, Moon JW, et al : Nodular Bronchiectatic Mycobacterium avium Complex Pulmonary Disease. Natural Course on Serial Computed Tomographic Scans. Ann Am Thorac Soc 10 : 299-306, 2013
13) Hwang JA, Kim S, Jo K-W, et al : Natural history of Mycobacterium avium complex lung disease in untreated patients with stable course. Eur Respir J 49 : 1600537, 2017
14) Hayashi M, Takayanagi N, Kanauchi T, et al : Prognostic Factors of 634 HIV-Negative Patients with Mycobacterium avium Complex Lung Disease. Am J Respir Crit Care Med 185 : 575-583, 2012
15) Koh W-J, Moon SM, Kim S-Y, et al : Outcomes of Mycobacterium avium complex lung disease based on clinical phenotype. Eur Respir J 50 : 1602503, 2017
16) Wallace RJ Jr, Zhang Y, Brown-Elliott BA, et al : Repeat positive cultures in Mycobacterium intracellulare lung disease after macrolide therapy represent new infections in patients with nodular bronchiectasis. J Infect Dis 186 : 266-273, 2002
17) Wallace RJ, Zhang Y, Brown BA, et al : Polyclonal Mycobacterium avium complex infections in patients with nodular bronchiectasis. Am J Respir Crit Care Med 158 : 1235-1244, 1998
18) Boyle DP, Zembower TR, Qi C : Relapse versus Reinfection of Mycobacterium avium Complex Pulmonary Disease. Patient Characteristics and Macrolide Susceptibility. Ann Am Thorac Soc 13 : 1956-1961, 2016
19) 森本耕三：第86回総会シンポジウム Ⅳ．MAC症の研究・臨床の最前線 5．肺Mycobacterium avium complex症における治療期間の妥当性―臨床データから見た妥当な期間とは―．結核 87：443-446, 2012

特集 結核・非結核性抗酸菌症―エキスパートが教える 実臨床に役立つ最新知見―
結核・非結核性抗酸菌症の臨床

肺 *M. abscessus* 症の治療方針

森本耕三

Point

- *M. abscessus* complex は *M. abscessus* subsp. *abscessus*, *M. abscessus* subsp. *massiliense*, および *M. abscessus* subsp. *bolletii* の 3 亜種に分けられる.
- 主に *M. abscessus* subsp. *abscessus* および *M. abscessus* subsp. *bolletii* は erm（41）遺伝子の活性化によりマクロライドの誘導耐性が起こり難治化の原因となる.
- *M. massiliense* および C28 sequevar の *M. abscessus* subsp. *abscessus* はマクロライド感受性となる.
- 専門医と連携し，症例ごとに慎重に治療方針の決定を行う必要がある.

分類の変遷

非結核性抗酸菌（NTM）は Runyon 分類により，固形培地上でのコロニー形成に 7 日以上培養を要する遅速発育菌と 7 日以内に観察される迅速発育菌に分けられる（表 1）．迅速発育菌のなかで臨床上最も問題となるのが *M. abscessus* complex（MABC）菌である．同菌について 2018 年 6 月現在 *M. abscessus* subsp. *abscessus*（以後 *M. abscessus*），*M. abscessus* subsp. *massiliense*（以後 *M. massiliense*）および *M. abscessus* subsp. *bolletii*（*M. bolletii*）の 3 亜種に分けられている（図 1）[1]．その分類変更により大きな混乱が続いていることを知る必要がある．特に重要な変化は 2011 年の改訂により *M. massiliense* と *M. bolletii* をまとめて *M. abscessus* subsp. *bolletii* としている点である．後述するが 2006 年以降 MABC のなかでも治療反応性の良い *M. massiliense* を独立させることにより明確な差異を示していたが，稀で反応の悪い菌の呼称を用いることにしてしまったわけである．菌の名称として先行発表が優先される慣習によったらしいが（同じ号に掲載されるも，*M. bolletii* の頁が先だった），当時の論文を読むときには著者らの

表 1 主な迅速発育菌
注：Mycobacterium→Mycobacteroides

M. abscessus subsp. *abscessus*
M. abscessus subsp. *massiliense*
M. abscessus subsp. *bolletii*
M. chelonae
M. fortuitum
M. alvei
M. boenickei
M. brumae
M. confluentis
M. elephantis
M. goodii
M. holsaticum
M. mucogenicum
M. peregrinum
M. phocaicum
M. speticum
M. thermoresistible

迅速菌で臨床的に問題となるのは *M. abscessus* complex, *M. chelonae*, *M. fortuitum* がほとんどである.

もりもと こうぞう　公益財団法人結核予防会複十字病院呼吸器センター（〒204-8522 東京都清瀬市松山 3-1-24）

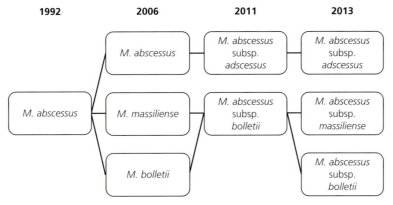

図1 *M. abscessus* complex 分類の変遷（文献[1]より引用）
分類の変遷により，特に 2011〜2013 年頃の文献には注意が必要である．

目的，菌種分類を注意して読まなければならない．

疫学的動向

AMED の支援によって行われた 2014 年の全国アンケート調査により，それまで希少菌種とされていた MABC 菌が NTM 症の約 3% 程度と，*M. kansasii* に迫る罹患率であることが示された[2]．続いて行われた検査センターの抗酸菌データ分析でも同様の傾向が確認され，さらに肺 MABC 症は九州沖縄地方で有病率が高いことが示された[3]．最近報告された沖縄県 2 施設からの報告でも肺 NTM 症に占める MABC の割合が最も高いことが報告されている[4]．海外の菌種分布はその割合に違いはあるが，MABC が 2〜3 番目に多いとする報告が最も多い．また，その割合が最も高いのが台湾，韓国などのアジア地域であり，レビューによりこの地域の特徴であるとされている[5]．上記のように，報告の多いアジア各国に，最も地理的に近い九州・沖縄地方の有病率が高いことは注目に値する．亜種ごとの疫学情報は乏しいが，*M. massiliense* の割合は，欧米では 20〜30% 程度で，韓国や本邦では 40〜50% 程度とするものが多い．図2 は呼吸器検体からの NTM 分離割合を示した NTM-NET からの報告である[6]．

臨床的特徴と診断

肺 MAC 症と同様に中高年女性に多く画像所見は線維空洞型（FC 型）や結節気管支拡張型（NB 型）を示す（図3，図4）．一方，肺 MAC 症などに続発することも稀ではないこと，*M. abscessus* はより難治性であることなどの理由により，*M. abscessus* のほうが画像評価時に進展例や空洞形成の割合が高くなる可能性があることなどに注意が必要である．診断には菌の同定 2 回が基準となるが，前述のように先行 NTM 症の存在や，MABC 初回同定後にも他の NTM（特に MAC）が同定されることがあることに注意する．基本的に，肺 MAC 症と同じく，NB 型のほうが進展は緩やかで治療反応性が良く，FC 型や NB 型でも空洞を有する症例（有空洞NB 型）のほうが進行は早く難治性である．MABC が GPL コアを有することから，キャピリア MAC® 抗体 ELISA も陽性になるとされている[7]．また，上述のように肺 MAC 症が先行した症例では陽性になる可能性が高くなるため，その評価には注意が必要である．われわれの検討では，*M. abscessus* と *M. massiliense* では，年齢とアスペルギルス抗体陽性例が前者で高い傾向を認めたが，基本的に両者を臨床所見のみで区別することは困難と思われる．

遺伝子型の理解：耐性誘導遺伝子（*erm* 遺伝子）と獲得耐性（*rrl* 遺伝子）

診断時には TB，MAC が陰性であれば検査会社に依頼して菌種同定を行う施設が多いと思われる．最近では質量分析法による菌種同定が一般的となって

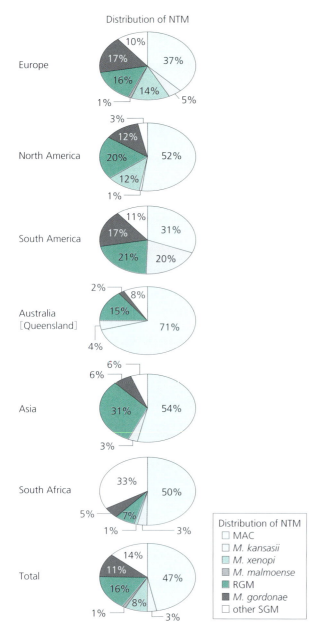

図2 世界各地域の呼吸器検体からの非結核性抗酸菌の分離割合（文献[6]より引用）

MACが主であり，MABCまたは *M. kansasii* が2番目となる地域が多い．

きている．しかし，MABCの亜種同定は質量分析やDDH検査法では不可能であり，一部検査会社が保険適応外で受け付けているのみである（2018年現在ミロクメディカル）．*M. abscessus* および *M. bolletii* はマクロライド曝露により耐性誘導遺伝子（*erm* 遺伝子）が活性化し，マクロライドのリボゾーム結合部位が修飾されることにより治療早期に無効となる．一方，*M. massiliense* は *erm* 遺伝子に欠失があり活性化しないためにマクロライド感受性となる（図5）[8]．また，*M. abscessus* でも点変異の起こったC28 sequevar（T28C）は *M. massiliense* と同様に *erm* 遺伝子が活性化しないために感受性となる．このC28 sequevarの割合はわれわれの検討では約10%であったが，他の報告では10〜20%程度である．実臨床では亜種分類およびシークエンスによるsequevarの確認はできないが，少なくとも *erm* 遺伝子活性が確認できるCLSI（米国臨床検査標準委員会）推奨の迅速発育菌用の感受性試験が利用可能となることが望まれる（図6）[9, 10]．*erm* 遺伝子の活性は，3日目の感受性検査で感受性を示すが，培養延長により14日後には耐性へと変化することにより確認できる．

注意が必要なのは，*M. abscessus* および *M. massiliense* どちらにも獲得耐性があるという点である．機序はMACと同様に23SrRNA（*rrl*）の変異である．C28 sequevar または *M. massiliense* の症例は幸いにも治療反応性が期待できるが，単剤治療などで耐性化させてしまった場合には，MACのクラリスロマイシン（CAM）耐性例と同様にキードラッグをなくしてしまうことを認識しておく必要がある．

VNTRによるクラスター解析によって，MABCを軽症NBタイプ，進行NBタイプ，FCタイプに分けられるという報告，またコロニーの性状によって予後予測が可能であるという報告があるが，われわれの検討では同様の結果は得られておらず，予後予測因子としては本邦では有用でない可能性が高い[9, 11]．

環境要因

再発を繰り返す *M. massiliense* 患者の家庭環境をエアーサンプリングを用いて調査したところ，風呂場で給湯中のみ全ゲノムが一致した同菌を検出した（シャワー使用時には検出せず）．患者が風呂使用をやめてシャワーのみにしたところ，その後再発なく経過した．これは，患者の一部がNTMに高曝露され再感染を繰り返していることを示しており，環境調査・介入を行う重要性を示唆している[12]．

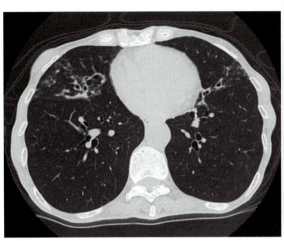
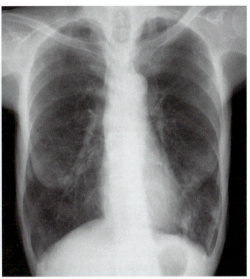

図3 NBタイプの *M. abscessus* 60代女性
喫煙歴なし．中葉舌区に限局した結節および気管支拡張病変を認める．内科治療で陰性化を行い菌陰性化を得ている．

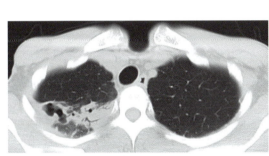
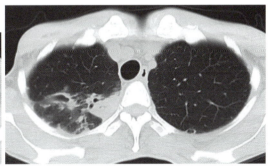

図4 FCタイプの *M. massiliense* 70代女性
内科治療のみで治癒を得ている．

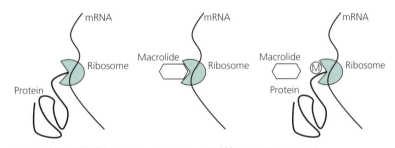

図5 耐性誘導遺伝子（*erm*遺伝子）の活性（文献[8]より引用）
左：リボゾームでのタンパク合成．中央：マクロライドはタンパク合成阻害作用を起こす．右：*erm*遺伝子の働きにより，マクロライド結合部位の修飾が起こりマクロライド耐性となる．

環境調査は容易ではないが，問診により追い炊きや高頻度土壌曝露がある患者では，その使用や曝露頻度を減らすように指導することにより，臨床経過を好転させる可能性がある．

治療

上記の通りMABCは亜種（マクロライド感受性）により治療反応性が大きくことなるため，MABC同定後には亜種同定が望ましい．米国では亜種同定

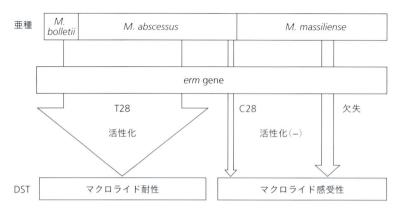

図6 *M. abscessus* complex の亜種と sequevar による感受性の違い

M. bolletii は1%程度の頻度であり *M. abscessus* と同様に扱う．*M. massiliense* と *M. abscessus* の C28 sequevar がマクロライド感受性となる．感受性菌も主に 23S rRNA の mutation により獲得耐性となりうる．

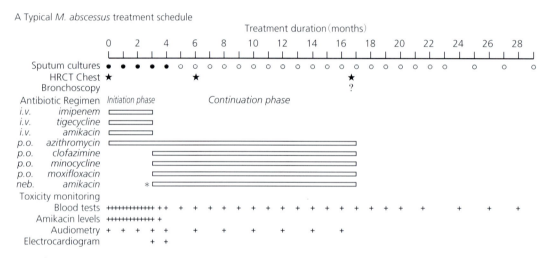

図7 米国の cystic fibrosis foundation とヨーロッパの cystic fibrosis society の consensus recommendation（文献[16]より引用）

は一般的ではなく，CLSIは感受性試験により *erm* 遺伝子の活性を予測することを推奨している．本邦では，亜種同定は一部検査会社と専門施設が行っているのみであり，感受性パネルは2018年6月現在開発段階である（現行のBrothMIC NTM® はCLSI推奨の感受性試験法と異なり延長培養は行えないことに注意）．

診断後には肺MAC症と同じく，症状，画像検査，菌検査によって経過観察を行う．治療適応には症状，排菌量，年齢，合併症，画像タイプ，薬剤忍容性，患者理解など総合的な判断が必要である．NBタイプで中等症以上，または有空洞例であれば基本的に積極的，集学的な治療が必要であり，こちらも肺MAC症と同様のアプローチと考えてよい．軽症であれば定期的なフォローを行いつつ，進行時にはしっかりと治療を行う必要があることなどを伝え，ドロップアウトしないように患者理解を深める．肺MAC症との大きな違いは，マクロライド耐性（誘導耐性，獲得耐性にかかわらず）で難治性である頻度が高いことである．よって軽症例であってもマクロライド耐性であれば治療開始時期はマクロライド感受性よりも早くなりうる．

内科治療は，点滴併用の治療開始（強化）期間と，外来での内服を中心とした継続（維持）期間に

分けて考える．開始（強化）期間にはマクロライド系抗菌薬内服に加えてアミカシン（AMK）およびイミペネムの点滴併用を行う．マクロライド系抗菌薬はCAMよりもアジスロマイシンがよりerm遺伝子を誘導しにくいことから後者を勧める意見もあるが，両者に違いはないとする報告もある[13,14]．また追加でチゲサイクリン点滴を推奨しているガイドラインもある[15,16]．この強化治療の推奨期間は4〜12週と幅があるが，症例ごとにその期間を調整する．継続治療は，上記ガイドラインでは内服薬としてマクロライド系抗菌薬にクロファジミン，リネゾリド，モキシフロキサシン，ミノサイクリンを忍容性に応じて投与し，これにAMK吸入の併用を推奨している（図7）．このなかでAMKとマクロライド系抗菌薬を基本として，それに続いてクロファジミンが好まれているのが現状であろう．キードラッグであるAMKはできる限りマクロライド系抗菌薬と併用し長期に用いることが望まれる．本邦ではイミペネム，クロファジミン，AMK，リネゾリドなどほとんどが保険適用外となっている．

上記のように，MABC診断前，同時，診断後に他のNTMを排菌し，時に診断を満たすことがある．喀痰検査を液体培地のみで行っているとその混在に気付けないリスクがあるため固形培地の併用が望ましい．MABCが診断されるとその治療に集中しがちであるが，他のNTM菌の評価も同時に行われなくてはならない．例えばMAC症合併例に対してMABC治療のみ行う場合には，エタンブトールを含まないためにCAM耐性のMACを起こす可能性がある．逆にMAC治療を優先させた場合には，MABCに対しては有効薬剤がCAMだけである可能性があり，MABCのCAM耐性化（獲得耐性）を起こすかもしれない．アスペルギルス，緑膿菌などの一般細菌の合併頻度も高く，症状の悪化が気管支拡張やアスペルギルスによるものである可能性も考慮し定期的に検査を行い，柔軟に治療方針を決めていく必要がある．

MABCの治療には集学的治療が必要となるが，治癒を得ることは困難であることが多い．MAC症の場合，手術によって主要破壊性病変を切除し残存病変を強化内科治療により治癒を目指すことは可能である．一方，MABCは残存病変コントロールが困難である可能性が高く手術適応はより慎重に判断しなくてはならない．

現状で保険適用となっている薬剤はクラリスロマイシンのみであり，最難治性NTM感染症であるMABC診療の置かれている状況は厳しい．学会などを通じて厚生労働省に積極的な対応を促すことが望まれている．

文献

1) Lee MR, Sheng WH, Hung CC, et al : Mycobacterium abscessus Complex Infections in Humans. Emerg Infect Dis 21 : 1638-1646, 2015
2) Namkoong H, Kurashima A, Morimoto K, et al : Epidemiology of Pulmonary Nontuberculous Mycobacterial Disease, Japan（1）. Emerg Infect Dis 22 : 1116-1117, 2016
3) Morimoto K, Hasegawa N, Izumi K, et al : A laboratory-based analysis of nontuberculous mycobacterial lung disease in Japan from 2012 to 2013. Ann Am Thorac Soc 14 : 49-56, 2017
4) Nagano H, Kinjo T, Nei Y, et al : Causative species of nontuberculous mycobacterial lung disease and comparative investigation on clinical features of Mycobacterium abscessus complex disease : A retrospective analysis for two major hospitals in a subtropical region of Japan. PLoS One 12 : e0186826, 2017
5) Simons S, van Ingen J, Hsueh PR, et al : Nontuberculous mycobacteria in respiratory tract infections, eastern Asia. Emerg Infect Dis 17 : 343-349, 2011
6) Hoefsloot W, van Ingen J, Andrejak C, et al ; Nontuberculous Mycobacteria Network European Trials Group : The geographic diversity of nontuberculous mycobacteria isolated from pulmonary samples : an NTM-NET collaborative study. Eur Respir J 42 : 1604-1613, 2013
7) Jeong BH, Kim SY, Jeon K, et al : Serodiagnosis of Mycobacterium avium complex and Mycobacterium abscessus complex pulmonary disease by use of IgA antibodies to glycopeptidolipid core antigen. J Clin Microbiol 51 : 2747-2749, 2013
8) Stout JE, Floto RA : Treatment of Mycobacterium abscessus : all macrolides are equal, but perhaps some are more equal than others. Am J Respir Crit Care Med 186 : 822-823, 2012
9) Koh WJ, Jeong BH, Kim SY, et al : Mycobacterial Characteristics and Treatment Outcomes in Mycobacterium abscessus Lung Disease. Clin Infect Dis 64 : 309-316, 2017
10) Han XY, Tarrand JJ, Infante R, et al : Clinical significance and epidemiologic analyses of Mycobacterium avium and Mycobacterium intracellulare among patients without AIDS. J Clin Microbiol 43 : 4407-4412, 2005
11) Shin SJ, Choi GE, Cho SN, et al : Mycobacterial genotypes are associated with clinical manifestation and progression of lung disease caused by Mycobacterium abscessus and Mycobacterium massiliense. Clin Infect Dis 57 : 32-39, 2013
12) Morimoto K, Aono A, Murase Y, et al : Prevention of aerosol isolation of nontuberculous mycobacterium from patient's bathroom. ERJ Open Res 4 : pii : 00150-2017, 2018
13) Choi GE, Shin SJ, Won CJ, et al : Macrolide treatment for Mycobacterium abscessus and Mycobacterium massiliense infection and inducible resistance. Am J Respir Crit Care Med 186 : 917-925, 2012
14) Maurer FP, Castelberg C, Quiblier C, et al : Erm（41）-dependent

inducible resistance to azithromycin and clarithromycin in clinical isolates of Mycobacterium abscessus. J Antimicrob Chemother 69 : 1559-1563, 2014

15) Haworth CS, Floto RA : Introducing the new BTS Guideline : Management of non-tuberculous mycobacterial pulmonary disease (NTM-PD). Thorax 72 : 969-970, 2017

16) Floto RA, Olivier KN, Saiman L, et al : US Cystic Fibrosis Foundation and European Cystic Fibrosis Society consensus recommendations for the management of non-tuberculous mycobacteria in individuals with cystic fibrosis. Thorax 71 Suppl 1 : i1-22, 2016

呼吸器ジャーナル

▶ 2018年2月号 [Vol.66 No.1 ISBN978-4-260-02888-2]

1部定価：本体4,000円＋税
年間購読 好評受付中！
電子版もお選びいただけます

特集 **呼吸器救急診療ブラッシュアップ**—自信をもって対応できる

企画：西川 正憲
（藤沢市民病院）

主要目次

■I. 総論
救急患者の初期対応は何が大切か？／西川正憲

■II. 呼吸器徴候からみた救急診療
呼吸困難／室橋光太、原 悠、金子 猛
咳嗽／金子正博
血痰・喀血／倉原 優
胸痛／横江正道
誤嚥（誤嚥性肺炎・気管支炎）／寺本信嗣

■III. 基本となる対応法
酸素飽和度モニタ、動脈血ガス分析／大塚竜也、三浦元彦
呼吸管理／桑野公輔
循環管理／遠藤智之

■IV. 知っておきたい検査
緊急気管支鏡／木田博隆、峯下昌道
救急超音波診／肺エコー／谷口隼人、本多英喜、森村尚登

■V. 主な疾患からみた救急マネージメント
喘息の増悪／渡辺徹也、平田一人
COPDの増悪／五十嵐 朗、井上純人、柴田陽光
びまん性肺疾患／間質性肺炎の増悪への対応／馬場智尚
急性呼吸窮迫症候群（ARDS）／佐々木信一
重症肺炎・胸膜炎／三木 誠
急性肺血栓塞栓症／塚原健吾
急性心不全の合併／鈴木 昌
Oncologic Emergency／草野暢子
気胸・縦隔気腫／阿南英明
アナフィラキシーショック／久田剛志

●Dr. 長坂の身体所見でアプローチする呼吸器診療
検診（健診）で発見された症例／長坂行雄

●症例で学ぶ非結核性抗酸菌症
肺アスペルギルス症合併例での治療戦略／鈴木翔二、他

医学書院 〒113-8719 東京都文京区本郷1-28-23 ［WEBサイト］http://www.igaku-shoin.co.jp
［販売部］TEL：03-3817-5650 FAX：03-3815-7804 E-mail：sd@igaku-shoin.co.jp

特集 結核・非結核性抗酸菌症―エキスパートが教える 実臨床に役立つ最新知見―
結核・非結核性抗酸菌症の臨床

肺非結核性抗酸菌症（MAC, *M. abscessus* complex 以外）の治療

朝倉崇徳／長谷川直樹

> **Point**
> - 肺 *Mycobacterium avium* complex（MAC）症の治療後や治療経過中に呼吸器系検体から新たな菌種が検出される場合があり，定期的に検出菌の同定検査を考慮すべきである．
> - 肺 *M. kansasii* 症は日本では肺 MAC 症に次ぐ頻度であり，肺結核症との鑑別が問題になる．
> - 稀な NTM 症に遭遇した際には，混入・定着か真の起因菌かを慎重に判断する必要がある．
> - 特に *M. gordonae*，*M. fortuitum* に関しては比較的分離頻度が高いものの，混入・定着である可能性が高い．
> - 全身症状，空洞を有する症例，経時的に増悪する症例では可能な限り専門機関に相談し，分子生物学的手法で菌を同定することが望ましい．

症例提示：稀な菌に遭遇する場合

60 代女性，2 年前に咳嗽を主訴に来院し，肺 *M. avium* 症と診断され，リファンピシン（RIF），エタンブトール（EMB），クラリスロマイシン（CLA）による治療を開始した．喀痰培養は陰性化し，その後 1 年間治療を継続後，終了・経過観察していた．今回，再度喀痰・咳嗽を主訴に来院し，喀痰検査を実施したところ，喀痰抗酸菌塗抹は陰性，結核・*Mycobacterium avium* complex（MAC）の核酸増幅（PCR）検査は陰性であった．その後，検査室から「抗酸菌培養検査が陽性となったが同定不能でした」と連絡あり．CT 画像上は新規粒状影・浸潤影が出現していた．

本症例のように，実臨床では，喀痰塗抹もしくは培養検査から抗酸菌が検出され，結核・MAC の PCR 検査が陰性であるときにその他の菌種を考えることになる．また，肺 MAC 症の治療後や治療経過中に新たな菌種が同定される場合があり，定期的に菌の同定検査を考慮すべきである．

はじめに

抗酸菌は結核菌（*Mycobacterium tuberculosis*; M. tb），らい菌，非結核性抗酸菌（nontuberculous mycobacteria; NTM）に大別される．結核菌と NTM は主に肺に感染し，それぞれ肺結核，肺 NTM 症となる．NTM は分子生物学的手法の発展に

あさくら たかのり　国立感染症研究所ハンセン病研究センター（〒189-0002 東京都東村山市青葉町 4-2-1）
はせがわ なおき　慶應義塾大学医学部感染制御センター

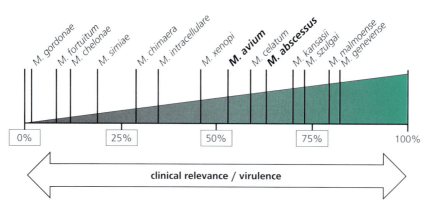

図1 非結核性抗酸菌の臨床的関連性/病原性
菌の分離頻度に占める割合を推定したものであり，定量化したものではない．また患者によって背景疾患などが異なるため，必ずしも予後や臨床経過を予測するものではない．（Infect Genet Evol 12：832-837, 2012；Thorax 64：502-506, 2009 より引用改変）

表1 DDH 法で同定可能な菌種

1. Mycobacterium bovis
2. M. kansasii
3. M. marinum
4. M. simiae
5. M. scrofulaceum
6. M. gordonae
7. M. szulgai
8. M. avium
9. M. intracellulare
10. M. gastri
11. M. xenopi
12. M. nonchromogenicum
13. M. terrae
14. M. triviale
15. M. fortuitum
16. M. chelonae
17. M. abscessus
18. M. peregrinum

表2 Runyon 分類：主な非結核性抗酸菌（太字は本稿で触れる菌種を示す）

Runyon 分類	
Runyon 分類 Ⅰ群（光発色）菌	**M. kansasii**, M. marinum, M. simiae, M. asiaticum
Runyon 分類 Ⅱ群（暗発色）菌	M. intermedium, **M. lentiflavum**, M. flavescens, M. gordonae, **M. scrofulaceum**, M. szulgai
Runyon 分類 Ⅲ群（非発色）菌	M. avium complex, M. celatum, M. haemophilum, M. gastri, M. genavense, **M. malmoense**, M. nonchromogenicum, **M. shimoidei**, M. terrae, M. trivale, M. ulcerans, **M. xenopi**, **M. shinjukuense**
Runyon 分類 Ⅳ群（迅速発育）菌	M. abscessus, M. massiliense, M. fortuitum, M. chelonae, M. phlei, M. smegmatis, M. vaccae, M. thermoresistible, M. peregrinum

より，現在190種以上の菌種が報告されている．NTM は大きく分けて，肺疾患，リンパ節炎，皮膚軟部組織疾患，播種性感染症を引き起こすが，本稿では肺 NTM 症に焦点を当てて述べる．

肺 NTM 症は菌種により臨床的意義・関連性/病原性が異なることが報告されている（図1）．また，NTM は土壌や水系に生息する環境常在菌であり，地域により感染症の原因菌種の分布が異なる．本邦で近年行われた肺 NTM 症に関するアンケート調査では MAC 症が 88.8% と大多数を占め，次いで M. kansasii 症（0.6人/10万人年），M. abscessus complex（MABC）症（0.5人/10万人年）の順に多い[1]．わが国の保険診療では M.tb・MAC 以外の菌種同定検査は DNA-DNA hybridization（DDH）法に最近まで限られ（表1），必要に応じて専門研究機関に依頼する形となっており，その検出頻度に関する正確な報告はない．従来の固形培地を用いる場合には小川培地における発育速度が 7 日以内であれば迅速発育菌で Runyon 分類Ⅳ群と分類し，それ以外の群（遅速発育菌，Runyon 分類Ⅰ，Ⅱ，Ⅲ群）と分けることができる（表2）．しかし，播種性 NTM 症と異なり肺感染症では急激な経過を辿ることは稀であり，正確な菌種同定が重要である．近年ではマトリックス支援レーザー脱離イオン化質量分析計（Matrix-Assisted Laser Desorption-Ionization Time-of-Flight Mass Spectrometry；MALDI-TOF MS）による新しい微生物の同定方法が注目されている．2018年4月には MALDI-TOF MS で同定すると保険点数の加算が認められた．抗酸菌では MABC 症の亜種分類などは困難であるが，150種類以上の菌が同定可能であり，かつデータベースの更新により同定可能な菌の増加が見込まれるため，今後 DDH 法に代わる検査として普及が期待され

表3 肺NTM症の菌種に関する頻度（ATS/IDSA 2007年ガイドラインより引用改変）

Common	コメント
M. abscessus	世界中にみられる，時折MACに混入する
M. avium complex	世界中にみられる，米国で最も頻度が高い
M. kansasii	米国，欧州，アフリカ，石炭採掘地域に多い
M. malmoense	英国，北欧に多く，米国では少ない
M. xenopi	欧州，カナダに多く，米国では少ない

Uncommon	コメント
M. asiaticum	稀に検出
M. celatum	
M. chelonae	
M. fortuitum	誤嚥に関連
M. haemophilum	稀に検出
M. scrofulaceum	南アフリカに多く，米国では頻度が低い
M. shimoidei	稀に検出
M. simiae	米国の南西に多い
M. smegmatis	稀に検出
M. szulgai	稀に検出，環境中の汚染ではない

る．なお，2007年の米国胸部疾患学会/米国感染症学会（ATS/IDSA）からのstatementでは肺NTM症の各菌種に対する頻度とコメントが記載されている（表3）[2]．

肺M. kansasii症に関しては，NTMのなかでも病原性が比較的高いため，治療を要することが多い．本稿では最も遭遇する頻度の高いM. kansasii症に関して詳しく触れ，その他いくつかの遭遇しうる菌について概説する．具体的には，海外で比較的頻度の多いM. malmoense，M. xenopi，ほかにもM. szulgai，M. shimoidei，M. shinjukuense，M. scrofulaceumを取り上げた．それ以外の稀な菌にも遭遇する機会があると思われるが，これらの稀な菌種による肺NTM症に対する考え方の原則は大きく変わらないと筆者は考える．つまり，①混入・定着の可能性を考慮し，病原体の検出を繰り返し試みること，②全身症状や空洞などの予後不良因子・進行性の経過かどうかを考慮しながら治療開始を検討すること，が重要である．菌種が細分化されていること，前述のDDH法による菌種同定法には交差反応があることから正確な同定には限界があること，などより難治性などの重症例では積極的に専門研究機関へ依頼し，菌種を同定することが肝要である．菌種が同定されれば，図1に示した臨床的意義・関連性/病原性からある程度今後の経過を予測することができるため，経過観察においても有用と考えられる．

喀痰または下気道検体から稀なNTMが検出された際には，混入・定着か真の起因菌かを慎重に判断する必要がある．特に図1で示したM. gordonae，M. fortuitumに関しては比較的分離頻度が高いものの，ほとんどが混入・定着である可能性が高い．Morimotoらは，209症例の呼吸器検体から検出されたM. gordonaeのうち，起因菌と判断されたのはわずか3例であったと報告している[3]．また，M. fortuitumに関しても呼吸器検体から検出された182症例のうち，16症例では異なる検体から2回以上検出されたものの，治療が必要であったものは1例のみであった[4]．M. fortuitumに関しては，食道アカラシア・胃切除後などの胃食道疾患・誤嚥に関連して真の肺感染症を惹起することが報告されており，このような基礎疾患を有する患者では留意する必要がある[5]．さらに，これらの菌はしばしばMACなど他のNTMと同時に検出されるが，その際には病原性の高い菌種に注意し，治療を優先すべきである．

治療方針の決定には専門医の判断が望ましい．2017年に発表された英国胸部疾患学会ガイドライ

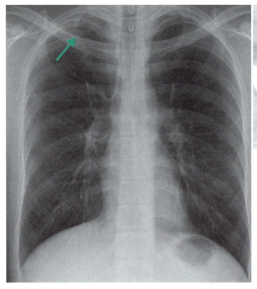
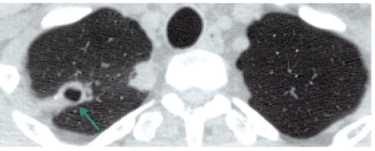

図2 30代の生来健康な喫煙者
健康診断で胸部異常陰影を指摘され，精査で右上葉に空洞影（矢印）を指摘され，QFT陽性であったことから気管支鏡施行目的に入院した．気管支洗浄検体の抗酸菌塗抹は陽性，核酸増幅検査では結核/MACは陰性であり，後にM. kansasiiが培養された．

表4 肺 M. kansasii 症化学療法の用量と用法

INH	5 mg/kg（300 mg まで）/日　分1
RIF	10 mg/kg（600 mg まで）/日　分1
EMB	15 mg/kg（750 mg まで）/日　分1

結核よりも投与期間が長いのでこの投与量でも視力障害の発生に注意を要する

ン[6]ではMAC，MABC以外の菌種は*M. kansasii*，*M. malmoense*，*M. xenopi*についてのみ記載されているが，2007年ATS/IDSAガイドライン[2]にはその他の菌を含め詳細に記載されている．2018年にはATS/IDSAより新たなガイドラインの発出が予定されているため，適宜参照されたい．また，サンフォード感染症治療ガイド，もしくはJohns Hopkins ABX Guideなどにも文献とともに治療レジメンが解説されているため，参考にされたい．

肺 *M. kansasii* 症

肺*M. kansasii*症は健常若年者にも発症し，喫煙歴や粉塵吸入が発症因子とされる感染症で，日本では関東地方や近畿地方で罹患率が高い．典型例を図2に示す．画像の特徴として右肺尖部に好発し，空洞を有する率が高い．なかには結節・気管支拡張型の肺MAC症と類似した画像所見を呈する．

肺結核と比べ，空洞壁が薄いことや主病巣周囲の病変が乏しいことが特徴として報告されている[7]．

しかし，QuantiFeron®およびT-SPOT®.TBといったInterferon-γ release assay（IGRA）検査が偽陽性になる場合もあることから[8]，IGRAでは結核との鑑別は困難であり，菌が同定されるまでは肺結核として感染対策を行うほうが無難と考えられる．

肺*M. kansasii*症は基本的に進行性かつ治療レジメンが確立していることから，診断時に治療を開始することが多い．本邦の治療指針では[9]，イソニアジド（INH）5 mg/kg/日，RIF 10 mg/kg/日，EMB 15 mg/kg/日の3薬剤による多剤併用療法を菌陰性化後1年間継続することが推奨されている（表4）．海外からはCLA 500～1,000 mg/日，EMB 25 mg/kg，RIF 600 mg/日，週3回投与による治療も報告されており[10]，INHの代わりにCLAを用いても治療成績はほぼ同様と考えられる．治療薬剤のなかでもRIFが重要であり，RIFを含むレジメンでは6カ月菌陰性化率は100%であったが，RIFなしのレジメンでは6カ月菌陰性化率80%であったとする報告がある[11]．本邦ではRIF耐性の頻度は1%未満と稀であるが[9]，再発もしくは治療抵抗性の症例ではRIF感受性を確認すべきである．治療後の遺残空洞にアスペルギルスが感染することがあるため，慎重に経過観察し，場合によっては遺残空洞の切除を考慮する．

表5 英国胸部疾患学会による肺 M. malmoense 症と肺 M. xenopi 症の治療（BTS guideline 2017より引用改変）

	肺 M. malmoense 症	肺 M. xenopi 症
非重症例 －抗酸菌塗抹陰性 －空洞や重症感染の放射線学的所見なし －軽度～中等度の症状 －全身症状なし	RIF 600 mg/日 EMB 15 mg/kg 日 AZM 250 mg or CLA 1,000 mg/日	RIF 600 mg/日 EMB 15 mg/kg 日 AZM 250 mg or CLA 1,000 mg/日 ＋MXF 400 mg/日 or INH 300 mg/日
重症例 －抗酸菌塗抹陽性 －空洞や重症感染の放射線学的所見あり －重度の症状 －全身症状あり	上記に AMK 点滴（3 カ月間）もしくは吸入追加を考慮	

※いずれも喀痰陰性化後 12 カ月以上の治療を推奨　　AZM：アジスロマイシン

肺 M. malmoense 症

M. malmoense は1977年に新菌種として同定されたが，英国からの報告が大多数を示す．そのため，2017年英国胸部疾患学会ガイドライン[6]に詳しく記載されている．COPDなど肺基礎疾患をもつ患者に空洞を伴う陰影を右肺優位に作ることが多い[12]．英国胸部疾患学会ガイドラインではほぼ MAC と同様の治療レジメンが推奨されている（表5）．難治性や限局性の病変では手術療法も選択肢となり，本邦でも報告されている[13]．

肺 M. xenopi 症

M. xenopi は1959年にヒト感染が報告され，カナダ・欧州の一部の地域では MAC に次いで頻度の高い菌種となっている．背景として肺結核後もしくは COPD などの肺基礎疾患をもつ患者に空洞性病変を作ることが多いが[14]，近年北米では肺基礎疾患のない患者に発症し，MAC 症に類似する結節・気管支拡張型の肺症例が報告されている[15]．英国胸部疾患学会ガイドラインでは MAC の標準治療に加え，モキシフロキサシン（MXF）もしくは INH を加え，重症例ではさらにアミカシン（AMK）の追加が推奨されている（表5）．キノロンの有効性に関する報告もあり[14]，EMB＋RIF＋ニューキノロン系抗菌薬による治療も検討される．

肺 M. szulgai 症

M. szulgai は1972年に新菌種として同定された．環境からはほぼ検出されず，検出されれば臨床的意義・関連性が高い菌である．既存肺疾患・胃食道疾患といった基礎疾患を有する者に認めることが多い．近年の韓国からの肺 M. szulgai 症に関する報告では[16]，30例の呼吸器検体から M. szulgai が検出され，13例（43％）が2007年 ATS/IDSA ガイドライン[2]の診断基準を満たし，その13例中12例が男性で，約半分が喫煙者，結核の治療歴を有していた．また，13例中8例（62％）が線維空洞型であり，9例が中央値8カ月間の治療を要したが全例で喀痰陰性化が得られ，再発例はなかった．このような経過は比較的肺 M. kansasii に近い経過と考えられる．

確立された治療レジメンはないが，RIF，EMB にマクロライドもしくはキノロンを併用する3剤療法で良好な成績が得られている．

肺 M. shimoidei 症

M. shimoidei は1968年にわが国の Shimoide らにより分離され，1975年に Tsukamura らが新菌種として報告した[17]．2016年までに15例が報告されていたが，2017年にオーストラリアから呼吸器検体から M. shimoidei が検出された23例が報告された[18]．呼吸器疾患を背景に有する男性に多く，空洞を呈する症例も多い．自然改善例もある

が，基礎肺疾に伴う症例では予後不良例も報告されているため，治療が検討される．確立された治療はないものの，RIF，EMB，CLA は効く可能性があり，ほかにもニューキノロン系抗菌薬，ST 合剤，ピラジナミドなども選択肢となる．

肺 *M. shinjukuense* 症

M. shinjukuenze は 2010 年にわが国から Saito らにより新菌種として報告された[19]．これまでの報告ではやや女性に多く，肺 MAC 症のように結節・気管支拡張型もしくは線維空洞型として発症する症例が多い．治療を要する症例・要さない症例ともに散見され，抗結核薬に対する最小発育阻止濃度は低く，治療効果も良好とする報告がある[20]．

肺 *M. lentiflavum* 症

M. lentiflavum は 1996 年に Springer らによって初めて報告された．小児のリンパ節炎や免疫不全患者の播種性感染症の報告が中心であった．複数施設から自験例 5 例と 11 例の先行報告をまとめた 2018 年の報告によれば[21]，女性に多く，16 例中 15 例が結節・気管支拡張型に相当する画像所見を呈していた．また 9 例にマクロライド，RIF，EMB，ニューキノロンなどを中心とした多剤併用療法が行われているが，進行性の経過をたどる症例はいなかった．

肺 *M. scroflaceum* 症

M. scroflaceum は昔から小児のリンパ節炎の原因として報告されていた．肺感染症としては 1999 年に南アフリカの金鉱山労働者に発症した 41 例をまとめたものが最も対象例の多い報告である[22]．この報告では，珪肺や結核後遺症を基礎疾患にもつ男性がほとんどを占めていた．近年の報告では，女性の割合が増え，既存肺疾患をもたない症例の報告も散見される[23]．確立された治療レジメンはなく，感受性検査を参照し 3～4 剤による併用治療を行う．INH，RIF，アミノグリコシド系抗菌薬に加え，CLA の感受性も良好であるが CLA を使用した報告は限られる．

おわりに

遺伝生物学的手法の発展により，新菌種の同定や菌の細分化・再編が行われている．NTM は環境菌であるため，真の感染か否かが重要である．患者の症状・画像や喀痰を含めた検査で経過観察を行いながら，臨床的に問題となる際には菌を可能な限り同定することが重要である．

文献

1) Namkoong H, Kurashima A, Morimoto K, et al：Epidemiology of Pulmonary Nontuberculous Mycobacterial Disease, Japan（1）. Emerg Infect Dis 22：1116-1117, 2016
2) Griffith DE, Aksamit T, Brown-Elliott BA, et al：An official ATS/IDSA statement：diagnosis, treatment, and prevention of nontuberculous mycobacterial diseases. Am J Respir Crit Care Med 175：367-416, 2007
3) Morimoto K, Kazumi Y, Shiraishi Y, et al：Clinical and microbiological features of definite Mycobacterium gordonae pulmonary disease：the establishment of diagnostic criteria for low-virulence mycobacteria. Trans R Soc Trop Med Hyg 109：589-593, 2015
4) Park S, Suh GY, Chung MP, et al：Clinical significance of Mycobacterium fortuitum isolated from respiratory specimens. Respir Med 102：437-442, 2008
5) Okamori S, Asakura T, Nishimura T, et al：Natural history of Mycobacterium fortuitum pulmonary infection presenting with migratory infiltrates：a case report with microbiological analysis. BMC Infect Dis 18：1, 2018
6) Haworth CS, Banks J, Capstick T, et al：British Thoracic Society guidelines for the management of non-tuberculous mycobacterial pulmonary disease（NTM-PD）. Thorax 72：ii1-ii64, 2017
7) Zvetina JR, Demos TC, Maliwan N, et al：Pulmonary cavitations in Mycobacterium kansasii：distinctions from M. tuberculosis. AJR Am J Roentgenol 143：127-130, 1984
8) Sato R, Nagai H, Matsui H, et al：Interferon-gamma release assays in patients with Mycobacterium kansasii pulmonary infection：A retrospective survey. J Infect 72：706-712, 2016
9) 日本結核病学会非結核性抗酸菌症対策委員会，日本呼吸器学会感染症・結核学術部会：肺非結核性抗酸菌症化学療法に関する見解—2012 年改訂．結核 87：83-86, 2012
10) Griffith DE, Brown-Elliott BA, Wallace RJ, Jr：Thrice-weekly clarithromycin-containing regimen for treatment of Mycobacterium kansasii lung disease：results of a preliminary study. Clin Infect Dis 37：1178-1182, 2003
11) Pezzia W, Raleigh JW, Bailey MC, et al：Treatment of pulmonary disease due to Mycobacterium kansasii：recent experience with rifampin. Rev Infect Dis 3：1035-1039, 1981
12) Evans AJ, Crisp AJ, Colville A, et al：Pulmonary infections caused by Mycobacterium malmoense and Mycobacterium tuberculosis：comparison of radiographic features. AJR Am J Roentgenol 161：733-737, 1993

13) Ohno H, Matsuo N, Suyama N, et al : The first surgical treatment case of pulmonary Mycobacterium malmoense infection in Japan. Intern Med 47 : 2187-2190, 2008
14) Varadi RG, Marras TK : Pulmonary Mycobacterium xenopi infection in non-HIV-infected patients : a systematic review. Int J Tuberc Lung Dis 13 : 1210-1218, 2009
15) Hirama T, Marchand-Austin A, Ma J, et al : Mycobacterium xenopi Genotype Associated with Clinical Phenotype in Lung Disease. Lung 196 : 213-217, 2018
16) Yoo H, Jeon K, Kim SY, et al : Clinical significance of Mycobacterium szulgai isolates from respiratory specimens. Scand J Infect Dis 46 : 169-174, 2014
17) Tsukamura M, Shimoide H, Shaefer WB : A possible new pathogen of group iii Mycobacteria. J Gen Microbiol 88 : 377-380, 1975
18) Baird TM, Carter R, Eather G, et al : Mycobacterium shimoidei, a Rare Pulmonary Pathogen, Queensland, Australia. Emerg Infect Dis 23 : 1919-1922, 2017
19) Saito H, Iwamoto T, Ohkusu K, et al : Mycobacterium shinjukuense sp. nov., a slowly growing, non-chromogenic species isolated from human clinical specimens. Int J Syst Evol Microbiol 61 : 1927-1932, 2011
20) Takeda K, Ohshima N, Nagai H, et al : Six Cases of Pulmonary Mycobacterium shinjukuense Infection at a Single Hospital. Intern Med 55 : 787-791, 2016
21) Yagi K, Morimoto K, Ishii M, et al : Clinical characteristics of pulmonary Mycobacterium lentiflavum disease in adult patients. Int J Infect Dis 67 : 65-69, 2018
22) Corbett EL, Hay M, Churchyard GJ, et al : Mycobacterium kansasii and M. scrofulaceum isolates from HIV-negative South African gold miners : incidence, clinical significance and radiology. Int J Tuberc Lung Dis 3 : 501-507, 1999
23) Suzuki S, Morino E, Ishii M, et al : Clinical characteristics of pulmonary Mycobacterium scrofulaceum disease in 2001-2011 : A case series and literature review. J Infect Chemother 22 : 611-616, 2016

特集　結核・非結核性抗酸菌症―エキスパートが教える 実臨床に役立つ最新知見―
結核・非結核性抗酸菌症の臨床

非結核性抗酸菌症治療薬剤の副作用と対策

佐々木結花

> **Point**
> - クラリスロマイシンは主たる副作用として，味覚障害，肝障害，消化器症状などを認める．
> - リファンピシン，リファブチンは主たる副作用として，肝障害，腎障害，骨髄抑制，アレルギーなどを認める．リファブチンはぶどう膜炎も認める．
> - エタンブトールは主たる副作用として，中毒性視神経炎，末梢神経障害，骨髄抑制，アレルギーなどを認める．
> - ストレプトマイシンは主たる副作用として，腎障害，聴神経・前庭機能障害などを認める．

はじめに

　非結核性抗酸菌症（non-tuberculous mycobacterial disease；NTM症）の治療において，確実に治癒に至る治療法式が定まっている菌種はごく少なく[1]，薬剤選択肢がごく狭く，変更の余地がない．副作用を知り，標準とされる治療法に服することは，現在のNTM症の治療では重要である．欧米で用いられているガイドラインに示されている治療方式[2,3]では，本邦で保険収載されていない薬剤を用いているものもある．しかし，薬剤耐性の発現予防の見地から，根拠のある治療方式を初回は選択すべきであり，今回は本邦で保険収載されているクラリスロマイシン（clarithromycin；CAM），リファンピシン（rifampicin；RFP），リファブチン（rifabutin；RBT），エタンブトール（ethambutol；EB），ストレプトマイシン（streptomycin；SM）について，各薬剤のインタビューフォームから得た情報を中心に副作用を示し，筆者ら抗酸菌治療に関わってきた医師の経験も加味し，副作用への対応を示す．なお，各薬剤の体重当たりの投与量，投与量の上限，投与上の注意[1]を**表1**に示す．

　副作用対策の基本は，薬剤の特性や体内動態，副作用の種類，発現時期を理解したうえで，患者の訴えを聞き，使用薬剤の副作用のいずれかに当てはまらないか検討することを基本とする．そして，血液生化学検査，視力検査，簡易視野検査，色覚検査などの簡易検査法，聴力検査，平衡検査などの検査を理解し習熟する必要がある．また，各薬剤のインタビューフォームは，薬剤を知るうえで非常に有用であるため，投与時には可能な限り目を通しておくべきである．

ささき ゆか　公益財団法人結核予防会複十字病院呼吸器センター（〒204-8522 東京都清瀬市松山 3-1-24）

表1 抗結核薬として保険承認された薬剤の成人投与量（文献1)より引用，筆者改変）

	体重当たり投与量（mg/kg/day）	上限投与量（mg/body/day）	投与上の注意
RFP	10	600	
RBT	5	300	RFP投与不可時代替
EB	初期2カ月は20でもよい 以後15	初期2カ月 1,000 3カ月以後 750	初期2カ月は20 mg/kgでもよいが，3カ月以後15 mg/kgかつ上限750 mg
SM	15	750（連日） 1,000（3回/週）	初期2カ月連日投与時は750 mgまで，週3回であれば1,000 mg可

各薬剤の特徴と副作用

1 ▪ CAM

1) 特徴

CAMはNTM症では本邦において最も高率である *Mycobacterium avium* complex症において，key drugとなる薬剤である．迅速発育菌の一部にも投与される．白色の粉末で苦みがある[4]．

2) 薬物動態，代謝・排泄

内服2時間で血中濃度がピークになる．組織への移行は良好で，ほぼ血中濃度と同様となる．高齢者で最高血中濃度（Cmax），薬物濃度時間曲線下面積（area under the curve；AUC）が高くなる傾向があり，また，腎機能低下者ではクレアチニンクリアランス（creatinine clearance；Ccr）低下に伴いCmax，AUCは上昇する[4]．

3) 禁忌，慎重投与[4]

CAMに対し過敏症の経歴のある者への投与は禁忌であるとされている．ピモジド（オーラップ®），エルゴタミン含有製剤（クリアミン®），スボレキサント（ベルソムラ®），などを投与中の患者，あるいは肝臓または腎臓に障害のある患者で，コルヒチン投与中の患者には投与は禁忌である．

CYP3A4を阻害する薬剤と併用したとき，CAMの代謝が阻害され血中濃度が上昇する可能性があり，CYP3A4を誘導する薬剤（リファマイシン系薬剤）と併用したとき，CAMの代謝が促進され血中濃度が低下する可能性がある．

肝機能障害のある患者，腎機能障害のある患者，心疾患のある患者，低カリウム血症のある患者，高齢者では，慎重投与とされている．

4) 重大な副作用

ショック，アナフィラキシーのほか，循環器疾患として，QT延長，心室頻拍（torsades de pointesを含む），心室細動が挙げられている．肝障害（劇症肝炎，肝不全など），白血球系あるいは血小板数の低下という骨髄抑制，溶血性貧血，中毒性表皮壊死融解症（toxic epidermal necrolysis；TEN）や皮膚粘膜眼症候群（Stevens-Johnson症候群），多形紅斑など重篤な薬剤性皮膚障害も報告されている．PIE症候群（pulmonary infiltration with eosinophilia syndrome）や間質性肺炎などの薬剤性肺障害，消化器疾患として偽膜性大腸炎，出血性大腸炎，腎障害として急性腎障害，尿細管間質性腎炎，アレルギー性紫斑病，薬剤性過敏症症候群が挙げられている[4]．

使いやすい薬剤の印象があるが，副作用は多岐にわたる．

5) 感音性難聴

マクロライド系抗菌薬の感音性難聴については，1972年以来エリスロマイシンを中心に報告[5]されており，CAMでも報告されている[6]．アミノグリコシド剤との併用時には投与前に聴力検査を行い，慎重に対処する．

2 ▪ RFP

1) 特徴

結核治療の主要薬剤であり，グラム陽性菌，グラム陰性球菌にも強い抗菌作用を有する．赤色の粉末で無味である[7]．

2) 薬物動態，代謝・排泄

内服後1〜4時間でCmaxに達し，血中濃度半減期は8〜10時間である．非常に低濃度であるが24

時間後も血中にとどまる．そのため，内服後，尿や便が赤くなる症状が内服後1，2時間で出現し，徐々に薄れてくるが，患者によって長時間続く場合もあることを注意する必要がある．主として肝臓で代謝される[7]．食後に血中濃度が落ちることが知られ，食前投与が勧められる場合があるが，高脂肪食で血中濃度が低下するものの，炭水化物やタンパク質の影響は少ない[8]．

3）禁忌，慎重投与

RFPおよびリファマイシン系薬剤に対し過敏症の経歴のある者，胆道閉塞症または重篤な肝障害のある患者への投与は禁忌である．ボリコナゾール（ブイフェンド®），HIV感染症治療薬（プロテアーゼ阻害薬など）など，多くの薬剤で，RFP内服時には併用禁忌となる薬剤がある[7]．

4）重大な副作用

劇症肝炎などの重篤な肝障害，ショック，アナフィラキシー，間質性腎炎，腎不全，骨髄抑制（顆粒球減少，血小板減少など），偽膜性大腸炎などの血便を伴う重篤な大腸炎，TEN，Stevens-Johnson症候群などの重篤な皮膚障害，間質性肺炎が挙げられている[7]．

5）再投与時の注意

再投与時の副作用として，アナフィラキシーに注意すべきである．複数の薬剤を投与しているなかで副作用の原因薬剤を決定することは容易ではない．RFP再投与時に，喉頭浮腫，血圧低下，発熱などを生じ，救急対応となる場合がある．

6）相互作用への注意

RFPは多くのチトクロームP450酵素を誘導するため，他薬剤との併用時には必ず相互作用を確認する必要がある．

3 ▪ RBT

1）特徴

本邦では2008年10月に発売された比較的新しい薬剤である．抗結核作用としてはRFPと同等であるが，投与はRFPによる治療が無効な場合，RFPに対して不耐容を示す場合，RFPと併用した場合に薬剤相互作用を示す薬剤を用いる場合，RFPが適応を有さない場合に投与する[9]．

2）薬物動態，代謝・排泄

投与後3時間程度でCmaxに達し，血中濃度消失半減期は17〜21時間と長時間体内にとどまる．高齢者でも代謝は変わらない．肝で代謝され，腎・糞中排泄である[9]．

3）禁忌，慎重投与

RBTないしは他のリファマイシン系薬剤に過敏症の既往があるもの，ボリコナゾール（ブイフェンド®），グラゾプレビル（グラジナ®），エルバスビル（エレルサ®）などを内服中の患者には，原則禁忌である[9]．

重度の肝障害，重度の腎機能障害のある患者には投与を慎重に検討する[9]．

4）重大な副作用

骨髄抑制，肝機能障害，不整脈，消化管出血（吐血，メレナ，胃腸出血），偽膜性大腸炎，ぶどう膜炎が報告されている．

5）投与上の注意

RBTはRFP同様，チトクロームP450の一つであるCYP3A4により代謝され，CYP3A4をはじめとする薬剤代謝酵素誘導作用を有する．RBTはRFPよりこのCYP3A4誘導作用が少ないとされており[9]，使い分けを考慮する．

4 ▪ EB

1）特徴

白色で無味無臭，やや吸湿性がある[10]．抗酸菌のみに有効で，抗酸菌の細胞壁合成阻害に働く[10]．

2）薬物動態，代謝・排泄

吸収は早く内服2〜4時間でCmaxに達する．主として腎排泄であるが，未変化体での排泄が多い[10]．

3）禁忌，慎重投与

EBに対し過敏症の経歴のある者への投与は禁忌であるとされている．また視神経炎のあるもの，糖尿病患者，アルコール中毒患者は既に視神経障害がある可能性が高いため，原則投与禁忌となる．乳幼児は症状が訴えられない，検査しがたく発見が遅れ

るという点で原則禁忌である．

重大な副作用としては，視神経障害，重篤な肝障害，ショックやアナフィラキシー，TEN，Stevens-Johnson症候群などの重篤な皮膚障害，間質性肺炎や好酸球性肺炎などの薬剤性肺炎，血小板減少が挙げられている[10]．

4）薬疹

筆者は，本邦では増加傾向である印象だが，欧米では薬疹はあまり注意すべき副作用として強く述べられてはいない[3]．

5・SM

1）特徴

グラム陽性菌，グラム陰性菌，および抗酸菌に有効である[11]．筋肉注射にて投与されるため，皮膚に硬結，毛囊炎などが生じる場合があり，長期の投与が不可となる場合もある．

2）薬物動態，代謝・排泄

投与後1，2週で血中濃度がピークに達する．腎排泄であり，腎機能障害時には特に注意する[11]．

3）禁忌，慎重投与

SM，アミノグリコシド系抗菌薬，ポリペプチド系抗菌薬に対し過敏症の経歴のある者への投与は禁忌である[11]．ポリペプチド系抗菌薬とは，結核に適応があるエンビオマイシン，カプレオマイシン（本邦では販売されていない），コリスチン，ポリミキシン，バシトラシンが含まれる．

本人または血族がアミノグリコシド系抗菌薬による難聴またはその他の難聴のあるものには，原則投与は禁忌である[11]．

4）腎機能低下時の投与について

尿細管障害を生じるため，投与前の腎機能評価が必須である．腎毒性の程度は，アミカシン，カナマイシンより低いが，高齢者で利尿薬を投与している患者には，初期には症状が出にくいため，血液検査や尿検査を定期的に行うべきである．腎機能低下時には投与は勧められず，透析時には透析直後に投与する．

よく経験される副作用とその対策

1・薬剤性味覚障害

CAMで報告されている[12,13]．CAMは苦みが強くドライシロップにはイチゴなどのコート剤が使われている．薬剤性味覚障害は内服後2～6週で発症することが多く，中止後も数週続くことが報告されている．亜鉛欠乏や舌炎が鑑別となる．食欲や意欲の低下を生じることがあり，病状が悪化する場合は中止して回復を待つ．

2・消化器症状

CAMに代表されるマクロライド系抗菌薬は消化管蠕動を促進する作用を有するモチリンの作動作用を有する[13]．よって下痢や嘔吐などの消化器症状を有する場合がある．重篤でない場合は対症療法とする．

CAM，RFP，RBTで偽膜性大腸炎（*Clostridium difficile* infection；CDI）が発症した場合，原因薬ないしは全治療薬剤を中止せざるを得ない．再投与はCDI治療を行った後，患者の病状の回復を待って，NTM症の治療を行う必要性を再考し，原因薬剤を除外した投与を試みる．

RFPでは胃粘膜障害が生じ食欲不振に至る場合が他薬剤よりも多い印象がある．

高齢者では，全量を一度に開始するのではなく，2，3日ごとに増量し全量に至るよう増量する工夫も必要である．

3・肝障害

CAM，RFP，RBT，EBで報告されている．

CAMでは頻度は高くはないが重篤な肝障害の報告がなされ，肝不全の報告も稀ではあるが報告されている[4]．RFPでは胆汁うっ滞性の肝障害，アレルギー性肝障害が報告され[7]，EBでは肝細胞性肝障害の報告がある[10]．肝障害時には原因薬剤の特定が重要である．日本結核病学会治療委員会では，結核治療における肝障害の取り扱いについて委員会報告を示している[14]が，中止基準はNTM症でも応用

可能である（表2）．

　肝障害が改善するまで治療をいったん中止し，血液生化学検査所見が正常値近くまで回復し，患者の自覚症状が改善した後，原因薬剤以外の薬剤投与を先行し，原因薬剤は少量から再投与を試みる．RFP投与時に認められるアレルギー性肝障害では，末梢血好酸球増多，発熱，皮疹を伴うが，後の項に述べる減感作法を行って投与を再開する．悪化傾向が続く場合，治療に不安がある場合には，専門医へ相談する．

4 ▪ 腎機能障害

　CAM，RFP，EB，SMで報告されている．尿細管障害を生じ，腎機能低下に伴い尿沈渣で円柱を認める[15]．日本結核病学会ではEB，SM投与量は投与前腎機能によって決定されており[16]，準じて投与する（表3）．腎機能障害時の対処として，投与中止，原因薬剤の再投与は行わない，腎障害を生じる併用薬剤を用いない，補液を行い腎機能を観察し，急激に悪化する場合は腎臓専門医に紹介する．急性薬剤性腎炎ではステロイド投与が有効な場合もある．

5 ▪ 末梢神経障害

　EBの視神経炎，末梢神経障害，SMの前庭機能低下，聴神経障害が報告されている．

1) 視神経炎

　中毒性視神経炎（toxic optic neuropathy；TON）はEBでは最も重大な副作用[17]で，1962年にCarrらによって報告されて以来[18]，多くの報告がなされている．本邦でのアンケート調査[19]では，EB投与によるTONの発症率は0.44％であった．代謝障害，栄養障害，腎機能障害，糖尿病，アルコール中毒，高齢，亜鉛欠乏も悪化要因となる[17]．EBによるTONの発症は1日における体重当たりの投与量に依存し，総投与量や投与日数とは相関せず，15 mg/kg/日以下での発症は比較的稀である．本邦での調査では，過量投与は発症した32例中2例にすぎず，投与期間が6カ月以上の症例が多かった[19]．

　EBの長期投与を余儀なくされるNTM症では，EB投与中に定期的に眼科専門医が視機能を管理するか，医師の問診上疑ったら眼科医に紹介するよう準備する必要がある．筆者はEB投与前に眼科医に定期的な検査を依頼するとともに，患者に対して毎日同じもの（カレンダー，信号など）を見て，異常があったり見難さを感じたり，飛蚊症を自覚した場合は，すべての内服を中止し眼科医を受診するように指導している．

　TON発症時にビタミンB_{12}を投与する場合があるが，明確な有効性は報告されていない．

2) 聴神経障害・前庭機能障害

　アミノグリコシド系抗菌薬により発症する難聴の遺伝例が報告されている．原因としてミトコンドリア遺伝子の塩基配列の1555 A→G変異の頻度が優

表2 結核治療時の肝障害の薬剤中止の目安（文献[16]より筆者作成）

- **(0) 総ビリルビン値が2 mg/ml以上**
  症状にかかわらず全薬剤中止．
- **(1) 自覚症状がない場合**
  ①ASTまたはALTが基準値の5倍以下であれば，肝機能検査を1週間ごとに繰り返し，上昇傾向がなければそのまま継続．
  ②ASTまたはALTが基準値の5倍以上なら全薬剤中止．
- **(2) 自覚症状がある場合**
  ①ASTまたはALTが基準値の3倍以上なら全薬剤中止．
  ②ASTまたはALTが前回測定結果の3倍以上と急な上昇を認めたら全薬剤中止．

表3 腎不全時および血液透析時の投与量（文献[18]より引用，筆者改変）

	1日投与量・間隔		
	正常時	腎不全時	
		Ccr≧30 ml/min	Ccr＜30 ml/min
リファンピシン	毎日600 mg	正常時と同じ	正常時と同じ
エタンブトール	毎日1,000 mg	毎日　減量*	隔日または週3回1,000 mg
ストレプトマイシン	週2〜3回1 g	使用は勧めない	使用は勧めない

＊具体的な減量は記載がない．表示量は20 mg/kgであるため，15 mg/kg以下が望ましいと考える．

位に高いことが報告されており，母系遺伝をする．症状は難聴のみであり，アミノ配糖体投与を受けない限り難聴を発症しないが，1回の投与でも難聴を生じることがある．ハイリスク患者を見つけ出すポイントとしては，アミノグリコシド系抗菌薬による難聴者や母系に難聴者がいないか聴取する．または，両側高音障害型難聴あるいは進行性難聴例については，上記遺伝を疑い，問診を行う[20]．

遺伝性以外のSMによる聴力・前庭機能障害予防では，定期的な聴力検査だけでなく，まっすぐ歩くことができるか，眩暈が生じるか，などの問診が重要である．難聴については，BTS guideline[3]では，投与前にベースラインの聴力検査を行い，20 dB以上の低下か，10 dBの低下が2回あった場合を聴力障害と判定するとしている．また，毎月聴力検査を行い，最終投与の2カ月後に聴力検査を行うことを勧めている．対応としてはビタミンB_6，B_{12}投与であるが，不可逆進行性であるため早期発見が最も重要である．

3) 末梢神経障害

EBで報告されている[10,22]．末梢神経細胞の軸索が障害され，両側に末梢から中枢に向かって徐々に感覚障害が上行する．イソニアジド（isoniazid；INH）と同様の障害機転であるがINHほど強く注意喚起がなされていない．EBの投与期間が長期となるため患者の自覚症状に注意する．趾先のしびれ，足底の違和感，正座をした後のような感覚，といった表現で初発症状を訴える場合がある．ピリドキシン（ビタミンB_6）の投与が予防，治療として勧められるが，発症後は苦痛を伴うため早期に発見することが重要である．

6 ■ アレルギー

アレルギー反応は，瘙痒感や薬疹，発疹などの軽症から，アレルギー性肝障害，間質性腎炎などの臓器障害を生じる場合もある．重症時は原因薬剤の中止であるが，軽症の場合は抗ヒスタミン薬塗布などの対症療法を行う．中等症以上の場合はいったん全薬剤を中止し，原因薬剤を検索し減感作を行う．

本邦では定められた減感作法はなく，RFPについては日本結核病学会治療委員会に示された減感作法が行われている（**表4**）[23]．筆者は，CAM，RFP，RBT，EBについて欧米に準じ，急速経口減感作法（rapid oral drug desensitization；RODD）を用いて再投与している[24]．**表5**にRFP減感作例を示す．微量投与で15分おきに増量し，投与量増量に伴い間隔を調整，1日の内服量に達したところで終了し，翌日から3日間，目標量の50%量を12時間ごとに内服する．抗ヒスタミン薬やロイコトリエン受容体拮抗薬を併用する．RODDは欧米の管理基

表4 日本結核病学会が示したRFPの減感作（文献[23]より引用改変）

	RFP
第1日	25 (mg)
2	25
3	25
4	50
5	50
6	50
7	100
8	100
9	100
10	200
11	200
12	200
13	300
14	300
15	300
16	450

減感作は，発熱または発疹を対象とすると明記されている．

表5 RFPの急速経口減感作（文献[24]より引用）

Time	Dose, mg
AM 9:00	0.1
9:15	0.5
9:30	1
9:45	2
10:00	4
10:15	8
10:30	16
10:45	32
11:00	50
11:15	75
PM 13:15	100
14:15	150
AM 8:15	300**

Continue 300 mg** every 12 hours for three days

準に従い，入院しアナフィラキシー対応可能な準備を行わねばならない．

7 ■ 骨髄抑制

薬剤では，免疫反応あるいは前駆細胞に対する直接毒性によって，骨髄抑制が生じることがしばしば経験される．RFP，RBT では，血小板減少，溶血性貧血，汎血球減少が報告され[7,9]，EB では血小板減少が報告されている[10]．投与中止基準は定められていないが，骨髄抑制が生じた場合原則再投与は勧められない．

間欠投与と副作用

欧米で開始された間欠的投与で，有効性に差は認めないが副作用が減少するという報告があり諸外国で開始されている．ATS ガイドライン[2]では，MAC 症の結節気管支拡張タイプ（nodular/bronchioectatic disease）の初回治療で，CAM 1,000 mg，EB 1,000 mg，RFP 600 mg 週 3 回投与を行う治療方式が提示されているものの，空洞を有する症例や再治療例などの重症例は除外されている．

おわりに

治療方式には，それが成り立つまでに根拠がある．副作用を知ることは，治療レジメンの成立を知り，有効性だけでなく患者に与える負担の大きさを知ることになる．NTM 診療では今後，健康保険制度の下で用いられる薬剤が増えることが推測されるが，一剤の重みを知って治療を行っていただきたい．

文献

1) 日本結核病学会非結核性抗酸菌症対策委員会，日本呼吸器学会感染症・結核学術部会：肺非結核性抗酸菌症化学療法に関する見解―2012 年改訂．結核 87：83-86, 2012
2) Griffith DE, Aksmit T, Brown-Elliott BA, et al：on behalf of the ATS mycobacterial disease subcommittee：An official ATS/IDSA statement：diagnosis, treatment, and prevention of nontuberculous mycobacterial disease. Am J Respir Crit Care Med 175：367-416, 2007
3) Haworth CS, Banks J, Capstick T, et al：British Thoracic Society guidelines for the management of non-tuberculous mycobacterial pulmonary disease（NTM-PD）. Thorax 72：ii1-ii64, 2017
4) 医薬品インタビューフォーム　クラリスロマイシン製剤　クラリス錠 200　クラリス錠 50 小児用　クラリスドライシロップ 10% 小児用　http://medical.taishotoyama.co.jp/data/if/pdf/cl.pdf
5) Mintz U, Amir J, Pinkhas J, et al：Transient perceptive deafness due to erythromycin lactobionate. JAMA 225：1122-1123, 1973
6) Kolkman W, Groeneveld JH, Baur HJ, et al：Ototoxicity induced by clarithromycin. Ned Tijdschr Geneeskd 146：1743-1745, 2002
7) 医薬品インタビューフォーム　リファンピシンカプセル 150 mg「サンド」　http://www.sandoz.jp/medical/products/dbfile/rifampicin_sc/interview.pdf
8) Prohiit SD, Sarkar SK, Gupta ML, et al：Diatary constituents and rifampicin absorption. Tubercle 68：151-152, 1987
9) 医薬品インタビューフォーム　ミコブチンカプセル 150 mg　http://qws-data.qlife.jp/meds/interview/6169001M1026/
10) 医薬品インタビューフォーム　エサンブトール錠 125 mg　エサンブトール錠 250 mg　http://www.info.pmda.go.jp/go/interview/2/270428_6225001F1044_2_E14_1F
11) 医薬品インタビューフォーム　硫酸ストレプトマイシン 1 g「明治」　http://www.info.pmda.go.jp/go/interview/1/780009_6161400D1034_1_1F
12) 厚生労働省．重篤副作用疾患別対応マニュアル　薬物性味覚障害　平成 23 年 3 月：http://www.info.pmda.go.jp/juutoku/file/jfm1104003.pdf
13) 砂塚敏明：マクロライド系薬剤の新作用と創薬．日本化学療法雑誌 52：367-370, 2004
14) 日本結核病学会治療委員会：抗結核薬使用中の肝障害への対応について．結核 82：115-118, 2007
15) 厚生労働省：重篤副作用疾患別対応マニュアル　間質性腎炎（尿細管間質性腎炎）　平成 19 年 6 月　https://www.pmda.go.jp/files/000143952.pdf
16) 日本結核病学会治療委員会：「結核医療の基準」の見直し―2014 年．結核 89：683-690, 2014
17) 厚生労働省重篤副作用疾患別対応マニュアル　網膜・視路障害　http://www.mhlw.go.jp/topics/2006/11/dl/tp1122-1o01.pdf
18) Carr RE, Henkind P：Ocular manifestations of ethambutol, Toxic amblyopia after administration of an experimental antituberculous drug. Arch Opthalmol 67：566-571, 1962
19) 松本正孝，濱川正光，桜井稔泰，他：エタンブトール視神経症の発生割合と定期的視力検査の有用性．日呼吸誌 2：187-192, 2013
20) Usami S, Abe S, Kasai M, et al：Genetic and clinical features of sensorineural hearing loss associated with the 1555 mitochondrial mutation. Laryngoscope 107：483-490, 1997
21) 厚生労働省：重篤副作用疾患別対応マニュアル　難聴（アミノグリコシド系抗菌薬，白金製剤，サリチル酸剤，ループ利尿剤による）．http://www.mhlw.go.jp/topics/2006/11/dl/tp1122-1p03.pdf
22) 厚生労働省：重篤副作用疾患別対応マニュアル　末梢神経障害　平成 21 年 5 月　https://www.pmda.go.jp/files/000143545.pdf
23) 日本結核病学会治療委員会：抗結核薬の減感作療法に関する提言．結核 72：697-700, 1997
24) 佐々木結花，倉島篤行，森本耕三，他：抗酸菌治療薬における急速減感作療法の経験．結核 89：797, 2014

特集　結核・非結核性抗酸菌症―エキスパートが教える　実臨床に役立つ最新知見―
結核・非結核性抗酸菌症の臨床

肺非結核性抗酸菌症の外科

白石裕治

Point
- 肺非結核性抗酸菌症では診断確定時から外科治療介入の可能性を念頭に置く．
- 外科治療の目標は根治ではなく病状のコントロールである．
- 切除対象は空洞，気管支拡張，荒蕪肺などの気道破壊性病変である．
- 手術は肺非結核性抗酸菌症の内科・外科治療に精通した施設で行うことが望ましい．

はじめに

　非結核性抗酸菌（nontuberculous mycobacteria；NTM）による肺感染症（肺NTM症）の患者数は近年増加している[1]．それに伴い日常臨床で肺NTM症の患者に遭遇する機会が増えている．NTMには百数十種類の菌種が含まれるが人に感染して臨床症状を引き起こす菌種は限られている．Namkoongらの報告によれば日本では*Mycobacterium avium*と*M. intracellulare*とを合わせた*M. avium complex*（MAC）による肺MAC症が肺NTM症の9割弱を占めている[1]．*M. kansasii*による肺*kansasii*症，*M. abscessus*による肺*abscessus*症がそれに続く．肺*kansasii*症は抗菌薬治療に対する反応が良好である[2]．一方肺MAC症，肺*abscessus*症は現行の抗菌薬治療では治療効果に限界があり治療に難渋する[3,4]．症例によっては病状をコントロールするために外科治療の介入が必要になる．抗菌薬治療に手術を組み合わせるという集学的アプローチの考え方である．本稿では集学的アプローチの一環としての肺NTM症に対する外科治療について解説する．

集学的アプローチの進め方

1・診断が確定したら

　肺NTM症の診断が確定し治療が必要な状態と判断されたら菌種に応じてガイドラインに基づいた多剤併用の抗菌薬治療を開始する[3〜5]．同時にこの時点で将来外科治療の介入が必要になるかどうかをある程度見極める．抗菌薬治療を長期間漫然と続け，いよいよ打つ手がなくなってから外科治療を考えると時すでに遅しという場合が多い．手術のタイミングを逸しないためにも診断確定時から外科治療介入の可能性を念頭に置いて臨むべきである．判断が難しい症例は早期に肺NTM症の専門家にコンサルトすることが望ましい．診断確定時から手術の可能性を考慮することは2017年のBritish Thoracic Society（BTS）ガイドラインでも述べられている[4]．

2・手術適応の判断は

　肺MAC症，肺*abscessus*症に対する抗菌薬の効果は残念ながら高くない．できれば手術適応となる症例は積極的に手術にもっていくのが望ましい．し

しらいし　ゆうじ　公益財団法人結核予防会複十字病院呼吸器外科（〒204-8522 東京都清瀬市松山3-1-24）

表1 手術適応の判断基準

1. 画像所見，排菌状況が改善しているか
2. 重大な合併症があるか
3. 病巣が限局しているか
4. 耐術能があるか
5. 年齢は
6. マクロライド耐性の肺MAC症か
7. 肺 *abscessus* 症か

かしすべての症例が手術適応となるわけではない．2007年のAmerican Thoracic Society（ATS）/Infectious Diseases Society of America（IDSA）ガイドライン[3]，2008年の日本結核病学会「肺非結核性抗酸菌症に対する外科治療の指針」[6]によれば手術適応になるかどうかは以下の点で決まる．

①抗菌薬治療によって画像所見，排菌状況が改善するか，②喀血などの重大な合併症があるか，③画像上病巣が限局しているか，④心肺機能上肺切除術に耐えられるか，⑤年齢は70歳以下か，などである．肺MAC症では菌がマクロライド系抗菌薬に耐性を獲得しているかどうかも手術適応の判断基準となる[3]．肺 *abscessus* 症は肺MAC症に比べて抗菌薬治療の効果はさらに低く，ATS/IDSAガイドラインでは病巣が限局しているうちに切除することが唯一の治癒が期待できる治療法とされている[3]．

抗菌薬治療を開始したら定期的に治療効果を評価し手術適応に当てはまるか否かを判断していく必要がある．抗菌薬治療でいったん治癒した後で再発，再燃した場合も外科治療介入の必要性を考慮する必要がある．

3 ▪ 個々の手術適応について（表1）

1）画像所見，排菌状況が改善しているか

抗菌薬治療を3〜6カ月間行った時点で治療効果を判定する．肺MAC症では線維空洞型か結節・気管支拡張型かによって画像所見の改善の仕方が異なる．線維空洞型では抗菌薬治療が奏効すると空洞が縮小し結節化する．こうなると治癒したと考えられる．空洞が結節化するかどうかで手術適応を判断できる．結節化しても空洞に通じていた責任気管支が結節の外縁に達している場合は再空洞化するリスクがあり手術適応となりうる．結節・気管支拡張型では抗菌薬治療が奏効すると気管支拡張部周囲の浸潤影は改善する．しかしいったん拡張した気管支は元には戻らないため気管支拡張は遺残する．どの程度の気管支拡張が残ると再発，再燃のリスクが高くなるかは明らかではなく，結節・気管支拡張型では手術適応の判断が難しい．排菌状況からみた手術適応では排菌が持続する場合は手術適応となる．排菌が停止しても空洞，気管支拡張が遺残する場合は病変部に菌が生息している可能性があり手術適応となりうる．実際には画像所見と排菌状況とを合わせて総合的に判断する．

2）重大な合併症があるか

肺NTM症で喀血を繰り返す症例は手術適応となりうる．近年interventional radiology（IVR）が発達し喀血に対して気管支動脈塞栓術（bronchial artery embolization ; BAE）が行われるようになってきた．BAEを行っても喀血のコントロールがつかない場合やBAEが行えない場合は喀血の責任病変の切除を考える．肺NTM症の病変にアスペルギルスの混合感染を起こした場合は治療に難渋するため手術適応となりうる．

3）病巣が限局しているか

外科的切除の対象となるのは空洞，気管支拡張，荒蕪肺などの気道破壊性病変である（図1a，b）．散布性の小結節影，粒状影は切除しなくてもよいとされている．理想的なのは気道破壊性病変が一肺区域，一肺葉に限局していることである．どの病変を切除すべきかが明確で切除範囲も限られることから外科的切除の良い適応となる．一方，複数の肺葉や両側の肺に気道破壊性病変が散在する場合は判断が難しくなる．どの程度の広がりの病変であれば手術適応となるかは肺切除後の残存肺機能にも左右される．一側肺全体に病変が散在している場合は手術適応となりにくいが，対側肺に気道破壊性病変がなく手術に耐えられれば肺全摘除術を行うという選択肢がある．右肺中葉と左肺舌区に気管支拡張を認める場合はより進行した側の病変を切除し術後経過に応じて対側の病変を切除するという選択肢がある．両側の複数の肺葉に気道破壊性病変が散在する場合は

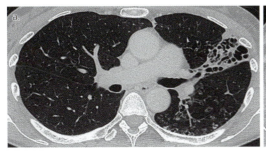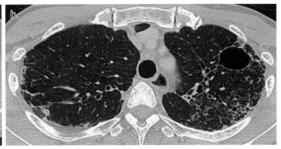

図1 肺MAC症の症例
61歳女性，非喫煙者，肺MAC症．左肺舌区に気管支拡張，上大区に空洞を認める．他肺葉に散布影を認める．左肺上葉切除術を行った．

手術適応となりにくいが，主たる気道破壊性病変のみ切除して軽微な気道破壊性病変は残すという選択肢もありうる．

4) 耐術能があるか

外科治療を行う前提として患者が肺切除術に耐えられるかどうかが重要である．肺NTM症に対する肺切除術の耐術能検査は肺癌に対する肺切除術の耐術能検査と基本的には同じである[4]．心肺機能の評価として肺機能検査，心電図検査，心臓超音波検査，血液ガス分析などを行う．耐術能を評価するうえで留意すべき点がある．肺NTM症では気道破壊性病変のある肺区域，肺葉は肺実質が破壊され機能が既に低下している．ほぼ正常な肺区域，肺葉を切除するのに比べ肺切除後の肺機能の低下は軽度ですむ．肺換気・血流シンチグラフィを行い切除予定肺への血流比を計算すると術後の残存肺機能をより正確に算出できる．

5) 年齢は

肺NTM症は緩徐に進行する疾患であるという前提から日本結核病学会の指針では手術適応となる年齢の上限は70歳程度までとしている[6]．しかし近年の高齢化社会では70歳以上の患者でも耐術能が良好で本人，家族が手術に前向きであれば手術を考えてもよい．

6) マクロライド耐性の肺MAC症か

肺MAC症では菌がマクロライド系抗菌薬に耐性を獲得しているか否かが予後を大きく左右する．ATS/IDSAガイドラインではマクロライド耐性になった症例では外科的切除が行えない場合予後不良とされている[3]．クラリスロマイシンに耐性かどうかはブロスミックNTM®（極東製薬工業株式会社）でクラリスロマイシンの最小発育阻止濃度（minimal inhibitory concentrations；MIC）を測定するとわかる．MIC＞32μg/mlの場合クラリスロマイシン耐性と判定する[7]．抗菌薬治療にもかかわらず病状が進行する場合はクラリスロマイシン耐性の有無を調べる．耐性と判明したら抗菌薬治療を強化しつつ病変が広汎にならないうちに手術にもっていくべきである．

7) 肺 *abscessus* 症か

ATS/IDSAガイドラインでは肺*abscessus*症は抗菌薬治療の効果が期待できず治癒が望める唯一の治療法は抗菌薬治療に外科的切除を加えることとされている[3]．病巣が限局して耐術能がある症例では抗菌薬治療を導入して菌負荷を軽減したのち手術にもっていくべきである（図2a，b）．近年*M. abscessus*の亜種分類の研究が進み*M. abscessus* complex（MABC）という概念が誕生している[8]．MABCは以下の3種類の亜種から成り立っている．*M. abscessus subspecies abscessus*，*M. abscessus subsp. massiliense*，*M. abscessus subsp. bolletii*である．亜種によって抗菌薬治療のキードラッグであるクラリスロマイシンの感受性に差があることがわかってきた．今後は肺*abscessus*症の手術適応を判断するうえで亜種の同定が必要になってくる．

4 ▪ 外科治療の目標

日本結核病学会の指針では「治療の目標は病状のコントロールであり，病巣が限局している場合でも相対的治癒であって根治的治癒ではない」と記され

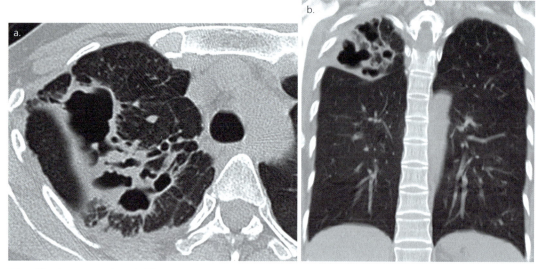

図2 肺 *abscessus* 症の症例
48歳女性，非喫煙者，*M. abscessus* 症．右肺上葉に空洞を認める．右肺上葉切除術を行った．

ている[6]．これは NTM が環境中に存在する菌で日常生活において常に菌に曝露する機会があることが関係している．肺 NTM 症では現存する病変をすべて切除したとしても残存肺に再発，再燃するリスクはゼロにはならない．だからといって手術は無意味ということではない．菌の温床となっている気道破壊性病変がある限り病変内の菌が他肺へ広がる危険性がある．大本の病変を切除すれば他肺が菌によって破壊されるリスクが減り病状のコントロールがつきやすくなる．

5 ▪ 手術の方法

日本結核病学会の指針では肺 NTM 症は経気道的に進展するため病変が小さい場合でも周辺に散布性病変，気道散布性病変を伴う場合は部分切除では切離断端に病変がかかる可能性があるとされている[6]．肺切除術の基本は切除対象となる病変の存在する区域以上の切除となる．従来手術は後側方切開で行うのが主流で開胸創は大きかった．近年胸腔鏡下手術（video-assisted thoracoscopic surgery；VATS）が普及し VATS での肺切除術が主流となり開胸創は小さくなってきている[9, 10]．治療目的で手術する場合以外に，肺癌などを疑う結節影が肺野にあり VATS 生検を行った結果 NTM の肉芽腫と判明する場合がある．この場合は結節影の周囲に散布性病変がなければ部分切除ですませてよい[3, 4, 11]．

6 ▪ 手術の問題点

肺 NTM 症手術の問題点は抗酸菌症の手術に精通した施設で行っても術後合併症率が比較的高いことである．主な合併症として肺瘻，遺残腔，気管支断端瘻などが報告されている[12〜20]（表2）．長期間の炎症によって胸腔内が癒着していることや気管支断端周囲にまで炎症が及んでいることなどが関係している．細かい手術テクニックについての解説は省略するが術後合併症の予防には術中の緻密な操作が必要である．加えて術前に抗菌薬治療を十分行い，菌の活動性を極力抑えてから手術することが大事である．さらに肺 NTM 症患者は body mass index（BMI）が低い症例が多い．術前に栄養状態を可能な限り改善しておくことも重要である[4, 21]．このような観点から ATS/IDSA ガイドライン，BTS ガイドラインでは手術は肺 NTM 症の内科治療，外科治療に精通した施設で行うことが望ましいとされている[3, 4]．

7 ▪ 術後の抗菌薬治療

集学的アプローチの一環として手術を行うのであり，術後直ちに抗菌薬治療を止められるわけではない．再発，再燃を予防するためには少なくとも術後

表2 術後成績，術後合併症

著者名	症例数（手術件数）	成功率	術後合併症（発生数）
Shiraishi[12]	33（33）	94%	遺残腔（5），気管支断端瘻（1）
Nelson[13]	28（28）	96%	肺瘻（6），無気肺（1），気管支断端瘻（1）
Shiraishi[14]	21（21）	90%	遺残腔（2），気管支断端瘻（2），肺瘻（1），間質性肺炎（1）
Shiraishi[15]	11（11）＊	90%	気管支断端瘻（3），膿胸（1）
Watanabe[16]	22（25）	91%	なし
Mitchell[17]	236（265）	NA	気管支断端瘻（11），呼吸不全/肺炎（9），出血（4）
Koh[18]	23（23）	91%	肺炎（3），晩期気管支断端瘻（2），肺瘻（2），全摘後症候群（1），創離開（1）
Shiraishi[19]	60（65）	97%	肺瘻（5），無気肺（3），呼吸不全（1），心房細動（1），出血（1）
Kang[20]	70（74）	81%	気管支断端瘻（5），創離開（3），膿胸（2）

NA：記載なし，＊：全例肺全摘

1年以上抗菌薬治療を継続することを日本結核病学会の指針では推奨している[6]．術後も十分に抗菌薬治療を行うことは気管支断端瘻，膿胸などの術後合併症の予防にもつながる．しかし抗菌薬治療を何時まで続けるのが最良かについてのエビデンスはない．摘出肺の病変部穿刺液からNTMが培養される場合は抗菌薬治療の期間を術後2年間に延長することを提唱する報告もある[22]．孤立性結節影を呈するNTM肉芽腫を切除した場合は遺残病変がなければ術後の抗菌薬治療は不要とされている[3,4,11]．

8・手術の成績

これまで発表された肺NTM症に対する外科治療の論文のうち肺MAC症を中心とした報告では，おおむね80%以上の成功率となっている（表2）．肺*abscessus*症の外科治療論文では肺MAC症主体の外科治療論文よりも低い菌陰性化率（57%）となっているが抗菌薬治療単独群の菌陰性化率（28%）よりも高い値が得られている[23]．長期成績についてはまだ明らかになっていない部分が多い．山田らの報告では術後の観察期間が1年以上経過した症例では24.3%に再燃，再発を認め，特に術摘出組織の菌培養陽性例で再燃，再発率が有意に高くなっている[22]．同一著者らのその後の報告では術後の再燃，再発率は22.8%で，年齢と菌種（*M. avium*）が再燃，再発に影響する因子となっている[24]．Asakuraらによる肺NTM症に対する肺切除術後の長期成績を調べた報告では術後1年，3年，5年，10年の累積再発率はそれぞれ4.6%，10%，15%，20%となっており，肺全摘除術と空洞性病変の遺残が細菌学的再発の因子で，高齢，低BMI，肺全摘除術，空洞性病変の遺残が予後不良因子となっている[25]．

9・今後の課題

日米欧のガイドラインで肺NTM症の手術適応が示された．しかし実臨床ではどの症例にどのタイミングで手術するかの判断に迷う場合が多い．手術適応をより明確にするためには，どの患者が手術により恩恵を受け，事前にそれをどうやって見分けるのか，どの時期に手術を行うのが良いか，どの切除術式を選択するのが良いのかなどを今後解明していく必要がある．

おわりに

ガイドラインに基づいて肺NTM症の手術適応について解説した．しかし実臨床では手術適応の判断に迷う場合が多い．判断が難しい症例は早期に肺NTM症の専門家にコンサルトすることが望ましい．

文献

1) Namkoong H, Kurashima A, Morimoto K, et al : Epidemiology of pulmonary nontuberculous mycobacterial disease, Japan. Emerg Infect Dis 22 : 1116-1117, 2016
2) 鈴木克洋, 吉田志緒美：*Mycobacterium kansasii*症. 日胸 68 : 1052-1060, 2009
3) Griffith DE, Aksamit T, Brown-Elliott BA, et al : An official ATS/

IDSA statement : Diagnosis, treatment, and prevention of nontuberculous mycobacterial diseases. Am J Respir Crit Care Med 175 : 367-416, 2007
4) Haworth CS, Banks J, Capstick T, et al : British Thoracic Society guidelines for the management of non-tuberculous mycobacterial pulmonary disease (NTM-PD). Thorax 72 : ii1-ii64, 2017
5) 日本結核病学会非結核性抗酸菌症対策委員会, 日本呼吸器学会感染症・結核学術部会：肺非結核性抗酸菌症化学療法に関する見解—2012年改訂．結核 87：83-86, 2012
6) 日本結核病学会非結核性抗酸菌症対策委員会：肺非結核性抗酸菌症に対する外科治療の指針．結核 83：527-528, 2008
7) Morimoto K, Namkoong H, Hasegawa N, et al : Macrolide-resistant *mycobacterium avium* complex lung disease : analysis of 102 consecutive cases. Ann Am Thorac Soc 13 : 1904-1911, 2016
8) Chalmersa JD, Aksamitb T, Carvalho ACC, et al : Non-tuberculous mycobacterial pulmonary infections. Pulmonol 24 : 120-131, 2018
9) Mitchell JD, Yu JA, Bishop A, et al : Thoracoscopic lobectomy and segmentectomy for infectious lung disease. Ann Thorac Surg 93 : 1033-1039, 2012
10) Matsuoka K, Imanishi N, Matsuoka T, et al : Video-assisted thoracoscopic surgery for nontuberculous mycobacterial infection. Asian Cardiovasc Thorac Ann 22 : 1066-1071, 2014
11) Ose N, Maeda H, Takeuchi Y, et al : Solitary pulmonary nodules due to non-tuberculous mycobacteriosis among 28 resected cases. Int J Tuberc Lung Dis 20 : 1125-1129, 2016
12) Shiraishi Y, Fukushima K, Komatsu H, et al : Early pulmonary resection for localized *Mycobacterium avium* complex disease. Ann Thorac Surg 66 : 183-186, 1998
13) Nelson KG, Griffith DE, Brown BA, et al : Results of operation in *Mycobacterium avium-intracellulare* lung disease. Ann Thorac Surg 66 : 325-330, 1998
14) Shiraishi Y, Nakajima Y, Takasuna K, et al : Surgery for *Mycobacterium avium* complex lung disease in the clarithromycin era. Eur J Cardiothorac Surg 21 : 314-318, 2002
15) Shiraishi Y, Nakajima Y, Katsuragi N, et al : Pneumonectomy for nontuberculous mycobacterial infections. Ann Thorac Surg 78 : 399-403, 2004
16) Watanabe M, Hasegawa N, Ishizaka A, et al : Early pulmonary resection for *Mycobacterium avium* complex lung disease treated with macrolides and quinolones. Ann Thorac Surg 81 : 2026-2030, 2006
17) Mitchell JD, Bishop A, Cafaro A, et al : Anatomic lung resection for nontuberculous mycobacterial disease. Ann Thorac Surg 85 : 1887-1893, 2008
18) Koh WJ, Kim YH, Kwon OJ, et al : Surgical treatment of pulmonary diseases due to nontuberculous mycobacteria. Korean Med Sci 23 : 397-401, 2008
19) Shiraishi Y, Katsuragi N, Kita H, et al : Adjuvant surgical treatment of nontuberculous mycobacterial lung disease. Ann Thorac Surg 96 : 287-292, 2013
20) Kang HK, Park HY, Kim D, et al : Treatment outcomes of adjuvant resectional surgery for nontuberculous mycobacterial lung disease. BMC Infect Dis 15 : 76, 2015
21) Morimoto K, Yoshiyama T, Kurashima A, et al : Nutritional indicators are correlated with the radiological severity score in patients with *Mycobacterium avium* complex pulmonary disease : a cross-sectional study. Intern Med 53 : 397-401, 2014
22) 山田勝雄, 杉山燈人, 安田あゆ子, 他：肺非結核性抗酸菌症に対する外科治療後の再燃/再発症例の検討．結核 88：469-475, 2013
23) Jarand J, Levin A, Zhang L, et al : Clinical and microbiologic outcomes in patients receiving treatment for *Mycobacterium abscessus* pulmonary disease. Clin Infect Dis 52 : 565-571, 2011
24) 山田勝雄, 安田あゆ子, 関幸雄, 他：肺非結核性抗酸菌症に対する外科治療後の再燃再発に影響する因子の検討．結核 92：451-457, 2017
25) Asakura T, Hayakawa N, Hasegawa N, et al : Long-term outcome of pulmonary resection for nontuberculous mycobacterial pulmonary disease. Clin Infect Dis 65 : 244-251, 2017

MEDICAL BOOK INFORMATION　　　　　　　医学書院

論文を正しく読むのはけっこう難しい
診療に活かせる解釈のキホンとピットフォール

植田真一郎

●A5　頁240　2018年
定価：本体3,200円＋税
[ISBN978-4-260-03587-3]

ランダム化比較試験には実に多くのバイアスや交絡因子が潜んでいる。"結果を出す"ために、それらはしばしば適切に処理されない、あるいは確信犯的に除去されない。一方で、臨床研究を行う際の規制は年々厳しさを増している。臨床研究の担い手として、実施する側のジレンマも熟知した著者が、それでもやっぱり見逃せない落とし穴を丁寧に解説。本書を読めば、研究結果を診療で上手に使いこなせるようになる！

特集　結核・非結核性抗酸菌症―エキスパートが教える　実臨床に役立つ最新知見―
結核・非結核性抗酸菌症の基礎研究

結核免疫防御機能

尾関百合子／松本壮吉

Point
- 結核菌は活性化されたマクロファージや樹状細胞での殺菌に抵抗する細胞内寄生性病原体である．
- 結核菌抗原により誘導されたT細胞を中心とする獲得免疫は多彩で菌の排除を促進するものと許容するものがある．
- 菌はこのように相反する宿主免疫機構を利用するがごとくに，生体内で排除されず長期の寄生や疾患が成立する．

はじめに

　結核菌は人の寄生菌として今日まで数多くの人命を継続的に，かつ時には爆発的に奪ってきた病原細菌である．一般細菌に比べ，増殖は緩慢であるが，人への寄生に優れ，住み処を地球規模に拡大してきた．感染者のほとんどは無症候感染であるが，いったん感染が成立した個体から菌が排除されることはなく，パーシスターとして多くは休眠状態で生存し続ける．無症候感染は人類の1/3に及ぶとされ，結核発症の70％以上はパーシスターの再増殖（再燃）であるが，現行のBCGワクチンは再燃を十分に抑制できていない．このようななか，人の免疫機構とそれを巧妙にくぐり抜ける結核菌の生存機構を知ることが，疾患制御につながると考えられる．本稿では人の免疫応答に関わる結核菌の病原因子と宿主の防御応答について概説する．

自然免疫，マクロファージ内での免疫応答

1 ▪ 結核菌のマクロファージ内生存戦略（図1）

　結核菌は侵入門戸である肺に到達後，肺胞マクロファージや樹状細胞，Ⅱ型肺胞上皮細胞に感染する[1]．侵入にはマクロファージ表面のマンノースレセプター，Fcレセプター，補体レセプター，スカベンジャーレセプターなどを利用する．これらのレセプターの多くはマクロファージを活性化することがなく，結核菌の細胞内寄生に寄与するものと考えられる．

　マクロファージに貪食されたほとんどの細菌は，引き続いて起こる貪食胞（ファゴソーム）より殺菌的なリソソームとの融合（PL-fusion：ファゴソーム-リソソーム融合）により殺菌される．この機構は，ファゴソームのNADPHオキシダーゼによるスーパーオキシドアニオン（O_2^-）発生や，融合後に産生される過酸化水素（H_2O_2），次亜塩素酸（$HClO^-$），ヒドロキシラジカル（・OH）などのラジカルの産生，pHの低下，抗菌蛋白質などによ

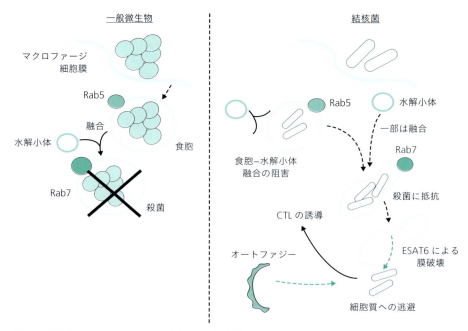

図1 結核菌のマクロファージ内での生存戦略

多くの微生物は，マクロファージに貪食されて食胞内に捉えられ，引き続いて生じる殺菌的な水解小体（リソソーム）との融合により殺菌・消化される（左）．この食胞の成熟・融合には，少なくとも Rab5 と Rab7 という2種の GTPase が関わっている．Rab5 は初期食胞の成熟を促し，Rab7 は成熟食胞で，さらに膜を融合させる縄のようなタンパク質 SNARE をリクルートし，水解小体との融合を起こす．一方，結核菌貪食胞は食胞の成熟が阻害されており，この過程にウレアーゼや LAM，スルフォリピッドの関与が指摘されている．一方，一部の結核菌貪食胞は速やかに成熟し，水解小体との融合が起こるが，結核菌の一部は殺菌機構に耐えながら，CFP10 とヘテロダイマーを形成して分泌される ESAT6 によって膜を傷害し，細胞質に侵入する．オートファジーは，細胞質に逃れた結核菌の排除に有効と考えられる．（筆者作成）

る．しかし，結核菌を含め，細胞内で増殖可能な細胞内寄生菌は SOD やカタラーゼを産生し，これらの活性酸素を消去する．さらに，マクロファージ内での生存戦略として①食胞から細胞質への逃避，②食胞とリソソーム融合（PL-fusion）阻害，③PL-fusion 後の殺菌抵抗などの方法をとる，①の代表例はリステリア菌や赤痢菌，②はレジオネラ③はコクシエラやリーシュマニア，チフス菌などが知られている．

結核菌の PL-fusion の阻害は 1971 年に見出され，その後多くの研究から，この阻害の責任分子がわかってきた．結核菌細胞壁に存在するリポアラビノマンナン（LAM）は食胞の成熟に必要なフォスファチジルイノシトール3リン酸（PI3P）の合成を抑制し，SapM（PI3P ホスファターゼ）を分泌することにより食胞の成熟・融合（PL-fusion）を阻害する[2]．細胞壁成分であるスルフォリピッドも PL-fusion を阻害する[3]．また，菌が分泌するウレアーゼにより産生されたアンモニアが食胞内の pH 低下を防ぎ PL-fusion を阻害するという報告がある．そのため，ウレアーゼをコードする遺伝子欠損 BCG が作成されたが，その効果は期待に反していた．宿主側の阻害因子としては TACO（Tryptophan Aspartate containing COat protein），別名 Coronin-1a が同定された．Coronin-1a は結核菌ファゴソームに特異的に局在するタンパク質の探索結果から見出されたアクチン結合性タンパク質であり，結核菌感染ファゴソームに持続的に局在し，PL-fusion を阻害する[4]．

上述のように結核菌の細胞内生存戦略は PL-fusion の阻害で説明がついていたが，人のマクロファージや樹状細胞に感染した結核菌やライ菌を電子顕微鏡で観察すると菌を含む食胞は PL-fusion するが，菌が細胞質に逃避している像が観察された[5]．これは菌が分泌する ESAT6 と CFP10 によるもので，活性本体である ESAT6 は，CFP10 とのヘテロダイマーとして菌体外に分泌され，ファゴソーム膜を傷害し，結核菌の細胞質への逃避を助長す

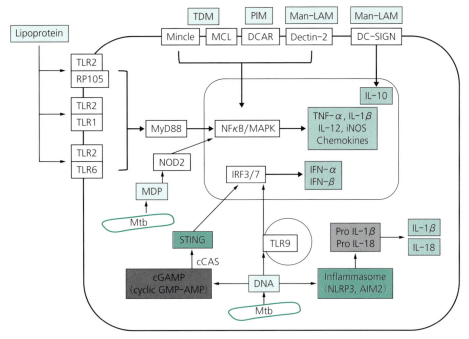

図2 結核菌病原因子に対するマクロファージ・樹状細胞の応答
マクロファージや樹状細胞の細胞膜上のCタイプレクチンレセプター（Mincle, MCL, DCAR, Dectin-2, DC-SIGN），TLR2はそれぞれ結核菌病原因子を認識し，サイトカイン，ケモカイン，iNOS産生を誘導する．細胞内のTLR9は細胞質に逃れた結核菌から漏れ出た非メチル化DNAを認識してⅠ型インターフェロンを産生する．STINGは環状GMP-AMPシンターゼ（cCAS）によって変換されたサイクリックジヌクレオチドと結合し，Ⅰ型インターフェロンを産生する．NOD-likeレセプター（NLR）NOD2は細菌細胞壁のムラミルジペプチド（MDP）を認識する．インフラマソームはカスパーゼによりIL-1βとIL-18を成熟型に変換する．（筆者作成）

る．このESAT6-CFP10ダイマーの分泌系は，ESX-1分泌装置や7型分泌装置と呼ばれる．一方で，細胞質へ脱出した結核菌は，オートファゴソーム（オートファジー：後述）に捉えられる．このためオートファジーは結核防御的である．ESAT6やCFP10はRD（region of deleted）1領域にコードされるタンパク質であり，この領域を欠落したBCGでは細胞質への侵入は起こらない．このように結核菌は細胞内寄生体がとる，①食胞から細胞質への逃避，②食胞とリソソーム融合（PL-fusion）阻害，③PL-fusion後の殺菌抵抗のすべての機構を有しているといえる．

2・自然免疫による結核菌の認識（図2）

結核菌に対する防御機構で感染初期にはマクロファージや樹状細胞による自然免疫が活性化される．マクロファージや樹状細胞は微生物に固有な分子構造を認識するパターン認識レセプター（PRRs；pattern-recognition receptors）を発現し，病原因子となる分子pathogen-associated molecular patterns（PAMPs）はPRRsにより認識される．この項ではPRRsとそのリガンドとなる結核菌由来分子について述べる．

1）Toll-like Receptor：TLR

細胞膜上に存在するものと，細胞内（エンドソーム膜上）に存在するものがある．細胞膜上のレセプターは菌の表面に存在する分子を，細胞内のレセプターは貪食後，分解された菌から放出された分子を認識する．結核菌と関連が深い細胞膜上のレセプターとしてTLR2がある．TLR2はTLR1あるいはTLR6とのヘテロ2量体として存在し，TLR2/TLR1はトリアシル化したリポタンパク質をTLR2/TLR6はジアシル化したリポタンパク質を認識する．TLR2とTLR-like分子であるRP105の2量体は宿主細胞にアポトーシスを誘導する19kDaリポタンパク質を認識する．迅速発育抗酸菌が有するAra-LAM（arabinose-capped LAM）もTLR2により認識され，MyD88，NF-κBを介してTNF-α，IL-1β

などの炎症性サイトカインやiNOSを産生する．一方，細胞内エンドソーム膜上にはTLR3，TLR7，TLR9が存在する．以前から，細菌由来のDNAが抗腫瘍活性をもつが動物や植物由来のDNAではこの活性がみられないことが知られていた．しかし，TLRの発見から，菌の非メチル化CpG-DNAがTLR9のリガンドであることが明らかとなった．貪食され，一部分解を受けた菌から放出されたDNAがTLR9に結合し，Ⅰ型IFN（IFN-α，IFN-β）の産生を誘導する．昨今，筆者らはTLR2が，ヒトマクロファージによる結核菌の認識（TNF-α産生）に必須であることを示している[6]．

2）C型レクチンレセプター

C型レクチンレセプターは細胞膜上の糖を認識するレセプターファミリーで，数々の結核菌病原因子がC型レクチンレセプターにより認識されていることが大阪大学の山崎らによって明らかにされた．マクロファージを強く活性化する結核菌trehalose 6,6'-dimycolate（TDM）のレセプターは長年不明であったが2009年にMincle（macrophage inducible C-type lectin）であることが判明した[7]．さらにTDMはMCL（macrophage C-type lectin，Clec4d，Clecsf8とも呼ぶ）とも結合し，Mincleの発現を誘導していることがわかった[8]．結核菌が有するマンノースキャップされたリポアラビノマンナン（Man-LAM）はDectin2により，PIM（phosphatidyl-inositol mannosides）はDCAR（dendritic cell immunoactivating receptor, Clec4b1）により認識されることが明らかとなった[9,10]．これらのレセプターにより結核菌病原因子が認識されることで炎症性サイトカインTNF-αや各種ケモカインが産生され，マクロファージの活性化や白血球の炎症部位への動員が誘導される．

一方，樹状細胞に発現しているDC-SIGNは抑制的に働くレセプターである．Man-LAMはDC-SIGNに認識されIL-10を産生し，炎症性サイトカイン産生を抑制する．

3）細胞質のPAMPsやDAMPsに対するレセプター

NOD-like receptor（NLR）は細胞内に位置し，微生物由来成分に加え，傷害を受けた細胞から放出されるDAMPs（danger associated molecular patterns）を認識する．NOD1はグラム陰性菌のペプチドグリカン由来Diaminopimelic acid（DAP）を認識し，NOD2は細菌細胞壁ペプチドグリカンのムラミルジペプチド（MDP）を認識する．NLRはアダプター分子ASC（apoptosis-associated speck-like protein containing a CARD）とカスパーゼ1前駆体が会合したインフラマソームと呼ばれる巨大な分子複合体を形成する．PAMPsやDAMPsが受容体に結合するとカスパーゼ1が活性化状態となり，別の刺激で既に発現しているIL-1βやIL-18の前駆体（pro IL1β, pro IL-18）を切断し，成熟型のIL-1βやIL-18が産生する．これらの炎症性サイトカインの産生によりマクロファージの活性化とTh1細胞の分化が誘導される．結核菌感染マクロファージや樹状細胞ではNLRP3やAIM2といったインフラマソームが認められている．AIM2（absent in melanoma-2）はNLRをもたず，異なったドメインを有する．

4）細胞質内DNAセンサー

STING（stimulation of IFN genes）は小胞体に局在する膜タンパク質である．ファゴソームから逃避した結核菌から漏出したDNAはGMP-AMP synthase（cCAS）に結合し，cyclic GMP-AMP（cGAMP）と呼ばれるサイクリックジヌクレオチドが合成される．cGAMPはSTINGと結合する結果，IRF3，IRF7を活性化し，Ⅰ型インターフェロンの発現を誘導する．STINGはオートファジー（後述）も誘導する．前述に記載したAIM2も細胞内DNAセンサー（2本鎖DNAを認識）として働く．

3 ▪ オートファジー

ファゴリソソームからESX-1分泌系を利用して細胞質に侵入した結核菌は隔離膜と呼ばれる二重の脂質膜に包まれる．小胞体由来のこの脂質膜はオートファゴソームと呼ばれ，リソソームと融合してオートリソソームとなり，細胞内の不要物や異物が分解される．このオートファジーと呼ばれる分解系は，細胞が飢餓状態に陥ったときや不要物を処理するシステムとして知られていたが，近年，細胞内寄

生細菌もこのシステムにより処理されることが明らかとなった．興味深いことに結核防御的な IFN-γ，ビタミン D，STING を介したマクロファージの活性化はオートファジーを誘導することが知られている．一方で結核菌は，Eis（enhanced intracellular survival）の発現，LAM や ESAT6 および CFP10 により，オートファゴソーム形成を阻害する．また，結核菌感染により宿主が産生する 2 型サイトカイン（IL-4，5，10，13）もオートファジーを阻害する[11]．オートファジーは獲得免疫応答とも捉えることができるが，食細胞内での現象であるので，この場に記載した．

4 ▪ マクロファージの活性化

上述のようにマクロファージが PRRs により結核菌を認識して活性化すると TNF-α，IL-1，IL-18，IL-12 などの炎症性サイトカインやケモカインが産生され，白血球が炎症箇所へ遊走し，肉芽腫が形成され，結核菌を封じ込めようと働く．様々な刺激により産生された iNOS は抗菌活性をもつ NO を合成するが，ヒトマクロファージでは NO 産生にビタミン D によって誘導されるカテリシジン（LL-37）が必要である．

獲得免疫，T 細胞，B 細胞の活性化

前述のようにマクロファージは様々な手段を用いて結核菌の消化を試みるが，菌は様々な手段でそれを免れる．感染した肺胞マクロファージや樹状細胞は肺門リンパ節に遊走して抗原提示を行い，T 細胞，B 細胞による免疫応答へと引き継がれる．結核防御免疫は T 細胞が主体と考えられてきたが，B 細胞により産生された抗体も防御に関わるという報告がみられるようになった．

1 ▪ CD4 陽性 T 細胞（CD4$^+$T 細胞）（図 3 上）

結核菌を捉えた樹状細胞はリンパ節へと移動し，MHC Class II 分子上に抗原を提示して，ナイーブ T 細胞（抗原に遭遇していない T 細胞）をヘルパー T 細胞（CD4$^+$CD8$^-$）に分化させる．マクロファージも抗原提示を行うがナイーブ T 細胞を分化できるのは樹状細胞のみである．ナイーブ T 細胞はサイトカインなどの細胞外環境によって発現するマスター転写因子の違いにより，Th1，Th2，Th17，Treg，Tfh などに分化する．

CD4$^+$T 細胞のなかで結核菌感染に関し，最も防御的に働くのが Th1 細胞である．Th1 細胞は IL-12 存在下でナイーブ T 細胞（Th0）から分化し，それが産生する IFN-γ は，転写因子 STAT1 を介して感染防御に必須の分子群の発現を誘導する．その結果，iNOS やオートファジーの誘導，肉芽腫形成が生じる．このように IFN-γ は，宿主の結核菌感染に対する防御において中心的な役割を果たすと考えられている．しかし，IFN-γ の産生量と宿主防御は必ずしも相関しないという複数の報告がある．一つの例としてマウスへの感染実験の結果から，菌の増殖を抑制できるのは肺の血管内に局在して多量の IFN-γ を産生し，最終分化（老化）マーカーである KLRG1（killer cell lectin-like receptor G1）の発現量が高い結核菌特異的な CD4$^+$T 細胞ではなく，肺実質細胞に局在し，遊走能に優れ，IFN-γ 産生量が低く，KLRG1 の発現量も低い CD4$^+$T 細胞のフェノタイプ（CXCR3$^+$KLRG1$^-$CX3CR1$^-$）であることが報告されている[12]．

Th17 細胞は IL-6 と TGF-β，IL-23 存在下で誘導され，IL-17 を産生する．Th17 細胞も結核菌感染時の好中球，マクロファージ，Th1 細胞のリクルートメントに重要である．BCG や結核菌感染時には $\gamma\delta$T 細胞も IL-17 を産生していることが報告され，防御に重要な役割を果たしている[13]．

結核防御に抑制的に働くものとして Th2 細胞と制御性 T 細胞がある．Th2 細胞は IL-13，IL-4，IL-5，IL-10 を産生し，B 細胞による抗体産生やアレルギーに関わり，Th1 細胞の分化を抑制する．IL-10 は Th1 細胞への分化誘導に必要な IL-12 産生や樹状細胞遊走能などを抑制し，防御免疫にブレーキをかける．様々な細胞が IL-10 を産生するが，Th2 細胞もその一つである．IL-10 産生を制御する転写因子は不明であったが，最近，Bhlhe40 であることが明らかとなっている[14]．

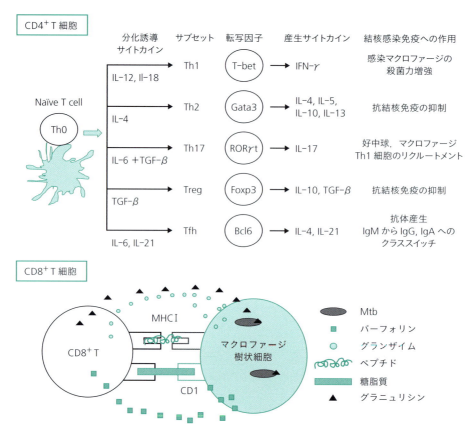

図3 結核菌感染に対する獲得免疫
結核菌抗原を食した樹状細胞は，肺門リンパ節に移行してナイーブT細胞の分化を誘導する．その結果5種類（Th1，Th2，Th17，Treg，Tfh）のCD4陽性T細胞サブセットへの分化を誘導する．分化を誘導するサイトカイン，サブセット，マスター転写因子，産生サイトカインと結核感染免疫への作用を示した（上）．CD8陽性T細胞から放出されるパーフォリン，グランザイム，グラニュリシンにより感染細胞の殺傷，結核菌の殺傷が誘導される（下）．（筆者作成）

　制御性T細胞（regulatory T cells；Treg）は細胞表面にCD25，CTLA-4を，核内に転写因子Foxp3を発現し，TGF-βやIL-10を産生して結核菌の持続感染を助長していると考えられている．胸腺由来のnatural regulatory T cellと胸腺外で誘導されるinduced regulatory T cellに大別される．結核菌感染免疫においてもTregは抑制的に働くと考えられ，多数の報告がある．マウスではTregが感染防御を抑制するという報告もあるが，Tregの関与はマイナーとするデータもあり，マウスにおけるTregの関与は定かではない[15,16]．人では結核患者の末梢血中でCD4$^+$CD25$^+$細胞の増加やFoxp3-mRNA発現の報告，活動性結核で多量のTregの出現と治療完了後のTreg数の減少の報告などがあり，防御免疫の抑制に関与していると考えられる[17]．
　結核菌感染防御の主役は細胞性免疫を担うT細胞であるというのが定説であるが，昨今ではB細胞により産生される抗体の関与も示唆されている．抗体はB細胞が最終分化したプラズマ細胞から産生されるが，有効な生体防御にはIgMからIgGやIgAへのクラススイッチが必要となる．この役割を担うのが胚中心に局在する濾胞型ヘルパーT細胞（follicular helper T；Tfh）で，IL-4やIL-21を分泌する．結核防御的に働くのは細胞表面に存在するLAMや菌が産生するHBHAに対する抗体であり，IgGよりもIgAのほうが高い防御力を有しているとの報告がある[18]．

2 ▪ CD8陽性T細胞（CD8$^+$T細胞）（図3下）

　抗原提示細胞のMHC class Ⅰ分子はクロスプレゼンテーションにより結核菌由来のペプチドを，CD1分子は結核菌糖脂質をCD8$^+$T細胞に提示す

る[19]．CD8$^+$T細胞のほとんどは細胞傷害性T細胞で，パーフォリン，グランザイム，グラニュリシン（ヒト）などの傷害物質を放出し，結核菌が感染しているマクロファージや樹状細胞を攻撃する．特にグラニュリシンは，細胞質に逃避した結核菌に対しても殺菌的に働くと考えられている．一部のCD8$^+$T細胞もIFN-γを産生する．

3 ▪ その他の細胞

$\gamma\delta$T細胞は上皮間に多く存在し，侵入する病原体に対する初期防御に関与している．ほとんどがCD4$^-$CD8$^-$で結核菌感染初期のIL-17の主要産生細胞である．

NKT細胞はT細胞中で稀なサブセットであるが，抗原提示細胞上のCD1分子により提示されたαガラクトシルセラミドをリガンドとし，IFN-γ，TNF-α，IL-4，IL-17などを産生する．肺結核患者でNKT細胞数の減少など，結核感染防御に関する重要性が報告され，αガラクトシルセラミドの結核治療への試みも提案されている．

おわりに

WHOは，2016年に1,040万人が結核を発症，170万人が命を落としたことを報告しているように，結核は，現在も甚大な人類の健康被害をもたらしている．結核菌は宿主の防御免疫によく耐え，多くは休眠したパーシスターとして人に寄生している．この無症候感染は，疾患の源泉ではあるが，宿主免疫が発症を抑制している状態でもある．したがって発症者との比較による発症阻止のメカニズム解明が，結核制御の一助になると見込まれる．今後，一層の研究進展に期待したい．

文献

1) Hirayama Y, Yoshimura M, Ozeki Y, et al. Mycobacteria exploit host hyaluronan for efficient extracellular replication. PLoS Pathog 5 : e1000643, 2009
2) Kang PB, Azad AK, Torrelles JB, et al : The human macrophage mannose receptor directs Mycobacterium tuberculosis lipoarabinomannan-mediated phagosome biogenesis. J Exp Med 202 : 987-999, 2005
3) Goren MB, D'Arcy Hart P, Young MR AJ : Prevention of phagosome-lysosome fusion in cultured macrophages by sulfatides of Mycobacterium tuberculosis. Proc Natl Acad Sci 73 : 2510-2514, 1976
4) Jayachandran R, Sundaramurthy V, Combaluzier B, et al : Survival of Mycobacteria in Macrophages Is Mediated by Coronin 1-Dependent Activation of Calcineurin. Cell 130 : 37-50, 2007
5) van der Wel N, Hava D, Houben D, et al : M. tuberculosis and M. leprae Translocate from the Phagolysosome to the Cytosol in Myeloid Cells. Cell 129 : 1287-1298, 2007
6) Inoue M, Niki M, Ozeki Y, et al : High-density lipoprotein suppresses tumor necrosis factor alpha production by mycobacteria-infected human macrophages. Sci Rep 8 : 1-11, 2018
7) Ishikawa E, Ishikawa T, Morita YS, et al : Direct recognition of the mycobacterial glycolipid, trehalose dimycolate, by C-type lectin Mincle. J Exp Med 206 : 2879-2888, 2009
8) Miyake Y, Toyonaga K, Mori D, et al : C-type Lectin MCL Is an FcRγ-Coupled Receptor that Mediates the Adjuvanticity of Mycobacterial Cord Factor. Immunity 38 : 1050-1062, 2013
9) Yonekawa A, Saijo S, Hoshino Y, et al : Dectin-2 is a direct receptor for mannose-capped lipoarabinomannan of mycobacteria. Immunity 41 : 402-413, 2014
10) Toyonaga K, Torigoe S, Motomura Y, et al : C-Type Lectin Receptor DCAR Recognizes Mycobacterial Phosphatidyl-Inositol Mannosides to Promote a Th1 Response during Infection. Immunity 45 : 1245-1257, 2016
11) Harris J, De Haro SA, Master SS, et al : T Helper 2 Cytokines Inhibit Autophagic Control of Intracellular Mycobacterium tuberculosis. Immunity 27 : 505-517, 2007
12) Sakai S, Kauffman KD, Sallin MA, et al : CD4 T Cell-Derived IFN-γ Plays a Minimal Role in Control of Pulmonary Mycobacterium tuberculosis Infection and Must Be Actively Repressed by PD-1 to Prevent Lethal Disease. PLoS Pathog 12 : 1-22, 2016
13) Umemura M, Yahagi A, Hamada S, et al : IL-17-Mediated Regulation of Innate and Acquired Immune Response against Pulmonary Mycobacterium bovis Bacille Calmette-Guerin Infection. J Immunol 178 : 3786-3796, 2007
14) Huynh JP, Lin CC, Kimmey JM, et al : Bhlhe40 is an essential repressor of IL-10 during Mycobacterium tuberculosis infection. J Exp Med 215 : 1823-1838, 2018 doi : 10.1084/jem.20171704
15) Ozeki Y, Sugawara I, Udagawa T, et al : Transient role of CD4+CD25+ regulatory T cells in mycobacterial infection in mice. Int Immunol 22 : 179-189, 2010
16) Kursar M, Koch M, Mittrucker HW, et al : Cutting Edge : Regulatory T Cells Prevent Efficient Clearance of Mycobacterium tuberculosis. J Immunol 178 : 2661-2665, 2007
17) Scott-Browne JP, Shafiani S, Tucker-Heard G, et al : Expansion and function of Foxp3-expressing T regulatory cells during tuberculosis. J Exp Med 204 : 2159-2169, 2007
18) Teitelbaum R, Glatman-Freedman A, Chen B, et al : A mAb recognizing a surface antigen of Mycobacterium tuberculosis enhances host survival. Proc Natl Acad Sci 95 : 15688-15693, 1998
19) Kawashima T, Norose Y, Watanabe Y, et al : Cutting Edge : Major CD8 T Cell Response to Live Bacillus Calmette-Guērin Is Mediated by CD1 Molecules. J Immunol 170 : 5345-5348, 2003

| 特集 | 結核・非結核性抗酸菌症―エキスパートが教える 実臨床に役立つ最新知見― |

結核・非結核性抗酸菌症の基礎研究

結核菌の薬剤耐性獲得

山口智之／中島千絵／鈴木定彦

Point
- 抗結核薬の作用機序とその耐性獲得機構は，各薬剤によって異なる．
- 薬剤感受性試験には，培養を用いる方法と遺伝子診断を応用した迅速検査法がある．
- 薬剤耐性結核の発生防止には，耐性化のメカニズムと各検査法の原理を理解することが重要である．

はじめに

　結核の治療において，抗結核薬耐性は治療効果を左右する大きな要因の一つである．特に多剤併用療法（multidrug therapy）の中心となるリファンピシン，イソニアジドの2剤に耐性をもつ多剤耐性結核（multidrug-resistant tuberculosis；MDR-TB），およびこの多剤耐性に加えて，さらにカナマイシンなどの注射薬のいずれかとフルオロキノロン系抗菌薬に対する耐性をも獲得した超多剤耐性結核（extensively drug-resistant tuberculosis；XDR-TB）は世界的に深刻な問題として認識されている．耐性獲得に伴って治療成功率が大きく低下することが知られており，結核全例では83％である成功率が，リファンピシン耐性結核および多剤耐性結核では54％，超多剤耐性結核では30％となると報告されている[1]．

　一般的に病原細菌の薬剤耐性獲得は，「不適切な処方・不適切な服用」が原因とされているが，これは結核においても同様である．結核の薬剤耐性化の背景には，不十分な服薬アドヒアランスのほかに，抗結核薬の誤選択がその原因として考えられる．そのため，投薬計画の根拠となる感染菌株の薬剤耐性を正確かつ迅速に判定することが必要である．

　本稿では，結核菌における薬剤耐性獲得機構を解説するとともに，結核の薬剤耐性判定法について，特に現在広く利用されている遺伝子診断を応用した検査法に焦点を当てて概説する．

抗結核薬耐性の獲得機構

　結核菌の薬剤耐性獲得は，染色体上の遺伝子に起こる変異が原因とされ，ほかの菌種でみられるようなプラスミドを介した薬剤耐性遺伝子の獲得については現在まで報告がない．つまり，結核菌はまず偶発的に起こる遺伝子変異によって薬剤耐性を獲得し，薬剤存在下で感受性菌が淘汰され，生き残った耐性菌のみが増えることで感染菌全体がやがて耐性菌に置き換わる（図1）．多剤耐性結核はこの繰り返しにより発生し，複数の抗菌薬系統に対する耐性が一度に獲得されることは極めて少ないと考えられているため，結核の治療には複数の抗結核薬が併用される．結核の多剤併用療法で用いられる抗結核薬の作用機序はそれぞれ異なり，また各薬剤に対する

やまぐち　ともゆき・なかじま　ちえ・すずき　やすひこ　　北海道大学人獣共通感染症リサーチセンターバイオリソース部門（〒001-0020 北海道札幌市北区北20条西10丁目）

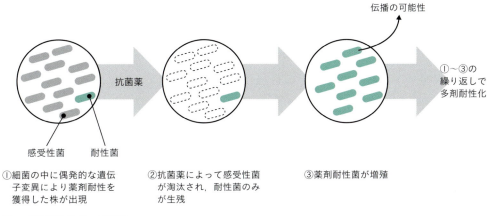

図1 薬剤耐性化の機序

耐性化の機構も以下のように様々である．

1・リファンピシン

リファンピシンは，遺伝子の発現に必須のRNAを合成する酵素であるRNAポリメラーゼのβサブユニットに結合し転写を阻害する．リファンピシン耐性の主な原因はβサブユニットをコードする*rpoB*遺伝子の変異であり，結合部位の構造が変化することでリファンピシンの結合力が損なわれるために感受性が失われる．リファンピシン耐性結核菌株の約95％は，*rpoB*遺伝子中のコア領域と呼ばれる81塩基内に変異を起こしていることが知られている．また，コア領域外にも耐性をもたらす変異が起きうることが知られている[2]．

2・イソニアジド

イソニアジドは，*katG*遺伝子にコードされるカタラーゼ-ペルオキシダーゼを介した修飾によって活性化されるプロドラッグである．修飾を受けたイソニアジド活性中間体は，結核菌の細胞壁成分であるミコール酸の合成に関わるエノイルACPリダクターゼを阻害することで殺菌性または静菌性を示す．イソニアジドに対する耐性は，主に*katG*遺伝子の変異によってカタラーゼ-ペルオキシダーゼの特異性が変化またはその機能が失われることで，イソニアジドが活性化されなくなることに起因する．また，活性中間体の標的であるエノイルACPリダクターゼをコードする*inhA*遺伝子も耐性獲得に関係しており，イソニアジド耐性結核菌の約10％は*inhA*遺伝子に変異をもつと報告されている．エノイルACPレダクターゼの発現亢進を引き起こすプロモーター領域の変異や，イソニアジド活性中間体が結合する部位の構造変化を引き起こす変異がイソニアジド耐性をもたらす．

イソニアジドの活性中間体は核酸合成に関わるジヒドロ葉酸レダクターゼも阻害することが知られているが，この酵素をコードする*dfrA*遺伝子の変異とイソニアジド耐性の関連については明らかになっていない．

3・ピラジナミド

ピラジナミドは，*pncA*遺伝子にコードされるピラジナミダーゼによって抗結核菌活性のあるピラジン酸に変換されることで殺菌性を示すプロドラッグである．結核菌の脂肪酸合成酵素を阻害し，結核病変部などの酸性環境下で休眠状態の結核菌にも作用することが知られている．ピラジナミド耐性は主に*pncA*遺伝子の変異によって獲得される．ピラジナミダーゼの酵素活性が低下または失われることでピラジン酸への変換が行われなくなり耐性を示す．

またピラジン酸は，リボソームタンパク質S1やアスパラギン酸デカルボキシラーゼとも結合し機能を阻害することが報告されている．リボソームタンパク質S1は翻訳の停滞を解消する機構であるトランストランスレーションに関係し，一方アスパラギン酸デカルボキシラーゼはパントテン酸合成経路に

関わる酵素である．これらをコードするrpsA遺伝子（リボソームタンパク質S1）やpanD遺伝子（アスパラギン酸デカルボキシラーゼ）の変異が，ピラジン酸の結合部位の構造を変えることでピラジナミド耐性がもたらされる[3,4]．

4 ▪ エタンブトール

エタンブトールは，結核菌の細胞壁中に含まれるアラビノガラクタンの生合成に関わるアラビノシルトランスフェラーゼを阻害することで静菌性に作用する．embCABオペロンには3種類のアラビノシルトランスフェラーゼがコードされており，主にこのオペロン下のembB遺伝子の変異によってエタンブトール耐性はもたらされる．エタンブトール耐性株の約30％がembB遺伝子に変異をもたず，他のメカニズムによって耐性が獲得されていると考えられている．また，embB遺伝子の変異のみでは高いエタンブトール耐性はもたらされず，同時にubiA遺伝子に変異を生じた場合に高度な耐性が獲得されることが知られている．ubiA遺伝子は細胞壁合成に関わるデカプレニルリン酸5-ホスホリボシルトランスフェラーゼをコードしており，この酵素はアラビノシルトランスフェラーゼの基質の前駆体を合成する[5]．ubiA遺伝子の変異により副次的に基質濃度が上昇し，エタンブトールへの感受性が低下する．

5 ▪ ストレプトマイシン

ストレプトマイシンは，細菌のリボソームに不可逆的に結合し，タンパク質合成を阻害することで殺菌性を示す．ストレプトマイシンが結合する16SリボソームRNAおよび結合部位に隣接しているリボソームタンパク質S12をそれぞれコードするrrs遺伝子，rpsL遺伝子に変異が生じることで，ストレプトマイシンの結合が失われ，細菌にストレプトマイシン耐性がもたらされる．ストレプトマイシン耐性菌の60〜70％はrrs遺伝子またはrpsL遺伝子に変異をもつと考えられている．また，16SリボソームRNA中の518番目のグアニンをメチル化する7-メチルグアノシンメチルトランスフェラーゼをコードするgidB遺伝子に変異が起こることでその機能が失われると，ストレプトマイシンへの低度耐性が付与されることも報告されている[6]．

6 ▪ フルオロキノロン系抗菌薬

レボフロキサシンやモキシフロキサシンをはじめとするフルオロキノロン系抗菌薬は，DNA複製や転写に関わる酵素であるDNAジャイレースを阻害することで殺菌作用を示す．フルオロキノロン系抗菌薬耐性は，DNAジャイレースを構成する2つのサブユニットをそれぞれコードするgyrA遺伝子，gyrB遺伝子の変異によって獲得される．フルオロキノロン系抗菌薬が結合する部位の構造が変化することで親和性が低下し，DNAジャイレースの阻害が行われなくなるために殺菌性が失われる．フルオロキノロン系抗菌薬耐性株のほとんどがgyrA遺伝子に変異をもち，gyrB遺伝子の変異が原因の耐性株は5％以下であると報告されている[7]．

7 ▪ カナマイシン，アミカシンおよびカプレオマイシン

注射薬として用いられるカナマイシン，アミカシンおよびカプレオマイシンは，いずれも細菌のリボソームに結合し，タンパク質合成を阻害する．rrs遺伝子内の変異がこれら3剤への耐性に繋がることが知られているほか，カナマイシンに対しては，eis遺伝子のプロモーター領域の変異によって低度耐性がもたらされる．この遺伝子にコードされるアミノグリコシドアセチルトランスフェラーゼが過剰発現されることで，カナマイシンが修飾され抗菌性が失われると考えられている[8]．またカプレオマイシン耐性は，リボソームRNAのメチル化を行うメチルトランスフェラーゼの一種をコードするtlyA遺伝子の変異によっても付与されることが知られている．この場合はカプレオマイシンの結合部位のメチル化が行われなくなることで耐性化する[9]．

薬剤耐性獲得に関連するその他の機構

上で述べた遺伝子のほかに，薬剤耐性獲得に関わ

る機構がいくつか認められている．

1 ▪ 菌体内薬剤濃度の低下

　結核菌は菌体から薬剤を排出するためのポンプ（efflux pump）を数多くもつことが知られている．この排出ポンプによって抗菌薬の菌体内濃度が低下することで，結核菌が薬剤耐性を示すことがある．抗菌薬に対する特異性は排出ポンプによって様々で，一部の抗菌薬系統のみを選択的に排出するものや，広範な種類の抗菌薬を排出するものがある[10]．排出ポンプの過剰発現によって結核菌の薬剤耐性化が助長されると考えられ，例えば，イソニアジドの存在下で発現が亢進される多剤排出ポンプなどが報告されている[7, 11]．

2 ▪ 補完変異

　前述のように，抗結核薬耐性をもたらす遺伝子変異の多くは，生育に必要な酵素に変化を及ぼすことで，抗菌薬の作用を減弱させている．なかには酵素活性を大きく低下させる変異もあり，そのため結核菌の生育に悪影響を与えることがある．ところが，こうした薬剤耐性獲得に伴う悪影響を軽減させる機構や二次的な変異も報告されており，これらをもつ株では増殖速度が回復することがわかっている．例えば，リファンピシン耐性をもたらす rpoB の変異に対して，RNA ポリメラーゼのほかのサブユニットをコードする rpoA や rpoC に変異が起きることによって，低下した増殖速度が補われている[12, 13]．

薬剤耐性判定法

1 ▪ 培養による薬剤感受性試験

　結核の薬剤耐性判定法としては，抗結核薬を含有する培地で結核菌を培養し，発育の有無を観察する方法が標準である．この方法では，各薬剤に対する感受性を直接的に観察できるが，結核菌の発育は非常に遅いため判定まで長い期間を要する．喀痰などの臨床検体からまず結核菌を分離するために培養を行い，さらに感受性判定用の薬剤含有培地に植え継ぐ必要があり，液体培地や固形培地を使った通常の方法では判定までに4～8週間を要する．

　MGIT™法（Mycobacteria Growth Indicator Tube法，ベクトン・ディッキンソン社開発）は，培地中の酸素の消費に応じて蛍光が強くなる化合物を底部に備えた培養試験管中で検体を培養し，蛍光の増加を観察することで結核菌の発育判定を行う手法である．定期的に蛍光を読み取る装置を組み込んだ培養器によって，最大960検体の培養・判定を自動で行うことができる．薬剤感受性試験にもこの手法が利用でき，ピラジナミド，リファンピシン，イソニアジド，ストレプトマイシン，エタンブトールの感受性試験用の培地・キットが市販されているほか，自身で薬剤を培地に混和して利用することも可能である．薬剤を含まない対照培地と比較することで，培養開始から4～13日で薬剤感受性試験の結果を得ることができる．

2 ▪ 遺伝子診断を応用した迅速判定法

　判定までに長期間を要する培養試験では，結果を得るまでの間に行われる化学療法が有効なものでなかった場合，病状の悪化を許すうえ，その投薬によって多剤耐性化がさらに進行するおそれがある．近年，分子生物学的手法の研究が進んだことで，遺伝子診断に基づく様々な判定法が開発されている．これらの方法では，抗結核薬耐性をもたらす遺伝子上の変異を検出することで，培養を必要とする方法に比べ短時間で判定することが可能となっている（表1）．

1）全自動リアルタイムPCR法

　迅速検査法の代表的なものの一つとして，DNAの抽出から増幅・検出までを自動で行う遺伝子解析システム GeneXpert®（Cepheid社）を利用した方法が挙げられる．このシステムでは，結核菌群菌のリファンピシン耐性株の多くが共通して変異を起こす rpoB 遺伝子内のコア領域を標的としたリアルタイムPCR法を利用する．この方法では変異を検知するための蛍光プローブを複数組み合わせることで，結核菌群の検出とリファンピシン耐性の判定を同時に行うことが可能である．また喀痰を検体とし

表1 抗結核薬耐性獲得に関連する遺伝子と迅速検査法の感度・特異度

抗結核薬	耐性獲得に関連する遺伝子	変異をもつ耐性菌の割合[7]	迅速検査法の感度/特異度 全自動遺伝子解析装置	ラインプローブアッセイ
リファンピシン	rpoB	95%	95%/98%[15]	N：92.4%/97.5% Hp：91.3%/98.0%[16]
イソニアジド	katG inhA	70% ≤10%	—	N：89.9%/99.4% Hp：89.4%/98.9%[16]
ピラジナミド	pncA rpsA panD	≤99% 不明 不明	—	N：93.2%/91.2%[17]
エタンブトール	embB ubiA	≤70% ≤45%	—	Hs：57%/92%[*, 18]
ストレプトマイシン	rpsL rrs gidB	≤60% <10% 不明	—	—
フルオロキノロン系抗菌薬	gyrA gyrB	≤90% ≤5%	—	Hs：87%/96%[*, 18]
カナマイシン，アミカシン，カプレオマイシン	rrs eis（カナマイシン） tlyA（カプレオマイシン）	60〜70% ≤80% ≤3%	—	Hs：77%/100%[*, 18]（カナマイシン） Hs：100%/100%[*, 18]（アミカシン） Hs：80%/98%[*, 18]（カプレオマイシン）

N：ジェノスカラー® RFP-TB II, INH-TB II, PZA-TB II（ニプロ）
Hp：GenoType® MTBDRplus（Hain Lifescience）
Hs：GenoType® MTBDRsl（Hain Lifescience）
* MDR または XDR と判定された株を使用したデータ
— それぞれの迅速検査法の対象でない薬剤耐性

て直接使用でき，判定までにかかる時間は2時間程度である．リファンピシン耐性の結核菌株は同じ一次抗結核薬であるイソニアジドに対しても耐性であることが多いため，リファンピシン耐性が判定された検体についてはイソニアジドやフルオロキノロン系抗菌薬および二次抗結核薬への感受性試験を行うことが推奨される[14]．

2) ラインプローブアッセイ

ラインプローブアッセイは，特定のDNA配列に結合するプローブを固相化したストリップによって，目的の遺伝子を検出する方法である．プローブに含まれる塩基配列と相補的な配列をもつDNAがプローブと強く結合し，それと異なる塩基配列ではプローブとの結合が弱くなる性質を利用し，1塩基の差異を区別することができる．標識を付加したプライマーを用いたPCRによりDNAの増幅を行いプローブとハイブリダイズさせ，標識を検出することで判定を行う．このとき，一本のストリップに複数のプローブを固定することで，異なる種類の遺伝子変異を同時に検出することができる．現在，この方法を利用したキット（ジェノスカラー®シリーズ：ニプロ，GenoTypeシリーズ：Hain Lifescience）が市販されており，一次・二次抗結核薬への耐性をもたらす遺伝子変異の有無を判定することができる．これらのキットでは，プライマーに付加されたビオチンと，アルカリフォスファターゼ結合ストレプトアビジンとを結合させ酵素反応によって発色させることで陽性プローブの位置を目視化している（図2）．ラインプローブアッセイでは，培養済みの検体を用いる場合，1日以内に増幅から判定まで行うことができる．また，増幅DNAのハイブリダイズから試薬による発色までを自動化する装置（マルチブロット® NS-4800：ニプロ，GT-Blot 48：Hain Lifescience）を利用することで手順を簡略化することができる．

3) 遺伝子検査法の注意点

数週間から数カ月にもわたる従来の培地を用いた薬剤感受性試験と比較すると，遺伝子検査による方法では判定までに要する時間が大幅に短縮されており，これらにより個々の症例に対応する抗結核薬を

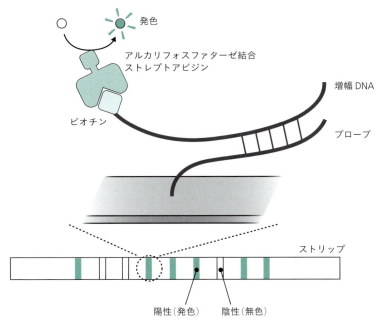

図2 ラインプローブアッセイの原理

より早く選択することが可能になった．いずれの迅速検査法も抗結核薬への耐性・感受性を見分けるために用いられるが，その原理によって陽性（耐性と疑わしい）・陰性（耐性と疑わしくない）の解釈は異なる．遺伝子診断による検査法において，陰性判定は"検査対象の遺伝子変異が検出されない"ということであり，検体が感受性であると断定することはできない．この場合，検出対象でない変異によって耐性がもたらされている可能性や，これまで報告のなかった機構によって薬剤耐性が獲得されている可能性を否定できない．

遺伝子検査によって検出できる変異の種類は各手法によって様々であるが，いずれの方法でも過去に報告されたすべての変異を網羅することは非常に難しい．また遺伝子変異によっては，既に報告されていても臨床株のデータが乏しいために，変異の有無と表現型としての耐性との相関が判明していないことがある．新たに開発された抗結核薬についても同様で，耐性獲得機構や判定方法については今後の研究によって明らかにする必要がある．

したがって，迅速検査による判定結果をもとに投薬を開始した後も，常に治療経過を注視する必要があり，培養による薬剤感受性試験が利用可能であれば並行して行うことが望ましい．

おわりに

結核の治療において，感染菌の薬剤耐性を正しく判定し，適切な投薬を行うことによって結核菌に耐性を獲得させないことは非常に重要である．

薬剤耐性化に関連する遺伝子は抗菌薬ごとに異なり，また，遺伝子変異によって耐性がもたらされるメカニズムも各抗菌薬の作用機序と密接に関わっており多様である．それぞれの遺伝子変異の研究が進んだことで，現在は，従来の培養による薬剤感受性試験に加え，遺伝子診断を利用した迅速検査法により薬剤耐性を判定することが可能となっている．これらを結核治療の奏効率向上や薬剤耐性結核の発生と伝播の防止に役立てるためには，結核菌の薬剤耐性獲得機構を理解するとともに，臨床での利用に際して各検査法の原理を把握し判定結果を正しく解釈する必要がある．

文献

1) World Health Organization : Global Tuberculosis Report 2017, 2017
2) Heep M, Rieger U, Beck D, et al : Mutations in the Beginning of the

rpoB Gene Can Induce Resistance to Rifamycins in both Helicobacter pylori and Mycobacterium tuberculosis. Antimicrob Agents Chemother 44 : 1075-1077, 2000
3) Shi W, Zhang X, Jiang X, et al : Pyrazinamide inhibits trans-translation in Mycobacterium tuberculosis. Science 333 : 1630-1632, 2011
4) Zhang S, Chen J, Shi W, et al : Mutations in panD encoding aspartate decarboxylase are associated with pyrazinamide resistance in Mycobacterium tuberculosis. Emerg Microbes Infect 2 : e34, 2013
5) Safi H, Lingaraju S, Amin A, et al : Evolution of high-level ethambutol-resistant tuberculosis through interacting mutations in decaprenylphosphoryl-β-D-Arabinose biosynthetic and utilization pathway genes. Nat Genet 45 : 1190-1197, 2013
6) Okamoto S, Tamaru A, Nakajima C, et al : Loss of a conserved 7-methylguanosine modification in 16S rRNA confers low-level streptomycin resistance in bacteria. Mol Microbiol 63 : 1096-1106, 2007
7) Dookie N, Rambaran S, Padayatchi N, et al : Evolution of drug resistance in Mycobacterium tuberculosis : a review on the molecular determinants of resistance and implications for personalized care. J Antimicrob Chemother 73 : 1138-1151, 2018
8) Zaunbrecher MA, Sikes RD, Metchock B, et al : Overexpression of the chromosomally encoded aminoglycoside acetyltransferase eis confers kanamycin resistance in Mycobacterium tuberculosis. Proc Natl Acad Sci 106 : 20004-20009, 2009
9) Johansen SK, Maus CE, Plikaytis BB, et al : Capreomycin Binds across the Ribosomal Subunit Interface Using tlyA-Encoded 2′-O-Methylations in 16S and 23S rRNAs. Mol Cell 23 : 173-182, 2006
10) Louw GE, Warren RM, Gey van Pittius NC, et al : A Balancing Act : Efflux/Influx in Mycobacterial Drug Resistance. Antimicrob Agents Chemother 53 : 3181-3189, 2009
11) Machado D, Couto I, Perdigão J, et al : Contribution of efflux to the emergence of isoniazid and multidrug resistance in Mycobacterium tuberculosis. PLoS One 72012
12) Comas I, Borrell S, Roetzer A, et al : Whole-genome sequencing of rifampicin-resistant Mycobacterium tuberculosis strains identifies compensatory mutations in RNA polymerase genes. Nat Genet 44 : 106-110, 2012
13) de Vos M, Müller B, Borrell S, et al : Putative Compensatory Mutations in the rpoC Gene of Rifampin-Resistant Mycobacterium tuberculosis Are Associated with Ongoing Transmission. Antimicrob Agents Chemother 57 : 827-832, 2013
14) World Health Organization : Xpert MTB/RIF Implementation Manual Technical and Operational 'How-to' : Practical Considerations, 2014
15) Dorman SE, Schumacher SG, Alland D, et al : Xpert MTB/RIF Ultra for detection of Mycobacterium tuberculosis and rifampicin resistance : a prospective multicentre diagnostic accuracy study. Lancet Infect Dis 18 : 76-84, 2018
16) Nathavitharana RR, Hillemann D, Schumacher SG, et al : Multicenter noninferiority evaluation of hain GenoType MTBDRplus Version 2 and Nipro NTM+MDRTB line probe assays for detection of rifampin and isoniazid resistance. J Clin Microbiol 54 : 1624-1630, 2016
17) Willby MJ, Wijkander M, Havumaki J, et al : Detection of Mycobacterium tuberculosis pncA Mutations by the Nipro Genoscholar PZA-TB II Assay Compared to Conventional Sequencing. Antimicrob Agents Chemother 62 : e01871-17, 2017
18) Brossier F, Veziris N, Aubry A, et al : Detection by GenoType MTBDRsl test of complex mechanisms of resistance to second-line drugs and ethambutol in multidrug-resistant Mycobacterium tuberculosis complex isolates. J Clin Microbiol 48 : 1683-1689, 2010

特集　結核・非結核性抗酸菌症—エキスパートが教える　実臨床に役立つ最新知見—
結核・非結核性抗酸菌症の基礎研究

環境からの曝露は予防すべきなのか

伊藤　穣

> **Point**
> - 非結核性抗酸菌は環境からヒトに感染すると考えられるが，多くの非感染者にとって環境からの曝露に注意する必要はない．
> - 肺 MAC 患者は治療後しばしば新たな菌を再感染するため，その予防のために環境からの曝露は注意すべき課題と考えられる．

NTM の生態と環境からの分離

　非結核性抗酸菌（nontuberculous mycobacteria；NTM）は池・沼などの湿地帯の水や土壌，動物（トリ，ブタ，ウシなど）などの自然環境に生息しているほか，ヒト生活環境としては，病院・家庭内の飲料水，飲料用水道管，製氷機，浴室，シャワーヘッドや農地，庭などの土壌，鉢植えの土，家庭内の塵（ハウスダスト）からも検出されている．NTM の細胞外膜は脂質に富む疎水性で，環境や組織表面に接着，増殖し，バイオフィルムを形成する．その結果，消毒薬や抗菌薬に抵抗性を示し，紫外線，高温，低酸素，酸性条件下にも生存可能で，種々の環境源に長く常在することができる[1]．

　Mycobacterium avium および *M. intracellulare* は 90% 殺菌するのに 60℃の湯温ではそれぞれ 4 分，1.5 分，50℃の湯温では殺菌にそれぞれ 1,000 分，550 分の時間を要するとされており，給湯設備の取水口やシャワーヘッド付近に付着した菌は，通常入浴に使用する 40℃程度の湯温では殺菌されずに長く生存しうる．塩素消毒に抵抗性を示し，一般の飲料水から NTM は米国で 36%[2]，フランスで 72%[3] 分離されたと報告されている．しかし，その多くは *M. gordonae* のような病原性の低い菌で，病原菌として *M. abscessus* や *M. fortuitum* などの迅速発育菌や *M. kansasii* で，*M. avium* complex（MAC）については，いずれの報告でも 2.4%，1.2%，5.6% と低率であった[2,3]．消毒薬に関しては，低水準消毒薬であるベンザルコニウム，クロルヘキシジンは無効で，過酢酸，グルタラール，フタラールにて消毒が可能である．次亜塩素酸ナトリウム消毒では 0.1% 以上の濃度を必要とし，食器洗浄などの際の 0.02% の濃度では不十分とされる．NTM が土壌検体から分離されることが，種々の気候風土の国々から報告されている．鉢植え用土を落下させて発生したエアロゾルからも MAC を含む NTM を培養できたとの報告がされている．

NTM の感染経路

　一般に NTM ではヒト-ヒト感染はないとされ，ヒトへの感染経路としては NTM が生息する環境からの感染が考えられている．NTM は胃内の酸性下でも生存が可能で，AIDS 患者での腸管感染，播種性感染では NTM を含む自然水や水道水を飲むことで消化管を通じて感染し，小児にみられる頸部リン

いとう　ゆたか　名古屋市立大学大学院医学研究科呼吸器・免疫アレルギー内科学（〒467-8601 愛知県名古屋市瑞穂区瑞穂町宇川澄 1）

パ節炎も土や水を飲みこんで感染していると考えられている．肺感染症はシャワー，庭の土壌，土埃やハウスダストなどからのNTMを含むエアロゾルを吸引して感染しているとみなされており，いわゆる"hot-tub lung"は浴室内でMACを含むエアロゾルを吸入することでアレルギー反応が惹起される過敏性肺炎と考えられている．

生活環境水からのNTMの感染

国内からの報告としてNishiuchiらは肺MAC症患者の家庭の浴室のシャワーヘッド，シャワー水，排水より M. avium（52％），M. intracellulare（3.4％）と高率に分離し，浴室から分離された株は，パルスフィールドゲル電気泳動（pulsed-field gel electrophoresis；PFGE）および制限酵素断片長多型（restriction fragment length polymorphism；RFLP）遺伝子型が肺MAC症患者の感染株と同一または関連を有しており，浴室が感染源である可能性を示した[4]．

米国からは，Falkinhamが31人のNTM症患者の家庭の飲料水の59％にNTMを検出し，M. avium，M. intracellulareについてもそれぞれ32％と高率に認めている．そして，M. avium症患者の臨床分離株との比較で，rep-PCR法で同一の遺伝子型の株を検出している[5]．Thomsonらは肺NTM患者の家庭の水道水，浴室，シャワーから同一のNTM菌種を検出し，M. kansasii症，M. lentiflavum症患者ではrep-PCR法にて同一もしくは関連菌を認めている[6]．温水プール使用した後に発症したMAC関連の過敏性肺臓炎（hot-tub lung）の患者においても，患者および温水プールから分離されたM. aviumがPFGE法で一致した報告がある[7]．

土壌からのNTMの感染

肺MAC症患者およびMACリンパ節炎患者由来のM. aviumとPFGEもしくはRFLP法で同一の株を自宅の鉢植えの土から認めたと報告されている[8]．また，国内からもFujitaらが肺MAC症患者100例とMAC感染のない気管支拡張症患者35例の自宅の農地，庭，鉢植えの土壌を回収し，MACの分離を試みたところ，48.9％（66/135検体）の土壌サンプルからMACを分離している．患者のMAC感染の有無や回収した土壌の種類にかかわらずにMACが分離され，MACは自宅土壌に広く生息していることが示された．さらに，35例の肺MAC症患者について，この土壌由来株をvariable numbers of tandem repeats（VNTR）法により患者由来株と比較したところ，M. avium症の5例，M. intracellulare症の1例の計6例で同一の遺伝子型株を認め，自宅土壌が感染源と考えられた[9]．

NTMの院内環境汚染と院内感染

透析施設内を含めた給水，給湯，製氷機などの院内の水環境にもNTMは混入しうる．米国の病院の給湯水システムから検出されたM. aviumとAIDS患者由来のM. avium菌株が，PFGE法にてほぼ同一の遺伝子型を示し，給湯水が感染源の可能性があることが1990年代初め頃から既に報告されている[10]．国内からも中心静脈カテーテル感染の原因菌であったM. mucogenicum，M. canariasenseが浴室のシャワーから検出された院内感染事例が報告されている[11]．スイスからの報告で心臓外科手術後にM. chimaeraによる人工弁や血管グラフト感染した事例では，人工心肺装置に連結した冷温水槽より同一菌が検出されている[12]．米国から報告されたLASIK術後のM. chelonae感染症では，術後のドライアイ予防に使用した加湿器が感染源とされた[13]．

肺NTM症の基礎疾患と危険因子

環境中に広く生息しているNTMを感染し，発症する患者は比較的少数であることから，肺NTM症を発病しやすい宿主因子が想定されている[14]．呼吸器疾患では陳旧性肺結核，肺気腫や気管支拡張症などの既存の肺疾患に加え，COPDや喘息患者での吸入ステロイドの使用とNTM症との関連が報告されている．また，関節リウマチ患者および生物製剤使用患者での肺NTM症の合併に代表される免疫抑

制状態も危険因子と考えられる．

　囊胞性線維症（cystic fibrosis ; CF）は，白人に高頻度にみられる CFTR 遺伝子変異を原因とする遺伝性疾患で慢性気道感染，気管支拡張症を来す．NTM が分離されるのは 10% 以上で，成人では 50% 以上にもなり，CF は NTM 症を合併しやすい疾患として知られている[15]．CF 患者での *M. abscessus* 症では同一遺伝子型菌の感染報告があり，ヒト-ヒト感染の可能性も考えられている．米国で *M. abscessus* subsp. *massiliense* 症によるアウトブレイクを来した CF クリニックではヒト-ヒト感染を考慮した空気感染対策および環境からの感染を考慮した院内の水回りの環境調査，診察室内の清掃などの院内環境の整備の院内感染対策が講じられた[16]．

環境危険因子

　飲料水，シャワー水，庭土などの生活環境が感染源と考えられる NTM 症患者の報告がなされてきたが，環境曝露に関連した行動様式が MAC 感染の危険性を増大させるかについては，感染源の検索とは別途に評価する必要がある．米国からの報告では，*M. avium* 皮内反応陽性者（感染者）は陰性者（非感染者）と比べ，農業や土壌運搬など土壌に曝露する職業に 6 年以上就業している割合が多く[17]，また *M. intracellulare* の皮内反応陽性者においても農業や建築業従事者が有意に多かったとされ[18]，土壌曝露は MAC 感染のリスクを上昇させると考えられた．
　Maekawa らは肺 MAC 症患者 106 例と MAC の検出がない気管支拡張症患者 53 例を対照とした環境危険因子に関する症例対照研究を報告している．肺 MAC 症患者は対照群と比べ，農作業やガーデニングなどの活動を週 2 回以上行っている高頻度土壌曝露者を多く認め（23.6% vs. 9.4%，p=0.032），基礎疾患などの肺 NTM 症の危険因子で調整してもなお有意であった（OR 5.9，95%CI 1.4〜24.7，p=0.015）[19]．また，Fujita らは自宅土壌中から患者感染菌と同一株を検出した 6 例はすべて週 2 時間以上土壌を扱っている高頻度曝露群に含まれ〔37.5%（6/16）vs. 0%（0/19），p=0.01〕，ガーデニングなどにて頻繁に土壌に曝露している者のみが自宅土壌を感染源としうると考えた[9]．また，CF 患者での NTM 症合併者は非合併者に比べ，濁った水道水の使用（25% vs. 15%，OR 3.5，95%CI 1.0〜11.7）や室内プールでの水泳（15% vs. 6%，OR 5.9，95%CI 1.3〜26.1）をしている人の頻度が有意に高かった[20]．NTM 症の宿主因子がそろった集団では環境曝露が NTM 症発症の危険因子と考えられた．
　一方，Dirac らは年齢，性別をマッチさせランダムに抽出した住民を対照として，肺 MAC 症の危険因子を求めたところ，COPD，ステロイド使用，胸郭異常，肺炎の入院歴が残り，環境因子としてはスプレーボトルによる水撒きのみで，発症要因としては環境要因より宿主要因のほうが大きいとしている[21]．

肺 MAC 症での再感染

　肺 MAC 症は抗菌治療にて菌陰性化しても約 10〜20% と多くの患者で再排菌する．肺 MAC 症患者のうち特に結節・気管支拡張型では抗菌治療後の再発例の 75% は異なる遺伝子型菌株による新たな感染（再感染）であったと報告されている[22]．再感染に関連して，Fujita らは肺 MAC 症患者 120 例から採取した 2 回の喀痰培養由来の MAC 菌の VNTR 解析を行い，同一の遺伝子型をもつ単クローン感染 78 例と異なる遺伝子型をもつ，もしくは他の抗酸菌菌種に交代した多クローン/複数抗酸菌感染 42 例において後者に対するリスクを求めたところ，気管支喘息の既往，高頻度土壌曝露，シャワー使用，プールでの水泳が因子として残り，水，土壌の環境曝露は肺 MAC 症患者での MAC を含む NTM を再感染する危険因子となりうると考えられた[23]．また，Ito らは肺 MAC 症患者 72 例の抗菌治療後の再発例の 53.3% に高頻度土壌曝露を認めたが，非再発例では 5.4%（p=0.0003）であったと報告し，治療後再発に土壌曝露が関連したと報告している[24]．

環境からの曝露は予防すべきか

　高率に NTM 症を発症する CF 患者では，特に *M.*

表 家庭内で *Mycobacterium. avium* の曝露を減らす方法（文献[26]より引用）

- 2週間ごとに給湯タンク内の温水を排水，貯水する
- 給湯水の温度を55℃以上に上げる
- シャワーヘッドを外して，清掃する
- シャワーヘッドの噴出口は霧状のものではなく流水（口径1 mm以上）にする
- 浴室内でのエアロゾル曝露を減らす（換気，開窓）
- シャワーや水道取水口に細菌除去フィルターを取り付ける
- 2週間ごとに活性炭フィルターを取り換える
- 加湿器は使用しない
- エアコンの加湿モードを使用しない
- 10分間煮沸で抗酸菌を殺菌する
- 鉢植え土壌からの埃を避ける

*abscessus*症に対しては主として患者間の感染を念頭に置いた感染対策が推奨されている[15]．一方，肺MAC症患者宅の浴室などから菌が分離されても，その生活環境を共有している他の家族内からのMAC症の発症についての報告が稀なように，多くの一般の人にとって環境常在菌のNTMと接触することに注意する必要はない．免疫抑制者などNTM症の危険因子を有する者でもCF患者に相当するほどのNTM症に対する疾患感受性が高いことは明らかにされておらず，NTMに感染していない人すべてに環境曝露を含めた感染対策を指導することは適切ではないであろう．

一方，NTM Research Consortium WorkshopはNTM症の感染，特に再感染の予防は重要な課題として位置付けて，エアロゾル化した水や土壌を避けることなどの環境曝露に関する議論がなされている[25]．その予防に関するコンセンサスはまだ得られていないが，NTM症発症者は発病している時点で明らかな疾患感受性を有していると考えられ，抗菌治療後に多くの患者で新たな菌に再感染する事実からも環境からの再感染予防策は注意すべき課題として認識しておく必要がある．MACは70℃5秒間で殺菌され，家庭の給湯温度が55℃以上ならそれ以下に比べ，有意に*M. avium*の分離率が低いと報告されており，適切な給水・給湯システムの管理やシャワーヘッドの清掃を行い，土埃を避けることが曝露を減らすうえで重要であると考えられる（表）[26]．

文献

1) Falkinham JO III : Ecology of nontuberculous mycobacteria--where do human infections come from? Semin Respir Crit Care Med 34 : 95-102, 2013
2) Covert TC, Rodgers MR, Reyes AL, et al : Occurrence of nontuberculous mycobacteria in environmental samples. Appl Environ Microbiol 65 : 2492-2496, 1999
3) Le Dantec C, Duguet JP, Montiel A, et al : Occurrence of mycobacteria in water treatment lines and in water distribution systems. Appl Environ Microbiol 68 : 5318-5325, 2002
4) Nishiuchi Y, Maekura R, Kitada S, et al : The Recovery of *Mycobacterium avium-intracellulare* complex (MAC) from the residential bathrooms of patients with pulmonary MAC. Clin Infect Dis 45 : 347-351, 2007
5) Falkinham JO III : Nontuberculous mycobacteria from household plumbing of patients with nontuberculous mycobacteria disease. Emerg Infect Dis 17 : 419-424, 2011
6) Thomson R, Tolson C, Carter R, et al : Isolation of nontuberculous mycobacteria (NTM) from household water and shower aerosols in patients with pulmonary disease caused by NTM. J Clin Microbiol 51 : 3006-3011, 2013
7) Lumb R, Stapledon R, Scroop A, et al : Investigation of spa pools associated with lung disorders caused by *Mycobacterium avium* complex in immunocompetent adults. Appl Environ Microbiol 70 : 4906-4910, 2004
8) De Groote MA, Pace NR, Fulton K, et al : Relationships between *Mycobacterium* isolates from patients with pulmonary mycobacterial infection and potting soils. Appl Environ Microbiol 72 : 7602-7606, 2006
9) Fujita K, Ito Y, Hirai T, et al : Genetic relatedness of *Mycobacterium avium-intracellulare* complex (MAC) isolates from patients with pulmonary MAC disease and their residential soils. Clin Microbiol Infect 19 : 537-541, 2013
10) von Reyn CF, Maslow JN, Barber TW, et al : Persistent colonisation of potable water as a source of *Mycobacterium avium* infection in AIDS. Lancet 343 : 1137-1141, 1994
11) Tagashira Y, Kozai Y, Yamasa H, et al : A cluster of central line-associated bloodstream infections due to rapidly growing nontuberculous mycobacteria in patients with hematologic disorders at a Japanese tertiary care center : an outbreak investigation and review of the literature. Infect Control Hosp Epidemiol 36 : 76-80, 2015
12) Sax H, Bloemberg G, Hasse B, et al : Prolonged outbreak of *Mycobacterium chimaera* infection after open-chest heart surgery. Clin Infect Dis 61 : 67-75, 2015
13) Edens C, Liebich L, Halpin AL, et al : *Mycobacterium chelonae* eye infections associated with humidifier use in an outpatient LASIK clinic-Ohio, 2015. MMWR 64 : 1177, 2015
14) Chan ED, Iseman MD : Underlying host risk factors for nontuberculous mycobacterial lung disease. Semin Respir Crit Care Med 34 : 110-123, 2013
15) Floto RA, Olivier KN, Saiman L, et al : US Cystic Fibrosis Foundation and European Cystic Fibrosis Society consensus recommendations for the management of non-tuberculous mycobacteria in individuals with cystic fibrosis. Thorax 71 Suppl 1 : i1-22, 2016
16) Kapnadk SG, Hisert KB, Pottinger PS, et al : Infection control strategies that successfully controlled an outbreak of *Mycobacterium abscessus* at a cystic fibrosis center. Am J Infect Control 44 : 154-159, 2016
17) Reed C, von Reyn CF, Chamblee S, et al : Environmental risk factors for infection with *Mycobacterium avium* complex. Am J Epidemiol 164 : 32-40, 2006
18) Khan K, Wang J, Marras TK : Nontuberculous mycobacterial sensitization in the United States : national trends over three decades. Am J Respir Crit Care Med 176 : 306-313, 2007

19) Maekawa K, Ito Y, Hirai T, et al : Environmental risk factors for pulmonary *Mycobacterium-avium-intracellulare* complex disease. Chest 140 : 723-729, 2011
20) Prevots DR, Adjemian J, Fernandez AG, et al : Environmental risks for nontuberculous mycobacteria. Individual exposures and climatic factors in the cystic fibrosis population. Ann Am Thorac Soc 11 : 1032-1038, 2014
21) Dirac MA, Horan KL, Doody DR, et al : Environment or host? : A case-control study of risk factors for *Mycobacterium avium* complex lung disease. Am J Respir Crit Care Med 186 : 684-691, 2012
22) Wallace RJ Jr, Brown-Elliott BA, McNulty S, et al : Macrolide/Azalide therapy for nodular/bronchiectatic mycobacterium avium complex lung disease. Chest 146 : 276-282, 2014
23) Fujita K, Ito Y, Hirai T, et al : Association between polyclonal and mixed mycobacterial *Mycobacterium avium* complex infection and environmental exposure. Ann Am Thorac Soc 11 : 45-53, 2014
24) Ito Y, Hirai T, Fujita K, et al : The influence of environmental exposure on the response to antimicrobial treatment in pulmonary *Mycobacterial avium* complex disease. BMC Infect Dis 14 : 522, 2014
25) Henkle E, Aksamit T, Barker A, et al : Patient-Centered Research Priorities for Pulmonary Nontuberculous Mycobacteria (NTM) Infection. An NTM Research Consortium Workshop Report. Ann Am Thorac Soc 13 : S379-384, 2016
26) Falkinham JO III : Reducing human exposure to *Mycobacterium avium*. Ann Am Thorac Soc 10 : 378-382, 2013

特集 結核・非結核性抗酸菌症—エキスパートが教える 実臨床に役立つ最新知見—
結核・非結核性抗酸菌症の基礎研究

非結核性抗酸菌に対する免疫応答

佐野千晶／多田納豊／冨岡治明

Point

- virulence と host defense とのせめぎ合いの観点から，非結核性抗酸菌は結核菌よりも virulence が弱いにもかかわらず，免疫能がほぼ正常な宿主で感染症となりうる．
- 非結核性抗酸菌に対する免疫は，マクロファージと Th1 細胞を中心とした細胞性免疫が主体である．
- 非結核性抗酸菌は，通性細胞内寄生菌で，マクロファージ殺菌エフェクターに抵抗性である．

はじめに

以前は，Mycobacterium avium complex（MAC）を起因菌とする肺 MAC 症は，陳旧性肺結核などの肺に何らかの破綻を来した宿主に，二次的に続発する感染症であった．他方，現在においては，やせ型の中年女性で，ほぼ免疫能正常な患者数の増加が問題となっている[1]．非結核性抗酸菌は，脂質に富んだ細胞壁に加えて，環境中ではバイオフィルムを有し，塩素を含んだ水道水や抗菌成分を含む土壌中においても生存可能であり，浴室，土壌中などの日常生活圏にユビキタスに存在している[2]．このように，誰でも非結核性抗酸菌に曝露されており，発症さらに増悪や致死的な転帰をとる非結核性抗酸菌症は，何らかの宿主抵抗性低下がある日和見感染症と考えられる．いずれにせよ，非結核性抗酸菌症の発症には，菌のジェノタイプや virulence と同時に，宿主の免疫応答や宿主因子の関わりが大きいと思われる．

感染初期の生体防御

病原微生物をヒトが吸入した際には，まず病原微生物の種類非選択的な物理的・化学的バリアーとして，主に上気道の粘膜線毛クリアランスが作用する．MAC 菌は日常生活圏の浴室や土壌に存在しているが[3]，気管支拡張症，肺嚢胞性線維症，陳旧性肺結核などの粘膜線毛クリアランスが破綻している病態では，上気道を越えて下気道に至って感染成立しやすい．

気道の物理的・化学的バリアーを突破した MAC 菌は，肺胞マクロファージ，好中球といった食細胞に認識される．マクロファージは，TLR（Toll-like receptor），CLR（C-type lectin receptor），NLR（Nod-like receptor），RLR（RIG-I-like receptor）といった生体に害を及ぼす分子構造をパターン認識するセンサー受容体を発現している．菌種や血清型に非依存的に感染早期に速やかに病原体関連分子パターン（PAMPs ; pathogen-associated molecular

---

さの ちあき　島根大学医学部地域医療支援学（〒693-8501 島根県出雲市塩冶町 89-1）
たたの ゆたか　国際医療福祉大学薬学部薬学科
とみおか はるあき　安田女子大学教育学部児童教育学科

表1 主なマクロファージ殺菌エフェクター（文献[9]より引用）

1. 活性酸素分子種（ROI）：O_2^-, H_2O_2, ・OH, $^1O_2$ など (M1)
2. パーオキシダーゼ（Fe^{2+}）依存ハロゲン化反応：OCl^- (M1)
3. 活性窒素酸化物（RNI）：・NO, ・NO_2, HNO_2, $ONOO^-$ など (M1)
4. 遊離不飽和脂肪酸：リノレン酸（$C_{18:3}$），アラキドン酸（$C_{20:4}$）など
5. 鉄キレーター分子
6. 抗菌タンパク質：カテプシン G，エラスターゼ など
7. アルギナーゼ (M2)

主に M1 マクロファージが産生するもの：(M1)，M2 マクロファージ：(M2)

---

patterns）を認識し，サイトカイン産生や細胞内シグナリングを起こす反応は自然免疫系といわれ，この自然免疫系は，次に獲得免疫系をどのように惹起するのかについての鍵となるシステムである．抗酸菌とPAMPsについて，TLR2は，結核菌が産生する19-kDaリポタンパク質を認識し，マクロファージを活性化することが報告されている[4]．一方，MAC菌では，TLR2からの刺激は結核菌より弱く，すべてのTLRに会合しているMyD88アダプター分子依存シグナル伝達系の活性化が重要であることが，KO（ノックアウト）マウスを用いた実験により示されている[5,6]．また，レクチンは糖鎖を認識するセンサー分子の総称であるが，マクロファージの発現するCLRの中では，結核菌特有のコードファクターの本体である糖脂質trehalose-6,6-dimycolate（TDM）を，Mincle（macrophage inducible C-type lectin）が認識することにより，生体防御に働いていることが示されている[7]．一方，MAC菌の細胞壁にはCLRの強力なリガンドとなるようなTDM様の構造は存在せず，Dectin-1，Dectin-2といった抗酸菌，真菌に共通するCLRによって認識されているといわれている[8]．

マクロファージ殺菌エフェクターへの抵抗性

抗酸菌の菌体表面は脂質に富み疎水性が強く，このため菌体同士は互いに凝集しやすい．食細胞であるマクロファージは，一般的に疎水性の高い異物を好むが，結核菌は主にマクロファージ上の補体レセプターの中のCR1，CR3を介して，MAC菌はCR3やフィブロネクチンを介して容易に貪食される．加えて，前述のTLR，CLRの病原体センサーからの刺激を受けたマクロファージは，IL-1，TNF-α，IL-6といった炎症性サイトカインを産生し，周囲の細胞に病原体の存在を知らせ，炎症反応を引き起こす．マクロファージは，こういった貪食能に代表される病原体非特異的な細胞内殺菌メカニズムを有している．抗酸菌の多くは，表1に示すようなマクロファージ殺菌エフェクターに対して抵抗性で，換言すれば，マクロファージに貪食されても細胞内で生存・増殖可能な通性細胞内寄生菌である[9,10]．

マクロファージに貪食された抗酸菌は，宿主のプロトン-ATPaseなどの酵素活性を阻害することにより，菌を内包する発生期ファゴソーム（nascent phagosome）内のpH低下を抑制することが知られている[11]．この発生期ファゴソーム膜に，初期・後期エンドソーム，次いでリソソームが段階的に融合していくことにより，殺菌に優れたファゴリソソームが形成されることとなる（図1）．

細菌を貪食したファゴソームの初期段階における最も主要なマクロファージ殺菌メカニズムとして，活性酸素分子種（ROI；reactive oxygen intermediate）が挙げられる．例えば，膜のNADPHオキシダーゼで産生されるO_2^-（スーパーオキサイド・アニオン）やO_2^-が還元されてできるH_2O_2は，ファゴソーム内部に蓄積されて強い細胞障害作用を有する．しかし，抗酸菌は，SOD（superoxide dismutase），カタラーゼといった抗酸化酵素を産生することに加えて，LAM（lipoarabinomannan）などの壁成分がROIの産生を抑制し，ROIの殺菌作用に対抗している．抗酸菌に対するROIについての一連の研究結果からは，ROI単独での抗酸菌増殖抑制作用は，かなり限定的なものと考えられる．われわれの

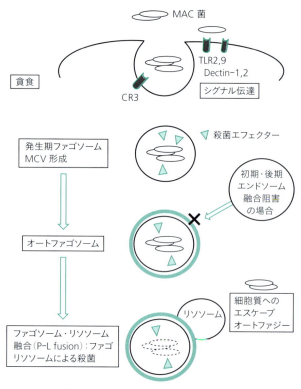

図1 MAC菌を内包したマクロファージ内小胞の概略

検討では，O_2^-，・OHを主体としたキサンチンオキシダーゼ・アセトアルデヒド系ROIで結核菌，MAC菌がほとんど殺菌されなかったが，Fe^{2+}EDTAを触媒とするH_2O_2ハロゲン化反応（pH5.5）に対しては速やかに殺菌されたことから，活性酸素分子種と一口に言っても，各々の分子種や反応系，菌種によって感受性が異なるものと考えられる[12]．また，MAC菌での検討から，シークエンシャルにROI，RNI（reactive nitrogen intermediate：活性窒素分子種），FFA（free fatty acid：遊離脂肪酸）といった種々のマクロファージ殺菌エフェクターが，相乗的に作用することが，MAC菌の細胞内増殖抑制に重要であると考えられる[13]．

オートファジー/アポトーシスとマクロファージ内生存との関わり

近年，ファゴソームから細胞質中にエスケープした細菌の排除システムとしての細菌選択的オートファジーが注目されている．オートファジーは，ギリシャ語の「auto（自分）」，「phagy（食べる）」に由来した言葉で，自食作用と訳される．細胞内の不要なタンパク質を分解し，アミノ酸を再利用するシステムで，以前には細胞内へ小胞として取り込んだものを，大規模かつ非選択的に消化分解する細胞内お掃除システムで，選択性に乏しいと考えられていた．しかし最近の研究では，ミトコンドリアなどの特定のオルガネラやユビキチンで目印がついた細胞内寄生菌を標的にした選択的オートファジーによって分解するしくみが，マクロファージ内細胞内寄生菌の排除に関わっていることが明らかとなってきている．例えば，ファゴソーム・リソソームの融合（P-L fusion）を阻害することによって構築された結核菌を内包している小胞（MCV；Mycobacterium-containing vacuole）においては，結核菌から産生される結核菌特異抗原 ESAT-6などが小胞膜を破壊し，菌は小胞内の生存環境を変化させる．MCV膜上には，電位依存性アニオンチャンネル（VDAC；The Voltage-Dependent Anion Channel）といったミトコンドリア膜上にも存在するチトクロームC放出チャネルタンパク質が存在するが，VDAC-1のユビキチン化に関わるParkin分子が，結核菌の選択的オートファジーに関わっていることが報告された[14]．またDanelishviliらは，MAC菌が，MCV膜のVDAC-1の機能を利用して小胞内環境を変化させることにより，マクロファージ内での生き延びをはかっていることを報告している[15]．また，われわれは，MAC菌を内包したマクロファージでは，ATPやピコリン酸によって誘導されたアポトーシスは細胞内殺菌能を亢進させることを報告した[16]．抗酸菌を内包したマクロファージのオートファジー，アポトーシスを介した細胞内殺菌亢進から，条件によってはオートファジーやアポトーシスが生体防御として有効に作用することを意味している．一方，抗酸菌内包マクロファージが，アポトーシスではなくネクローシスを引き起こした場合には，細胞外周囲に抗酸菌が拡散し，増殖するといわれている[17]．このことから，MAC症の肉芽腫を構成するMAC菌内包マクロファージがアポトーシスかネクローシスかどちらのプロセスをとるかによって，MAC症の臨床病態への影響が示唆さ

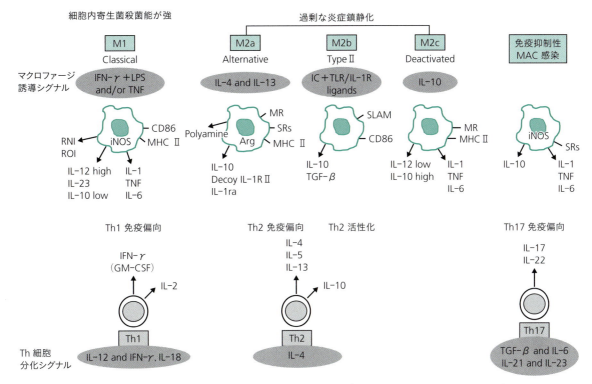

図2 抗酸菌に関連したマクロファージとTh細胞をとりまく主要なサイトカイン（文献[20, 23]より引用）

れる．

また，肉芽腫組織に囲まれ低酸素状態の結核菌は，代謝と増殖が著しく抑制された休眠状態（dormancy）をとるが，MAC菌においても同様の潜伏感染様式が推察され，免疫応答，抗菌薬感受性が顕著に低下すると考えられる．

多様なマクロファージポピュレーション

抗酸菌に対する免疫応答において，概して自然免疫系＞獲得免疫系，細胞性免疫＞液性免疫といった順の寄与度であり，中心的役割を果たすのがマクロファージといえる．これは，mycobacteriumの「myco-」のラテン語が「キノコ」を示す通り，真菌に対する免疫応答とかなり類似している．

10数年前頃よりマクロファージは1種類ではなく，機能別に分類すると，「M1マクロファージ：classically activated macrophage」と「M2マクロファージ：alternatively actively activated macrophage」の少なくとも2種類のポピュレーションが存在していることが知られている[18]．M1マクロファージは，Th1サイトカインのIFN-γとTLR4リガンドのグラム陰性細菌細胞壁構成成分のリポポリサッカライド（LPS）刺激で誘導され，TNF-α，IL-6，IL-12といった炎症性サイトカイン，ROI，RNIを産生し，炎症応答に関わる攻撃的なマクロファージである．これに対して，M2マクロファージは，Th2サイトカインであるIL-4，IL-13で誘導され，免疫抑制性サイトカインIL-10，TGF-β，アルギナーゼ-1（Arg-1），マンノース受容体，スカベンジャー受容体を高発現しており，過剰な炎症の鎮静化，寄生虫感染，組織再生などに関わっている．最近では，感染症，癌，アレルギー，メタボリックシンドローム，創傷治癒などにおいて，疾患ごと，さらには病期ごとに，古典的なM1マクロファージに区分されないM2様のポピュレーションが存在するといわれている[19]．換言すれば，マクロファージは，生体内に侵入してきた病原微生物をPAMPsで見分け，さらにサイトカイン，ケモカインといった生体内の状況，炎症の程度を感知し，炎症惹起に重要なM1マクロファージもしくは炎症障害のメンテナンスを行うM2マクロファージといったよ

うに，状況に応じて可塑的に機能分化（differentiation）または増殖（proliferation）している可能性がある（図2）[20]．

抗酸菌感染とマクロファージ分化に関連して，Royらは，IFN-γ刺激またはLPS刺激マクロファージにおける転写因子Batf2（basic leucine zipper transcription factor ATF-like 2）が，結核菌に対するマクロファージの抵抗性に重要なiNOS，TNF-α，IL-12，CCL5といったM1マクロファージに特徴的な遺伝子発現に必須であることを報告している[21]．また，われわれは，MAC菌を全身感染させたマウスの脾細胞中に誘導されてくる，T細胞の機能を抑制する性質のある免疫抑制性マクロファージについての研究を行っているが，この免疫抑制性マクロファージは，Th（ヘルパーT細胞）17細胞の分化を誘導し，M1マクロファージとM2マクロファージの中間の性質をもつ新たなプロファイル（IL-12$^+$，IL-1β^{high}，IL-6$^+$，TNF-α$^+$，iNOS$^+$，CCR7^{high}，IL-10^{high}，Arg1$^-$，mannose receptor^{low}，Ym1^{high}，Fizz^{low}，CD163^{high}）を有していた[22,23]．このように，非結核性抗酸菌感染や抗酸菌感染肉芽腫に集簇する独自のマクロファージポピュレーションの存在や分化・増殖パターンがある可能性が示唆される．

マクロファージとTh1細胞をとりまくサイトカインネットワーク

抗酸菌殺菌・排除において免疫応答細胞で中心的な役割を担うのは，自然免疫系におけるマクロファージ，次に獲得免疫系におけるTh1細胞である．ほかにも，上皮細胞，NK細胞，Treg細胞，Th17細胞，B細胞などの多種類多数の免疫細胞の関与があることはいうまでもないが，細胞同士が機能発現を制御するために非常に重要なのがサイトカインと総称される可溶分子群である．いわゆる，細胞同士の言葉のようなもので，サイトカイン活性の発現には以下のような大きな特徴がある．1つ目は，1つのサイトカインの標的細胞が複数で，しかも作用が複数に上るといった「多義性」である．さらに複雑な点は，明らかにサイトカイン受容体を発現している細胞を，リガンドで刺激しても何も反応が起こらない場合がある．これは，マクロファージ内シグナル伝達がアダプター分子のタンパク質-タンパク質の相互作用によって起こるが，この相互作用がなければ，受容体からの刺激があっても反応が起こらないためである．サイトカインの2つ目の特徴が「縮退」と呼ばれ，異なるサイトカインが単一細胞に対して同じ作用を示すことがある．

抗酸菌感染サイトカインネットワークについて考えてみると，殺菌亢進のメインストリームにおいて，抗酸菌の菌体抗原の刺激を受けたマクロファージから産生されるIL-12が重要であるが，IL-12は，強力なTh1細胞誘導活性ならびにNK細胞，細胞障害性T細胞誘導活性を有する．Th1細胞活性化には，IL-12以外にもIL-23，IL-18などが関与している．続いて，活性化したTh1細胞が産生するIFN-γ，GM-CSFは，抗酸菌感染マクロファージの殺菌活性を促進する．IL-12刺激を受けたNK細胞も，IFN-γ，TNF-α，GM-CSFを産生し，抗酸菌感染マクロファージの殺菌能亢進を後押ししている．

免疫応答は両刃の剣であり，過剰な殺菌亢進作用は，宿主の細胞障害を引き起こす．このため免疫応答には，殺菌亢進のメインストリームだけでなく，炎症鎮静のメインストリームが準備されている．炎症鎮静の際には，Th2細胞偏向の免疫微小環境となる．続いて活性化Th2細胞が産生するIL-10，IL-4などは，抗酸菌感染マクロファージを活性化から鎮静化へとシフトさせる．Th1細胞（細胞性免疫，遅延型アレルギー，肉芽腫形成と関連），Th2細胞（液性免疫，即時型アレルギーと関連）といったMosmannらが提唱した2種類のヘルパーT細胞以外に，Th17細胞の抗酸菌症における役割が大変注目されている．われわれは，前述のMAC感染モデルでの免疫抑制性マクロファージが，IL-17産生T細胞を分化誘導し，IL-17，IL-22の産生を増強することを示した．このことに関連して，近年，Th細胞のなかで，Th17細胞，誘導性Treg，Tfh細胞は周囲のサイトカインなどの刺激などの環境変化により容易に特徴が変化する細胞種の可能性が指摘さ

れており[24]，結核菌感染で誘導される Th は Th1/17 細胞といった新たな細胞種であるとの報告もある．抗酸菌感染の免疫応答における T 細胞分化の可塑性については，疾患特異的マクロファージポピュレーションと同様にまだ不明な点が多い．

おわりに

非結核性抗酸菌は，結核菌に比較して免疫原性が弱いため，マクロファージ活性化による殺菌亢進や，マクロファージ活性化に次いで起こるべき Th1 を中心とした細胞性免疫を強く誘導できないうえに，滞留性が強いことが，慢性炎症となりやすい理由の一つであると考えられる．

文献

1) Morimoto K, Hasegawa N, Izumi K, et al : A laboratory-based analysis of nontuberculous mycobacterial lung disease in Japan from 2012 to 2013. Ann Am Thorac Soc 14 : 49-56, 2017
2) Ito Y, Hirai T, Fujita K, et al : The influence of environmental exposure on the response to antimicrobial treatment in pulmonary *Mycobacterial avium* complex disease. BMC Infect Dis 14 : 522, 2014
3) Nishiuchi Y, Tamura A, Kitada S, et al : *Mycobacterium avium* complex organisms predominantly colonize in the bathtub inlets of patients' bathrooms. Jpn J Infect Dis 62 : 182-186, 2009
4) Gopalakrishnan A, Salgame P : Toll-like receptor 2 in host defense against *Mycobacterium tuberculosis* : to be or not to be-that is the question. Curr Opin Immunol 42 : 76-82, 2016
5) Feng CG, Scanga CA, Collazo-Custodio CM, et al : Mice lacking myeloid differentiation factor 88 display profound defects in host resistance and immune responses to *Mycobacterium avium* infection not exhibited by toll-like receptor 2（TLR2）-and TLR4-deficient animals. J Immunol 171 : 4758-4764, 2003
6) Gidon A, Åsberg SE, Louet C, et al : Persistent mycobacteria evade an antibacterial program mediated by phagolysosomal TLR7/8/MyD88 in human primary macrophages. PLoS Pathog 13 : e1006551, 2017
7) Nagata M, Izumi Y, Ishikawa E, et al : Intracellular metabolite β-glucosylceramide is an endogenous Mincle ligand possessing immunostimulatory activity. Proc Natl Acad Sci U S A 114 : E3285-E3294, 2107
8) Ishikawa E, Mori D, Yamasaki S : Recognition of mycobacterial lipids by immune receptors. Trends Immunol 38 : 66-76, 2017
9) 冨岡治明：抗酸菌感染症が難治性である理由を探る．日本細菌学雑誌 50：687-701, 1995
10) 冨岡治明，多田納豊，佐野千晶，他：抗酸菌症の免疫補助療法―マクロファージ機能との関連から―．日本化学療法学雑誌 65：10-16, 2017
11) Sturgill-Koszycki S, Schlesinger PH, Chakraborty P, et al : Lack of acidification in Mycobacterium phagosomes produced by exclusion of the vesicular proton-ATPase. Science 263 : 678-681, 1994
12) Yamada Y, Saito H, Tomioka H, et al : Relationship between the susceptibility of various bacteria to active oxygen species and to intracellular killing by macrophages. J Gen Microbiol 133 : 2015-2021, 1987
13) Akaki T, Sano C, Tomioka H, et al : Effector molecules in expression of the antimicrobial activity of macrophages against *Mycobacterium avium* complex : roles of reactive nitrogen intermediates, reactive oxygen intermediates, and free fatty acids. J Leukoc Biol 62 : 795-804, 1997
14) Manzanillo PS, Ayres JS, Watson RO, et al : The ubiquitin ligase parkin mediates resistance to intracellular pathogens. Nature 26 : 512-516, 2013
15) Danelishvili L, Chinison JJJ, Pham T, et al : The Voltage-Dependent Anion Channels（VDAC）of *Mycobacterium avium* phagosome are associated with bacterial survival and lipid export in macrophages. Sci Rep 7 : 7007, 2017
16) Tatano Y, Sano C, Tomioka H, et al : ATP exhibits antimicrobial action by inhibiting bacterial utilization of ferric ions. Sci Rep 5 : 8610, 2015
17) Molloy A, Laochumroonvorapong P, Kaplan G : Apoptosis, but not necrosis, of infected monocytes is coupled with killing of intracellular bacillus Calmette-Guérin. J Exp Med 180 : 1499-1509, 1994
18) Gordon S : Alternative activation of macrophages. Nat Rev Immunol 3 : 23-35, 2003
19) Satoh T, Kidoya H, Akira S : Critical role of Trib1 in differentiation of tissue-resident M2-like macrophages. Nature 28 : 524-528, 2013
20) Mantovani A, Sica A, Sozzani S, et al : The chemokine system in diverse forms of macrophage activation and polarization. Trends Immunol 25 : 677-686, 2004
21) Roy S, Guler R, Parihar SP, et al : Batf2/Irf1 induces inflammatory responses in classically activated macrophages, lipopolysaccharides, and mycobacterial infection. J Immunol 194 : 6035-6044, 2015
22) 冨岡治明，多田納豊，佐野千晶，他：M1, M2 マクロファージポピュレーション―抗酸菌感染で誘導・活性化されるマクロファージとの関連から―．結核 91：75-82, 2016
23) Tatano Y, Shimizu T, Tomioka H : Unique macrophages different from M1/M2 macrophages inhibit T cell mitogenesis while upregulating Th17 polarization. Sci Rep 4 : 4146, 2014
24) Davis MM : Immunology. Flexibility for specificity. Science 347 : 371-372, 2015

特集 結核・非結核性抗酸菌症―エキスパートが教える 実臨床に役立つ最新知見―
結核・非結核性抗酸菌症の基礎研究

非結核性抗酸菌症　菌の遺伝子研究で判明したこと

吉田光範／星野仁彦

Point
- 近年の全ゲノム解析により，NTM症について多くの新事実が明らかになってきた．
- NTM臨床分離株群のゲノム解析を通して，NTMの病態形成に重要な因子や適応進化の様式に迫ることができる．
- NTM臨床分離株および環境由来株のゲノム解析を通して，NTM症の伝播・感染経路に迫ることができる．

背景

　肺非結核性抗酸菌（肺NTM）症の患者は先進国を中心に急増しているが，現時点では決定的な治療法は確立されておらず，世界中で肺NTM症による死亡者数が増加している[1]．したがって，肺NTM症の病態機構ならびに感染・伝播様式の解明は公衆衛生上重要である．本邦における10万人当たりの罹患率は肺 Mycobacterium avium complex（MAC）症，肺 Mycobacterium kansasii 症，肺 Mycobacteroides abscessus 症の順に多い[2]．本稿では，肺NTM症の大半を占める肺MAC症，および多くの抗菌薬に対して自然耐性を示すことから肺NTM症のなかでも難治性の肺 M. abscessus 症について遺伝子研究から明らかになってきたことを近年の報告を中心に概説する．

肺MAC症と播種性MAC症では菌側因子に違いがみられるか？

　MAC症は本邦のNTM症の約80〜90％を占めている[3]．MAC症の起因菌には，M. avium と M. intracellulare が含まれる．さらに，M. avium には4つの亜種，ヒトやブタに主に感染する M. avium subsp. hominissuis（MAH），ウシやヒツジなどの反芻動物に感染する M. avium subsp. paratuberculosis（MAP），鳥類に感染する M. avium subsp. avium（MAA）および M. avium subsp. silvaticum（MAS）に分けられる．これら4亜種は，M. avium に特異的な挿入配列の有無や hsp65 遺伝子のシーケンスによって鑑別できるが，宿主特異性や病原性の違いに関する遺伝的背景は明らかにされていない．またヒトのMAC症（通常，MAH感染症を指す）においても，免疫不全状態の患者にみられる播種性のものと，免疫正常者にもみられる呼吸器由来のものがある．この2つの病態の異なるMAC症から

よしだ みつのり・ほしの よしひこ　国立感染症研究所ハンセン病研究センター感染制御部（〒189-0002 東京都東村山市青葉町4-2-1）

単離される菌に遺伝的な違いがあるか検証するために，Uchiya らは免疫正常の肺 MAC 症患者から分離された MAH TH135 株の全ゲノムを解読し，既に報告されている AIDS 患者より単離された MAH 104 株のゲノム情報との比較を行った．すると，両者のゲノム配列は高い相同性を示しながらも，それぞれの菌株に特異的な配列領域（>10,000 bp）がゲノム全域にわたって多数存在していた[4]．特異的な配列領域上に存在する遺伝子の多くは，MAP や *M. intracellulare*，*Mycobacterium parascrofulaceum* などの近縁種の遺伝子に最も相同性が高く，それぞれの菌株が水平伝播により外来の遺伝子を獲得し，共通の祖先から分岐したのちに独自の進化を遂げていることが示唆された[4]．さらに，TH135 株および 104 株のそれぞれに特異的な遺伝子群には，転写制御因子，VII型分泌系，宿主細胞内における菌の増殖や細胞浸潤に関連する遺伝子群が多く含まれており，これらの遺伝子機能が肺 MAC 症または播種性 MAC 症の病態形成にとって重要な役割を果たしていることが推察された[4]．

集団遺伝学的解析により明らかになった MAC 菌の特徴

肺 MAC 症患者は，病態が増悪して治療の介入が必要になる場合もあれば，逆に病態が安定したまま経過観察のみでよい場合もある．肺 NTM 症の発症と増悪のメカニズムは未解明の部分が多いが，現在は宿主側因子と菌側因子の両方が関与していると考えられている．近年，肺 MAC 症の発症と増悪に関与する菌側因子を探索するために，肺 MAC 症患者から単離した 46 の MAH 臨床分離株について比較ゲノム解析が行われた[5]．ここでは，病態が増悪した患者 17 人から，また病態が安定している患者 29 人から単離した臨床分離株のゲノム情報を新たに取得し，既に公開されている MAH，MAA，MAP および MAS 合計 33 株のゲノム情報と併せて比較ゲノム解析を実施している．ゲノムの共通領域にみられる一塩基多型（SNP）に基づいた系統解析から，臨床分離株群は 6 つのグループに分けられ，病態が増悪した患者から単離された菌は特定のグループに集積する傾向がみられた．また，変異や組換えのホットスポットを探索すると，菌の生育に必要な鉄キレート物質であるマイコバクチン産生に関わる遺伝子，病原性に関与するVII型分泌系や転写制御因子などの遺伝子において変異や組換えが比較的高頻度に起きていることがわかった[5]．これらの結果は，肺 MAC 症の増悪に関連する特定の遺伝型が存在し，MAH の病原性因子は変異や組換えが起こりやすいゲノム配列領域に存在することを示している．詳細なメカニズムの解明が待たれるが，肺 MAC 症の増悪/安定を決定する要因として，臨床分離株によって上記の因子の活性が異なるからかもしれない．また，MAH 臨床分離株群の遺伝的多様度（塩基置換率により計算）は他の *M. avium* 亜種や結核菌と比べて有意に高く，種全体で保有する遺伝子総数（＝パンゲノム）が大きい[5,6]．MAH のパンゲノムは，臨床分離株のゲノムを 1 つ解読するたびにパンゲノムの顕著な増大がみられる，いわゆるオープンパンゲノムであり，水平伝播により種外から新しい遺伝子を取り込んでいることが推察された[5,6]．さらに MAH は，種内の異なる系統間においても積極的に組換えを行っており，高頻度に組換えが起きている領域には菌の生育に有用な遺伝子が含まれていることがわかった[6]．これらの事実から，MAH はいわば有性生殖的な振る舞いをして，有用遺伝子を集団内に拡散して周囲の環境に適応していると考えられた．

近年，ゲノム解読にかかるコストが飛躍的に減少し，大量の菌株をゲノム解読することが可能になった．上記の研究例は，多くの臨床分離株のゲノム情報を解析することで初めて MAH の集団としての性質にアプローチできた．MAH にみられるような，種外からの遺伝子の流入や，種内の異系統間の積極的な組換えなどの性質は菌の生存戦略上有利に働く．こうした性質が，世界中のあらゆる地域において肺 NTM 症のなかで肺 MAC 症が占める割合が高いことの背景になっているのかもしれない．また同時に，これらは抗酸菌の進化を議論するうえで重要な現象であり，分子機構を含めた今後の詳細な解析が待たれる．

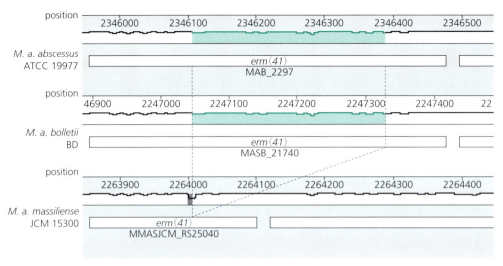

図1 *M. abscessus* complex の *erm*(41) 遺伝子

M. a. abscessus ATCC 19977 株, *M. a. massiliense* JCM 15300 株, *M. a. bolletii* BD 株のゲノム情報を NCBI (National Center for Biotechnology Information) データベースより取得し, Mauve ソフトウェアを用いてアライメントした. *M. a. massiliense* JCM 15300 株の *erm*(41) 遺伝子に 300 bp 程度の欠損配列 (*M. a. abscessus* および *M. a. bolletii* の該当領域を緑色で着色) がみられる.

Mycobacteroides abscessus complex に属する抗酸菌の特徴と鑑別する意義

肺 *M. abscessus* 症の起因菌は迅速発育菌に分類される *M. abscessus* complex である. 2018年2月に Guputa らが, 150種類の *Mycobacterium* 属菌に共通する 1,941 個のタンパク質のアミノ酸配列を用いた系統解析から, 従来の *Mycobacterium* 属を 5 つの属に細分類することを提唱し[7], International Journal of Systematic and Evolutionary Microbiology 誌がこれを支持することを発表した[8]. したがって, 従来の '*Mycobacterium*' *abscessus* complex は '*Mycobacteroides*' *abscessus* complex に国際的に変更された. *M. abscessus* complex には, *M. abscessus* subsp. *abscessus* (*M. a. abscessus*), *M. abscessus* subsp. *massiliense* (*M. a. massiliense*), そして *M. abscessus* subsp. *bolletii* (*M. a. bolletii*) が含まれる[9]. これら 3 亜種の鑑別は, 迅速発育菌の鑑別に頻用される 16S rRNA 領域の配列が完全に一致しているため, 複数のハウスキーピング遺伝子のシーケンス解析が必要になる[10,11]. 上記 3 亜種臨床分離株のゲノム配列を使用した相同性解析や系統解析が行われているが, *M. abscessus* complex の細分類については, 独立した 3 つの種に分けるべきであると主張するグループと, *M. abscessus* の亜種として分類するべきだと主張するグループの間で未だに議論が続いている[12,13]. こうした議論の背景には, *M. abscessus* complex を構成する 3 亜種がそれぞれ特異的な表現型を示すという事実がある. 例えば, *M. a. massiliense* は, 他の 2 亜種にはないゲノム配列領域上の遺伝子の働きにより, 好気条件下における増殖能が他の 2 亜種よりも有意に高い[14]. 別の例として, マクロライドに対する感受性の違いが挙げられる. *M. abscessus* complex は多くの抗菌薬に対して内因性の薬剤耐性を示すが, 既存の抗菌薬のなかではクラリスロマイシンやアジスロマイシンに比較的高い感受性を示すため, 肺 *M. abscessus* 症治療のキードラッグとなっている. しかしながら, *M. a. abscessus* および *M. a. bolletii* は, *erm*(41) 遺伝子によってコードされる 23S rRNA メチルトランスフェラーゼの働きによりマクロライド耐性が高頻度に誘導される. 一方で *M. a. massiliense* の *erm*(41) 遺伝子は, 300 bp 程度の塩基の欠損 (図1) により不活化しており, マクロライド耐性が誘導されにくいことが知られる. また, アジスロマイシンはクラリスロマイシンと比べて, *M. abscessus* complex に対する最小発育阻止濃度が高いが, 耐

性が誘導されにくく，結果的に M. abscessus complex に対してより効果的であることが示唆されているが[15]，これらの研究は症例数に限りがあるため今後のさらなる検証が待たれる．こうした遺伝子構造の差異により，ゲノム配列は極めて高い相同性を示しながらも，多様な表現型を示すことが明らかになってきた．「多様な表現型を示すこと」に対応して，M. abscessus complex に属する亜種の間でも，アウトブレイクの有無，マウスモデルに対する病原性の差やクラリスロマイシンを含む治療の効果の違いが報告されている[16〜18]．これらの事実から，M. abscessus complex 3 亜種を迅速かつ正確に鑑別することは臨床上重要であるといえるが，上記のように複数の遺伝子のシーケンス解析が必要であるため，通常の臨床機関では亜種の鑑別はハードルが高い．そこで筆者らは，M. abscessus complex 3 亜種のゲノム情報から遺伝子構造の差異をゲノムワイドに探索し，遺伝子構造の差異に基づいて M. a. massiliense を鑑別するマルチプレックス PCR プライマー[11]，さらに最近 M. abscessus complex 3 亜種を一度に鑑別するマルチプレックス PCR プライマーを開発し（特許申請中），M. abscessus complex 臨床分離株の鑑別を日常的に行っている．M. abscessus complex の鑑別に関してお困りのときは，筆者まで一報いただきたい．

Mycobacteroides abscessus 症はヒトからヒトへ伝播しているのか？

NTM 感染はこれまで，土壌や水といった環境に存在する菌への曝露を通して成立すると考えられてきた．しかしながら，近年の大規模なゲノム研究によって NTM のヒトからヒトへの伝播を示唆する報告が出始め，大きな注目を集めている．Bryant らは，囊胞性線維症（CF）センターに通院している 31 人の患者から経時的に単離した 168 の M. abscessus 臨床分離株について全ゲノム解析を実施した[19]．臨床分離株群の共通領域にみられる SNP を利用した解析から，M. a. massiliense の院内アウトブレイクが少なくとも二度起きていることが示唆された．11 人の患者から単離された M. a. massiliense 臨床分離株間の塩基の差異は平均して 10 bp 以下であり，この差異は一個人から単離された複数の臨床分離株間の塩基の差異よりも小さかった．一方，6 人の患者から検出された M. a. abscessus 臨床分離株間の塩基の差異は 50 bp から 200 bp と大きく，独立したクローンによる感染が示唆された．さらに，①臨床分離株のクラリスロマイシン耐性およびアミカシン耐性とそれらの原因遺伝子変異の調査，②CF センターの水源，シャワーヘッド，食洗機，および気管支鏡などの詳細な環境調査，および③患者の行動分析を実施した．M. a. massiliense に感染した 11 人の患者は院内で接触する機会が多数あったこと，クラリスロマイシンおよびアミカシンによる長期の治療を行っていないにもかかわらず分離された菌から耐性となる変異が検出されたこと，環境調査から明確な感染源が特定できなかったことと併せて，これらの結果は M. a. massiliense の患者間における伝播を強く示唆した．さらに，2016 年に同グループから，7 カ国 517 名の CF 患者より単離した 1,080 の M. abscessus 臨床分離株を用いたゲノム解析の結果が Science 誌に報告された[20]．以前報告した単一施設における臨床分離株のゲノム解析結果と同様に，同一患者から単離された臨床分離株間の塩基の差異は 20 bp 以下であった（99%が 38 bp 以下）ことから，Bryant らは，異なる患者から単離された臨床分離株間の塩基の差異が 20 bp 以下のものを 'probable' な，塩基の差異が 20 bp から 38 bp のものを 'possible' な菌の直接的または間接的な伝播と定義した．臨床分離株の系統解析から，M. abscessus 3 亜種それぞれでサブクラスが検出され，M. a. abscessus のクラスター 1 および 2，M. a. massiliense のクラスター 1 は米国，欧州諸国およびオーストラリアの CF センターで単離された菌株で構成されており，全臨床分離株の 74% が上記 3 つのクラスターに属していた．また，異なる国（大陸）で単離された臨床分離株がほぼ同一（塩基の差異が 20 bp 以下）である例も多数検出された．これらの結果から，正確な伝播経路は依然として不明ではあるが，M. abscessus complex の特定の遺伝型をもつクローンが大陸を越えて世界中に伝播していることが推察された．

上記の研究例では，多数の臨床分離株や環境分離株のゲノム解析が新興感染症の伝播様式の解明に有用であることを示した．また，それぞれの患者から経時的に単離した臨床分離株のゲノム解析を行うことで，*M. abscessus* complex がヒト-ヒト感染を起こしている可能性を検証することが可能となった．この先駆的な研究にならい，可能な限り個々の患者から経時的に複数の菌株を単離・保存することを提言したい．

おわりに

世界中で多くの患者が肺 MAC 症および肺 *M. abscessus* 症の有効な治療法，診断法の開発を待ちわびている．これを達成するためには，臨床現場や研究機関など多施設間の協力体制のもと，臨床分離株や環境由来菌を用いた菌側因子の研究，宿主であるヒトの遺伝的因子の研究，そして臨床研究を積み重ねていくことが必要不可欠である．

文献

1) Marras TK, Campitelli MA, Kwong JC, et al：Risk of nontuberculous mycobacterial pulmonary disease with obstructive lung disease. Eur Respir J 48：928-931, 2016
2) Namkoong H, Kurashima A, Morimoto K, et al：Epidemiology of Pulmonary Nontuberculous Mycobacterial Disease, Japan（1）. Emerg Infect Dis 22：1116-1117, 2016
3) Sakatani M：The non-tuberculous mycobacteriosis. Kekkaku 80：25-30, 2005
4) Uchiya K, Takahashi H, Yagi T, et al：Comparative Genome Analysis of Mycobacterium avium Revealed Genetic Diversity in Strains that Cause Pulmonary and Disseminated Disease. PLoS One 8：e71831, 2013
5) Uchiya K, Tomida S, Nakagawa T, et al：Comparative genome analyses of Mycobacterium avium reveal genomic features of its subspecies and strains that cause progression of pulmonary disease. Sci Rep 7：39750, 2017
6) Yano H, Iwamoto T, Nishiuchi Y, et al：Population Structure and Local Adaptation of MAC Lung Disease Agent Mycobacterium avium subsp. hominissuis. Genome Biol Evol 9：2403-2417, 2017
7) Gupta RS, Lo B, Son J：Phylogenomics and Comparative Genomic Studies Robustly Support Division of the Genus Mycobacterium into an Emended Genus Mycobacterium and Four Novel Genera. Front Microbiol 9：67, 2018
8) Oren A, Garrity GM：List of new names and new combinations previously effectively, but not validly, published. Int J Syst Evol Microbiol 68：693-694, 2018
9) Tortoli E, Kohl TA, Brown-Elliott BA, et al：Emended description of Mycobacterium abscessus, Mycobacterium abscessus subsp. abscessus and Mycobacterium abscessus subsp. bolletii and designation of Mycobacterium abscessus subsp. massiliense comb. nov. Int J Syst Evol Microbiol 66：4471-4479, 2016
10) Macheras E, Roux AL, Bastian S, et al：Multilocus sequence analysis and rpoB sequencing of Mycobacterium abscessus（sensu lato）strains. J Clin Microbiol 49：491-499, 2011
11) Nakanaga K, Sekizuka T, Fukano H, et al：Discrimination of Mycobacterium abscessus subsp. massiliense from Mycobacterium abscessus subsp. abscessus in clinical isolates by multiplex PCR. J Clin Microbiol 52：251-259, 2014
12) Adekambi T, Sassi M, van Ingen J, et al：Reinstating Mycobacterium massiliense and Mycobacterium bolletii as species of the Mycobacterium abscessus complex. Int J Syst Evol Microbiol 67：2726-2730, 2017
13) Tortoli E, Kohl TA, Brown-Elliott BA, et al：Mycobacterium abscessus, a taxonomic puzzle. Int J Syst Evol Microbiol 68：467-469, 2018
14) Sekizuka T, Kai M, Nakanaga K, et al：Complete Genome Sequence and Comparative Genomic Analysis of Mycobacterium massiliense JCM 15300 in the Mycobacterium abscessus Group Reveal a Conserved Genomic Island MmGI-1 Related to Putative Lipid Metabolism. PLoS One 9：e114848, 2014
15) Choi GE, Shin SJ, Won CJ, et al：Macrolide Treatment for Mycobacterium abscessus and Mycobacterium massiliense Infection and Inducible Resistance. Am J Respir Crit Care Med 186：917-925, 2012
16) Tettelin H, Davidson RM, Agrawal S, et al：High-level relatedness among Mycobacterium abscessus subsp. massiliense strains from widely separated outbreaks. Emerg Infect Dis 20：364-371, 2014
17) Catherinot E, Clarissou J, Etienne G, et al：Hypervirulence of a rough variant of the Mycobacterium abscessus type strain. Infect Immun 75：1055-1058, 2007
18) Koh WJ, Jeon K, Lee NY, et al：Clinical Significance of Differentiation of Mycobacterium massiliense from Mycobacterium abscessus. Am J Respir Crit Care Med 183：405-410, 2011
19) Bryant JM, Grogono DM, Greaves D, et al：Whole-genome sequencing to identify transmission of Mycobacterium abscessus between patients with cystic fibrosis：a retrospective cohort study. Lancet 381：1551-1560, 2013
20) Bryant JM, Grogono DM, Rodriguez-Rincon D, et al：Emergence and spread of a human-transmissible multidrug-resistant nontuberculous mycobacterium. Science 354：751-757, 2016

学会編集の信頼！最新のエビデンスに基づく診療マニュアル

非結核性抗酸菌症 診療マニュアル

編集　日本結核病学会

減少する結核に対して、増える非結核性抗酸菌症の基礎知識、診断、治療をまとめた1冊。これまで蓄積されてきた研究データをもとに、最新のエビデンスを踏まえた診療エッセンスを紹介。非結核性抗酸菌症の多くを占める肺MAC症を中心に、標準治療のみならず、最新の検査法にまで言及。臨床医に向けた初めての診療マニュアル。

■目次

- 第1章　非結核性抗酸菌症の現状
  日本と世界の疫学と動向について
- 第2章　非結核性抗酸菌の細菌学
  細菌検査／NTMの分子疫学解析と感染源
- 第3章　肺非結核性抗酸菌症の診断
  臨床症状・画像診断／血液検査（血清診断）／NTM症の診断基準とその運用
- 第4章　肺非結核性抗酸菌症の治療
  肺MAC症の治療／肺カンサシ症の治療／その他の肺非結核性抗酸菌症の治療／肺NTM症の外科療法／主な薬剤の解説と副作用対策
- 第5章　特殊な病態における非結核性抗酸菌症
  HIV感染／関節リウマチと生物学的製剤

●B5　頁152　2015年　定価：本体3,000円+税　[ISBN 978-4-260-02074-9]

医学書院　〒113-8719　東京都文京区本郷1-28-23　[WEBサイト] http://www.igaku-shoin.co.jp
[販売・PR部] TEL:03-3817-5650　FAX:03-3815-7804　E-mail:sd@igaku-shoin.co.jp

特集 結核・非結核性抗酸菌症—エキスパートが教える 実臨床に役立つ最新知見—
臨床におけるトピックス

下気道と抗酸菌感染

倉島篤行

> **Point**
> - 気管・気管支の構造的偏位が発病頻度に結び付いている．
> - Lady Windermere syndrome は無視はできない．
> - 肺 MAC 症病巣の肺内分布特徴は結核症とは異なる理由がある．

気管・気管支の解剖学的構造について

　特に性差について記すが，多くの報告は一致して，気管前後径，あるいは気管断面積が女性で男性より小さいとしている[1,2]．

　また，これら気道構造の狭小さが，良好な drainage を阻害し中葉症候群の成因となるとする説が多いが[3]，気管に対し大きな分岐角で横走する左主気管支や，狭小な中葉舌区支は，いずれも胸郭内での最大の振動源たる心臓に直接隣接し走行するのであり，drainage 自体は良好であってもおかしくはないが，この矛盾は解明されていない．また中葉舌区は容積が小さいわりに胸膜で全周を覆われ，側副換気路の発達が不十分で drainage が良好でないとされている．

　Lee らは肺 MAC 症（nodular bronchiectatic type）50 例と性，年齢，身長，体重をマッチさせた健常人 100 例で，中葉支と舌区支について CT 上での計測を行い，それぞれの長さ，直径で有意な差はなかったが，水平線からの分岐角のみ肺 MAC 例で有意に少なかったとし（図 1 参照）[4]，これが当該気管支からの drainage 不良の一因ではないかとしている．

　しかしこれらの計測結果が肺野末梢の小病変経過による収束に起因するのかどうかについては検討されていない．

　以上は静態的な解剖学的解析であるが，瀬尾らは MRI を用いた肺葉別換気動態の評価を行っており，正常者 10 例での肺葉別容積，および安静時換気における肺葉別変動比率を測定し，中葉のみ，容積においても換気による変動率においても全肺葉の約 10% と他肺葉に比べ圧倒的に少ないとしているのは重要な指摘である[5]．

気管・気管支結核について

　比較的近年のわが国の文献では，田村らが専門施設での全結核のうち，気管支結核は約 2.3% であったとしている（もちろん全国結核登録統計ではずっと少なくおよそ 0.7% 以下である）[6]．

　女性（6：4），50 歳未満に多く発病し，咳嗽が多く，塗抹陽性の頻度が高い．部位別では女性例で左主気管支が最も多く，なぜかは今もって明らかではない．これら諸点は従来報告と同様の特徴を示している．

　気管支結核はリンパ節結核穿孔によるもの以外は末梢結核病巣から誘導気管支に沿った逆向性進展，あるいは喀痰上行途中での気管支腺腔への感染など

くらしま あつゆき　公益財団法人結核予防会複十字病院臨床研究アドバイザー（〒204-8522 東京都清瀬市松山 3-1-24）

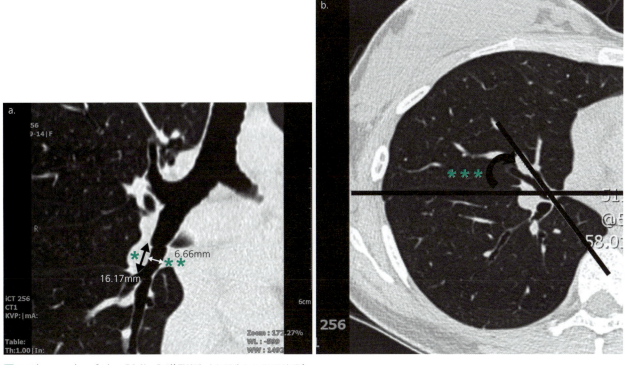

図1 The angle of the RML の説明図（文献[4]より引用改変）
a：Oblique view of the RML obtained using curved MPR CT. ＊ The length of the RML bronchus was measured as the distance from the beginning of the RML bronchus to the bifurcation of the RML bronchus. ＊＊ The diameter of the RML bronchus was the widest diameter of the segment used to determine the length of the RML bronchus.
b：Axial view of the RML obtained using curved MPR CT. ＊＊＊ The angle of the RML was defined by the coronal plane and the plane of the RML bronchus. RML：right middle lobe；MPR：multiplanar reformation；CT：computed tomography.

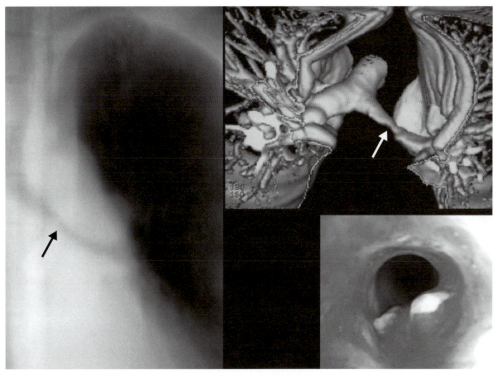

図2 30代女性，2カ月間の吸入ステロイド薬使用後診断された気管支結核
左主気管支の狭搾が明らかである．

が機序として考えられているが，なぜこれらの例で肺実質病巣の規模に比べ気管・気管支のみに顕著な病変を示すのかは不明である（図2参照）．

また気管・気管支結核の場合は化学療法経過により高度の狭搾を来すことが多いが，非結核性抗酸菌症ではそのような狭搾にはほとんど遭遇しない．

これらに関連し，Kuoらは肺結核のみの63例と気管支結核38例でマトリックスメタロプロテアーゼ（MMP）のプロモーター領域での遺伝子発現を検討し，遺伝子多型としてMMP-1,1Gタイプで5.3倍のリスクを示し，特に気管支の閉塞まで進展するリスクは1Gタイプで8.4倍だったとしている[7]．なお気管支結核においてMMP-1,1Gアリルと女性であることはそれぞれ独立したリスクファクターとしている．

中葉舌区と肺非結核性抗酸菌症について

これら中葉舌区型MAC感染症についての認識はわが国のほうが欧米諸国よりも早く，山本は既に1970年に特殊な病状の非結核性抗酸菌症を記載しnonphotochromogens感染症例154例中，全肺野の広汎な肺線維症型7例，中葉区域を中心とした気管支拡張型8例，肺野に認むべき所見なく咳，痰，血痰を繰り返す気管支炎型2例を認め，計17例中13例（76.5％）が女性であったという[8]．下出は1980年にMAC症240例中このタイプは39例（16.25％）で，女性が84.6％を占めていたという．慢性気管支炎型や舌区＋1葉型は舌区限局型より年齢が高く，舌区から進展したものの可能性があり，空洞は上葉に多く，病変の進展は結核のように肺尖から下方ではなく，中葉から肺尖であり，colonizationの場と病変形成の場所が異なるのかもしれないとした[9]．

これに対して，欧米では1985年のAlbeldaらの記載が最初であり，MAC肺感染症中にはbilateral patchy nodularな非定型的なパターンを示すものがあり，48.6％は女性であったと述べている[10]．さらにPrinceらは先行疾患のない4例の致死例を含む21例の中高年女性にみられた肺MAC感染症を報告し，国際的に，このタイプの疾患認識を広めた[11]．

これら中葉舌区に好発する肺非結核性抗酸菌症についての機序は，やはり未だ十分明解ではない．第1項で述べたような解剖学的構造によるクリアランスが他肺葉に比べ劣位であるということは一つの大きな要素であるが，それだけでは，なぜ他の肺感染症の場合では中葉舌区のみ有意という状況が現れないかは説明し得ない．

蛇澤らは一般の剖検83例のなかで中葉舌区にはどのような病変が存在するのかを検討し，非特異的細気管支炎が9.6％に，tumorletsが8.4％に見出されたが，最も高頻度な所見は，胸膜に接する小範囲の線維性虚脱で33.7％にあったとしている．

しかもこの所見は女性に有意に多く（48.6％），これらS5先端に生ずる線維性虚脱は臨床的には把握困難であり，非結核性抗酸菌症が中葉舌区に成立するうえで無視できない問題であると指摘している[12]．

病理解剖学的以外の理由によるリスク

1）Reichのように，習慣的な咳の抑制がlingualからのdrainageを押さえるのではないかとし，誇り高く気むずかしい女性を表す"The Lady Windermere syndrome（LWS）"の名を提唱したりする奇妙な説が現れたりした[13]．

これは立証のしようがない社会的因子として念頭に置くのみであったが，心疾患外科手術として胸骨正中切開を受け疼痛抑制のため強制的に鎮咳剤長期投与後，肺MAC発症例の報告があり[14]，ほかにも稀ではあるが，いくつかのLWS症例報告が散見されるようになった[15]．

2）ステロイド投与はそれ自体抗酸菌症の発病リスクを高めるが，吸入ステロイド薬剤（inhaled corticosteroid；ICS）は，抗酸菌症による気道狭搾症状を気管支喘息と判断されて長期投与される例にしばしば遭遇する．

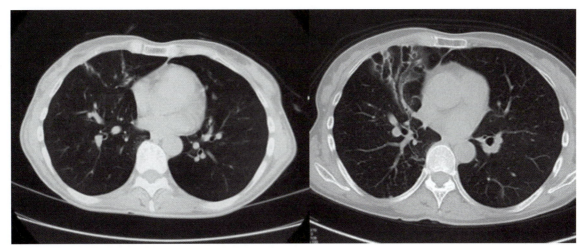

図3 60代女性，2年間のベクロメタゾン吸入後診断された肺MAC症
左はICS吸入開始時，右は肺MAC症確定診断時の胸部CT所見．

Andréjakらは北部オランダ（抗酸菌症は全数登録）で確定診断された112例と健常人対照1,120例でICSによる非結核性抗酸菌症発病リスクを検討し，6カ月以内に吸入中のリスクは24.3倍で，これは1日当たり吸入量の多寡と比例し，薬剤別ではベクロメタゾンが最も高かったとしている[16]．この研究はほかと異なり年齢の限定やCOPD有無などの制約なしでの調査結果である．図3はICS吸入が関与したと思われる自験肺MAC症である．

> 3）結節気管支拡張（NB）型の肺非結核性抗酸菌症では逆流性食道炎有病率が高いという報告がKohらから行われている．58例のNB型肺MAC症で24時間食道pH測定を行い15例（26％）に逆流性食道炎が診断され，逆流性食道炎を伴わない群と一般的な臨床症状で有意差はなかったとしているが，逆流性食道炎併発群では，気管支拡張や細気管支炎を伴う肺葉数が多く，抗酸菌塗抹陽性率が高かったとしている[17]．

なお，曝露環境そのものは肺外因子として極めて重要であるが他稿に譲る．

肺MAC症画像病変分布についての仮説

昔から肺結核症（二次結核）は肺尖部から始まり，いわゆるapico caudalに下方へ進展するとされてきたが，肺MAC症ではなぜ中葉あるいは舌区から始まるのか，大きな疑問であるが納得しうる説明は今日まで皆無である．

この問題を攻究するに当たり一つの論点は，結核症で初感染とその後の発病はランケが病期論として打ち立てたように，かなり明瞭に区分されるが，非結核性抗酸菌症ではそのような病期は明らかではない．

virulenceの高度な結核菌は人に対して菌1個でも感染を確立させうるが，virulenceの弱い非結核性抗酸菌は，肺への相当多量の吸入菌量がないと疾患の成立には至らないのではと想像される．

これに伴い，結核症は飛沫核感染（未治療発病者飛沫核1個には1～数個の結核菌を含む）であるが，非結核性抗酸菌症の場合は結核症のような発病者の飛沫核による感染ではなく，環境からの飛沫・飛沫核感染であり，その曝露は非常に長期連続的であり，かつ大量と考えられ，飛沫および飛沫核の混在程度は曝露環境自体の状況によると思われる．結核症より気道病変が多いのはこれによるものかもしれない．

ここで発病時の非結核性抗酸菌症は初感染病巣なのかという問題であるが，virulenceの弱い非結核性抗酸菌は人に対する免疫原性も弱く，通常個体には初感染であっても結核菌のように比較的短期間で

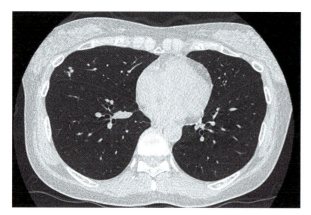

図4 40代女性，肺MAC症最初期のCT画像で，S4領域のわずかな微小結節集簇像

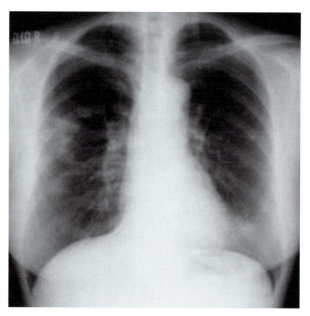

図5 文献[22)]での掲載胸部単純X線像

明瞭な初期変化群を形成しないと思われる（MAC菌でも肺野への侵入とそれに続く肺門リンパ節への移行があることは特殊な個体で証明されている[18)]）．

実際，肺MAC症では，結核症のような小さな1個のprimary focusとそれに対応するリンパ節の腫大に遭遇することは，皆無に近い．肺MAC症画像で最初期に発見される肺野の病巣は，ほとんど数個以上の微細病巣の集簇である（図4）．

しかし非結核性抗酸菌症には結核症でのIGRAに相当する検査はないとはいえ，かつて施行された内外のsensitin（非結核性抗酸菌により作成した結核菌におけるツベルクリン反応液相当の皮内試薬）による皮内反応の成績をみると，ヒトは幼少時から非結核性抗酸菌症により感作され，年齢とともに増加し中年世代では約30％程度に達すると考えられている[19)]．つまり中高年に達してから発病する肺MAC症の一部は，既に感作された個体への外来性再感染によるものかもしれない．

事実，肺MAC症で典型的な画像所見の一つであるtree-in-bud像は，基本的には結核症でのランケの第3期（管内性進展）に相当する画像であり，これは二次結核症に属する所見である．

周知のように結核症では微細な飛沫核によって未感作個体へ吸気にのって侵入，全肺野上下の差がなく同一の分布確率で，多くの場合1個のprimary focusが形成される．この際血行により全身へも散布するが，内因性再燃としての二次結核症は基本的にほぼ偏性好気性菌である結核菌が生体内で最も高酸素環境である肺尖部に活動性病巣として選択的に進展すると解釈されている．

非結核性抗酸菌症では，結核症のように，感作個体に慢性非結核性抗酸菌症としての病巣が形成されていくのかどうかは全く判っていない．筆者の観察では，むしろ長期大量の曝露下に，初感染に引き続き連続的に免疫応答としての二次慢性非結核性抗酸菌症が成立してゆき，fibro cavitary typeによる空洞形成は，その表象ではないかと考えたい．

MAC菌はその生息環境から考えて結核菌のような偏性好気性ではなく通性好気性菌と考えられる．したがってMAC菌病巣形成は結核菌のように肺尖部に限定される必要はない．何が病巣形成部位の主要支配因子かというと，そのときの侵入菌の着床部位と菌量である．

飛沫核よりずっと大きな飛沫は，その成因により大小様々であろうが必ずかなりの重量を伴い，沈降速度は飛沫核よりずっと大きいと推測される．また非結核性抗酸菌症の場合，曝露源として飛沫だけではなく土壌粉じんの吸入によるものもあり，これも重量，沈降速度はさらに大きいと思われる．これら沈降速度が大きい吸入粒子は重力方向に偏位し，肺野上部ではなく中肺野以下に集積すると思われる

が，最下肺野部分は肺循環血流量も多く，従って随伴するリンパ流によるクリアランスもかなり良好と考えられ，この部位にはあまり集積がないかもしれない．

さらにMAC菌の至適発育pHは結核菌（pH 7.0前後）よりかなり低いとされ（pH 5 ないしpH 6）[20]，ヒト肺のなかでMAC菌は，pHの低い肺下部[21]で，結核菌より優越して増殖する可能性があるといえる．

また，各種測定法で健常人肺葉容積は，右肺が左肺より約1.2倍大きく，特に加齢に従い右上葉肺容積比率が高くなると紹介されている[5]．

これら吸入と気道クリアランス諸因子の総合的な結果として，肺MAC症固有の肺内分布が形成されると思われるが，庄嶋らの火山灰吸入による肺病変は，以上を考察する際の好例と思われる（図5）[22]．

文献

1) Ulsoy M, Uysal II, Kivrak AS, et al : Age and gender related changes in bronchial tree : a morphometric study with multidetector CT. Eur Rev Med Pharmacol Sci 20 : 3351-3357, 2016
2) Kim IS, Song CH : The morphometric study of main bronchus in Korean cadaver. Korean J Phys Anthropol 30 : 7-14, 2017
3) Gudbjartsson T, Gudmundsson G : Middle Lobe Syndrome : A review of clinicopathological features, diagnosis and treatment. Respiration 84 : 80-86, 2012
4) Lee T, Park JY, Lee HY, et al : Bronchial angles are associated with nodular bronchiectatic nontuberculous mycobacteria lung disease. Int J Tuberc Lung Dis 21 : 1169-1175, 2017
5) 瀬尾裕之, 森　泰胤, 中野　覚, 他：MRIを用いた肺葉別安静時換気動態の評価―間質性肺炎症例と正常例との比較―. 日呼吸会誌 38：354-360, 2000
6) 田村厚久, 蛇沢　晶, 益田公彦, 他：気管支結核の現状―103例の解析―. 結核 82：647-654, 2007
7) Kuo HP, Wang YM, Wang CH, et al : Matrix metalloproteinase-1 polymorphism in Taiwanese patients with endo-bronchial tuberculosis. Tuberculosis (Edinb) 88 : 262-267, 2008
8) 山本正彦：特殊な病状を呈した非定型抗酸菌症. 非定型抗酸菌症, 金原出版, pp 114-123, 1970
9) 下出久雄：非定型抗酸菌症の臨床的研究―第11報　中葉舌区型, 慢性気管支炎型, 気管支拡張型について. 日本胸部臨床 39：866-878, 1980
10) Albelda SM, Kern JA, Marinelli DL, et al : Expanding spectrum of pulmonary disease caused by nontuberculous mycobacteria. Radiology 157 : 289-296, 1985
11) Prince DS, Peterson DD, Steiner RM, et al : Infection with *Mycobacterium avium* complex without predisposing conditions. N Engl J Med 321 : 863-868, 1989
12) 蛇澤　晶, 島田昌裕：肺MAC症の病理―結核と同じなのか？何が違うのか？. 肺MAC症診療 Up to Date（倉島篤行, 小川賢二編）, 南江堂, pp 95-107, 2013
13) Reich JM, Johnson RE : *Mycobacterium avium* complex pulmonary disease presenting as an isolated lingular or middle lobe pattern. The Lady Windermere syndrome. Chest 101 : 1605-1609, 1992
14) Tryfon S, Angelis N, Klein L, et al : Lady Windermere Syndrome after cardiac surgery procedure : A case of *Mycobacterium avium* complex pneumonia. Ann Thorac Surg 89 : 1296-1299, 2010
15) Rao R, Sheshadri S, Patil N, et al : Lady Windermere Syndrome : A Very Rare Entity In Indian Medical Scenario. J Clin Diagn Res 10 : 1-2, 2016
16) Andréjak C, Nielsen R, Thomsen VØ, et al : Chronic respiratory disease, inhaled corticosteroids and risk of non-tuberculous mycobacteriosis. Thorax 68 : 256-262, 2013
17) Koh WJ, Lee JH, Kwon YS, et al : Prevalence of Gastroesophageal Reflux Disease in Patients With Nontuberculous Mycobacterial Lung Disease. Chest 131 : 1825-1830, 2007
18) Hibiya K, Tateyama M, Tasato D, et al : Mechanisms involved in the extension of pulmonary Mycobacterium avium infection from the pulmonary focus to the regional lymph nodes. Kekkaku 86 : 1-8, 2011
19) Reed C, Rey CF, Chamblee S, et al : Environmental risk factors for infection with Mycobacterium avium complex. Am J Epidemiol 164 : 32-40, 2006
20) Lindhorm-Levy PJ, Heifets L : clofazimine and other rimino-compounds : minimal inhibitory and minimal bactericidal concentrations at different pHs for *Mycobacterium avium* complex. Tubercle 69 : 179-186, 1988
21) West JB：ウエスト呼吸生理学入門正常肺編―換気と血流の関係. 桑平一郎訳　メディカル・サイエンス・インターナショナル, p 73, 2009
22) 庄嶋淳子, 生島壮一郎, 安藤常浩, 他：火山灰の吸入による細気管支炎・器質化肺炎の1例. 日呼吸会誌 44：192-196, 2006

特集 結核・非結核性抗酸菌症—エキスパートが教える 実臨床に役立つ最新知見—
臨床におけるトピックス

肺外非結核性抗酸菌症

青木亜美／坂上拓郎／菊地利明

Point
- 肺外非結核性抗酸菌（NTM）症は，限局型と播種型（全身型）から成り，好発部位は皮膚やリンパ節，骨などである．
- 限局型は，宿主要因に関係なく発症し，外科的切除などの局所治療で治癒することがある．
- 播種型は，宿主要因を背景に発症し，抗菌薬治療だけでは不十分なこともある．

はじめに

非結核性抗酸菌（nontuberculous mycobacteria；NTM）の感染部位は一般に呼吸器であり，肺外NTM症は肺内NTM症に比して稀である．肺外感染臓器は，皮膚，リンパ節，骨，関節，血液，骨髄など，多岐にわたり，播種性病態をとることもある．播種型（全身型）NTM症では，宿主要因が病態に大きく寄与することが知られており，抗菌薬治療に加え，宿主要因に対する治療戦略も重要となる．また，播種型は稀な疾患なだけに，活動性の高い感染病態にもかかわらず，鑑別診断にも挙がらず，診断確定や治療開始までに時間を要してしまうことも多い．そのため，播種型NTM症の患者に出会った際，本稿が診療の一助になることを願って，今回は播種型を中心に肺外NTM症を概説する．

肺外NTM症の疫学

NTM症は肺に限局した慢性呼吸器感染症を呈することが一般的だが，肺外感染症として，皮膚やリンパ節に限局する限局型や，全身性に感染巣を来す播種型が知られている．日本における肺外NTM症の罹患率は不明だが，2007〜2012年の米国オレゴン州でのサーベイランス調査によると肺外NTM症の罹患率は10万人当たり1.5人と報告されている[1]．同時期・同集団での肺NTM症の罹患率が10万人当たり5人であることから，肺外病変は決して少なくない[2]．感染部位の内訳は皮膚・軟部組織の限局型が約6割を占め，播種型が次に続く（図1）．肺外NTM症の発症には性差はなく，平均発症年齢は51歳だった（0.8歳〜92歳）．カナダ・オンタリオ州での1998〜2010年の調査では，NTM症のうち96%が肺内感染症，4%が肺外感染症で，罹患率の推移をみると肺内感染は1998年に

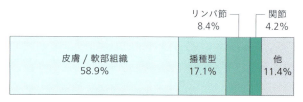

図1 米国オレゴン州での肺外NTM症の内訳（文献[1]より引用，図は筆者作成）

あおき あみ・きくち としあき　新潟大学大学院医歯学総合研究科呼吸器・感染症内科学分野（〒951-8510 新潟県新潟市中央区旭町通1番町757）
さかがみ たくろう　熊本大学大学院生命科学研究部呼吸器内科学分野

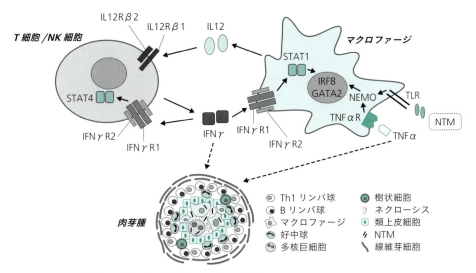

図2 NTMに対する宿主免疫応答のメカニズム

10万人当たり4.65人，2010年に9.08人と増加している一方，肺外感染は10万人あたり0.65〜0.79人と横ばいであったと報告されている[3]．

なぜ肺外感染症を起こすのか

感染症は一般に病原微生物側と宿主側の2つの要因の相互作用によって発症する．病原微生物側の要因からみると，NTMには遅発育菌と迅速発育菌があり，皮膚・軟部組織感染は迅速発育菌が原因になることが比較的多い．他の肺外感染症は肺NTM症同様にMycobacterium avium complex（MAC）などの遅発育菌が原因菌になることが多い．播種型NTM症でもMACが占める割合は高いが，2種類以上のNTM感染や他の細胞内寄生菌との合併感染も多い．一方，宿主因子側の要因からみると，肺外感染症，特に播種型において，感染の成立および進展に宿主免疫が大きく関与している．先天性にはメンデル遺伝型抗酸菌易感染症（Mendelian susceptibility to mycobacterial disease；MSMD），後天性には後天性免疫不全症候群（acquired immune deficiency syndrome；AIDS）や免疫抑制治療，造血器疾患や臓器移植後，抗interferon-γ中和自己抗体（抗IFN-γ抗体）などが発症要因として挙げられる．

抗酸菌を貪食したマクロファージなどの抗原提示細胞が，IL-12サイトカインを分泌する．IL-12はCD4⁺Th1細胞を活性化し，IFN-γを産生させる．IFN γはマクロファージを活性化する．またIFN-γは，CD4⁺T細胞やCD8⁺T細胞や形質細胞やマクロファージや類上皮細胞に作用して，抗酸菌を封じ込める肉芽腫の形成および保持に役立っている（図2）．すなわちIFN-γ/IL-12経路は，抗酸菌をはじめとする細胞内寄生菌に対する生体防御機構の中枢をなす．しかし，AIDSではマクロファージの貪食能やサイトカインへの反応は保たれているが，IFN-γを介したマクロファージの細胞内殺菌能やT細胞のサイトカイン産生能が低下している[4,5]．このため，AIDSでは肉芽腫の反応は弱く，その大きさも小さくなる傾向がある．

肺外NTM症各論

概略は表1を参照されたい．

1・皮膚・軟部組織

1）プール肉芽腫

小外傷に汚染された水が侵入することで感染し，水族館職員や熱帯魚を飼育する人に好発する．大部分の患者は，免疫機能が正常の健常者である．膿疱や痂皮を伴う紅色局面を生じ，次第に落屑を伴い紫色に変色し疣贅状になる．外傷を生じやすい上肢，

表1 代表的な肺外NTM症

罹患部位	起因菌	治療	備考
皮膚	M. marinum など	温熱療法，外科的切開，テトラサイクリン系，ニューキノロン系抗菌薬	水族館職員，熱帯魚飼育者で好発する
リンパ節	MAC, M. scrofulaceum, M. malmoense	切除術で治癒することが多い	小児に多い
播種型	MAC など	抗菌薬治療，外科的ドレナージ，基礎疾患に応じた治療	宿主因子を検索する

表2 播種型NTM症の要因

先天性	●メンデル遺伝型抗酸菌易感染症（MSMD） IFN-γ受容体1/2欠損，IL12p40欠損，IL12受容体β1欠損，STAT-1欠損，NEMO遺伝子異常，CYBB遺伝子異常，GATA2遺伝子異常（Mono-MAC症候群）
後天性	●CD4減少 後天性免疫不全症候群（AIDS），特発性CD4減少症 など ●ステロイド・免疫抑制薬使用 ●抗IFN-γ中和自己抗体

膝に発生することが多い．起因菌は，M. marinumが多い．M. marinumは淡水を好み，至適温度が30〜33℃であるため，プールや水槽から感染しやすい．診断は感染局所の培養検査である．自然治癒傾向のある疾患で抗菌薬投与が不要であることも多い．抗菌薬治療への反応性は良好で，単剤治療でも病勢制御が可能である．テトラサイクリン系やニューキノロン系抗菌薬，リファンピシン＋エタンブトール併用療法などが選択され，期間は6週間以上12カ月程度が目安となる．外科的切除や使い捨てカイロなどによる局所温熱療法も有効といわれる[6]．

2）迅速発育菌感染

M. fortuitum, M. abscessus, M. chelonaeを起因菌として，外傷を機転とする限局型皮膚感染を発症する．一般に健常者にも発症しうるが，特にM. chelonaeは免疫抑制患者に感染する傾向があり，関節リウマチや全身性エリテマトーデスで長期ステロイド治療中の患者に好発する[7]．抗菌薬としては，ミノサイクリンがしばしば用いられる．

3）M. avium感染

四肢や臀部など外力が加わる部分に発症しやすい．24時間風呂や温泉から感染することがある．治療は外科的切除，多剤併用抗菌薬治療が行われる．

2・リンパ節

リンパ節炎は小児発症が多い．成人では抗HIV薬の使用による免疫再構築症候群でみられるが，稀に免疫能が正常な成人での報告もある[8]．また成人では，リンパ節炎が播種型NTM症の一部である可能性もあるので，播種型の項で後述するように宿主の免疫状態を確認する必要がある．慢性の下顎，顎下頸部リンパ節炎の起因菌は，MAC, M. scrofulaceum, M. malmoenseが多い．感染経路は，頸腹部は環境中からの経口摂取，胸部病変は吸入による．カテーテル治療を契機に発症することもある．通常片側性で圧痛を伴わない．診断は穿刺吸引細胞診や生検，培養である．完全外科的切除で90％以上が治癒するため，抗菌薬治療は不要であることが多い．

3・創傷感染症，異物感染症

入れ墨や汚染材料（心臓弁，人工乳房など），手術操作による創傷部位の感染である．広範な外科的ドレナージや異物除去が必要である．

4・播種型NTM症（AIDS合併例を中心に）

播種型NTM症の背景因子，原因は**表2**に示した．先天性免疫不全と後天性免疫不全に大別され，成人発症者ではAIDS・造血器疾患・悪性腫瘍などの免疫不全を来しうる疾患，免疫抑制治療の既往，抗IFN-γ抗体の有無を検索する必要がある．成人発症のNTM症の原因としては，先天性免疫不全の

GATA2遺伝子異常症もあり，注意が必要である[9]．

宿主因子のなかで，AIDSは最大のリスク因子であり，播種型NTM症の5～6割がAIDS患者である[1,10]．播種型NTM症はAIDS指標疾患23種のうちの一つで，CD4$^+$Tリンパ球数が50/μl未満，特に10/μl前後で発症する．ART（anti-retroviral therapy）登場後はAIDS患者の予後は飛躍的に改善し，欧米ではAIDS合併播種型NTM症も減少傾向であるといわれている．一方で，ART導入後に免疫再構築症候群としてNTM症がみられることがある．

AIDS合併播種型NTM症の起因菌はMACが多い．感染経路として経気道感染より経口感染が多く，発熱や倦怠感，体重減少のほか，下痢や腹痛のような消化器症状を呈する．播種型NTM症の診断に明確な基準はないが，診察所見と複数臓器での結節影や膿瘍などの画像所見を参考に，喀痰培養や血液培養，病変からの積極的な組織生検および培養検査が有用である．米国胸部疾患学会（ATS）/米国感染症学会（IDSA）の2007年基準によると，CD4$^+$Tリンパ球が50/μl未満のHIV感染者に対して1次予防としてアジスロマイシン1,200 mg週1回もしくはクラリスロマイシン1,000 mg/日内服が推奨されている．AIDSに合併して播種型NTM症を発症した場合は，ARTに併用して菌種に応じた抗菌薬治療が行われる．抗HIV薬との相互作用の関係でリファンピシンではなくリファブチンが選択されることが多い．造血器疾患や免疫抑制治療に合併した播種型NTM症の場合は，原疾患に対する治療に併用して，抗菌化学療法，外科的ドレナージ治療が行われる．

播種型NTM症の新たな宿主因子として注目されているのが，抗IFN-γ抗体である．その臨床病型は特徴的で，感染症でありながら抗CD20モノクローナル抗体リツキシマブが奏効することがあり，非常にユニークな病態である．日本をはじめとするアジア地域で比較的多く報告されているが，まだまだ見過ごされている疾患群であると推測される．当施設は抗IFN-γ抗体の研究を10年にわたり進めてきた[11～13]．以下に抗IFN-γ抗体陽性の播種型NTM症の臨床的特徴をまとめる．

抗IFN-γ中和自己抗体と播種型NTM症

1 ■ 背景

2004年，抗IFN-γ抗体陽性症例が初めて報告された[14,15]．明らかな免疫不全を有さない東南アジア系の成人が，播種型NTM症と他菌による混合感染を発症した症例で，抗IFN-γ抗体が検出された．2012年には抗IFN-γ抗体陽性の播種型NTM症について数十例単位の報告があり，抗IFN-γ抗体が新たな後天性免疫不全症の要因である可能性が示唆された[16]．これまでの報告は，タイや台湾，日本などの東アジアや東南アジアからの症例が大部分を占めており，罹患率の人種差が想定されている．その理由として，HLAタイピングの関与が推察される[17]．抗IFN-γ抗体のプロファイルは詳細には明らかになっていないが，最近抗IFN-γ抗体の主要エピトープがIFN-γのC末端側にあることが報告された[18]．さらにアスペルギルスNoc2タンパク質との分子相同性による抗体産生機序が提唱されてはいるが，さらなる検証実験の必要性が指摘されている．

2 ■ 臨床的特徴（文献[13]より）

筆者らは，2012年5月～2016年10月に日本国内から集積した51例の播種型NTM症例のうち31例から抗IFN-γ抗体を検出した（図3）．これまでに300例以上の抗酸菌症において抗IFN-γ抗体を測定してきたが，抗体陽性はこの31例の播種型NTM症のみに限られ，肺限局型NTM症や結核症では抗体陽性例を認めなかった．以上より，抗IFN-γ抗体は播種型NTM症と強く関連することが推察される．

抗IFN-γ抗体の有無で播種型NTM症を分類し比較すると，抗体陰性例では背景に免疫不全を有する症例（長期の免疫抑制薬やステロイド治療，造血器疾患や悪性腫瘍を有する免疫抑制状態）が過半数を占めたが，抗体陽性例では既知の免疫不全をもたない症例が9割を占めた．抗体陽性例は全例が成人

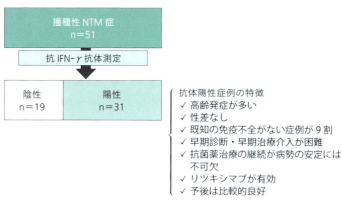

図3 抗IFN-γ抗体陽性播種型NTM症の特徴（文献[13]より）

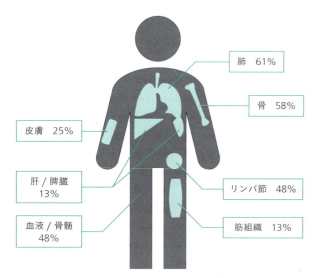

図4 抗IFN-γ抗体陽性播種型NTM症の感染部位（文献[13]より）

で，性差はなく，特に高齢で発症する症例が多かった．起因菌はMACが半数以上で，感染臓器は肺や骨，リンパ節，血液，皮膚などで抗IFN-γ抗体陰性例と同様の分布だった（図4）．初発症状は，発熱や倦怠感，疼痛，体重減少などで，非特異的だった．炎症反応が高値で，CT画像では結節影や膿瘍が多発し，PET-CTでは多数のFDG高集積病変が認められた．NTM好発部位の肺に病変をもたない症例が4割存在することや，大部分の症例では免疫不全の既往がないことから，初期診断として播種型NTM症を想起することは難しく，転移性骨腫瘍や悪性リンパ腫，膠原病，サルコイドーシスなどが疑われていた．概して抗体陽性播種型NTM症の早期診断は困難で，治療開始までに1年以上を要する症例もあった．

3 ■ 診断

抗IFN-γ抗体陽性播種型NTM症に確立された診断基準はないが，診断には複数臓器でNTM感染があることを示す必要がある．血液・喀痰・尿培養や，時には骨やリンパ節からの生検・培養検査を要する．

現時点で，抗体診断として検査機関で外注受託されているものはないが，新潟大学では臨床研究として抗IFN-γ抗体のスクリーニング検査を行ってきた．スクリーニング検査には，血清を検体とした抗IFN-γ抗体の相対的定量法と中和能の定性評価法がある．この2つの方法を組み合わせることで質的診断を高めることが可能である[12]．また，抗IFN-γ抗体陽性症例は，interferon-gamma release assayのQuantiFERON®試験（QFT）において「判定不可」とされることが多い．「判定不可」つまり陽性コントロールが基準より低くなる要因にはリンパ球不足や免疫不全を背景とする場合など様々あるが，抗IFN-γ抗体もその一つである．陽性コントロールではマイトジェン刺激によってT細胞から分泌されたIFN-γが，すぐに中和されてしまい，「判定不可」になる．そのため，QFTの「判定不可」は，抗IFN-γ抗体の存在を疑う簡易検査として有用なツールになりうる[19]．

4 ■ 治療

起因菌種に応じた抗菌薬治療と外科的ドレナージ

を組み合わせた治療が有効である．先に示した抗IFN-γ抗体陽性播種型NTM症31例の症例のうち，抗菌薬治療を継続した24例中18例（75％）の症例で病勢が制御されている．しかし，死亡例も4例おり，抗菌薬治療に抵抗性の症例2例で抗CD20モノクローナル抗体であるリツキシマブ治療が施行されている．リツキシマブは抗体産生B細胞を減少させる薬剤で，一般に感染症の治療には用いられない．しかし，本疾患群では抗IFN-γ抗体産生抑制を目的として投与され，その治療効果が報告されている[20]．このことからも，本疾患群の自己免疫学的病態が示唆される．IFN-γ製剤が投与された例もあるがその治療効果は定まっていない．また，抗IFN-γ抗体陽性播種型NTM症では抗菌薬治療を中断すると再燃は必発であり，抗菌薬治療は長期に継続する必要がある[13]．

予後は比較的良好で，3年間の致死率は3.2％だった[13]．

おわりに

肺外NTM症は多彩な病態を有するが，まず本症を疑い，局所からの培養や生検によるNTM感染の証明，起因菌の同定を試みることが重要である．そのためには侵襲的な検査が必要になることが少なくない．局所感染の場合，切除治療のみで完治が望めるケースもあるが，播種型の場合は菌種に応じた抗菌薬治療が必要になる．宿主要因を検索し，原病に応じた対応も考慮すべきである．

文献

1) Henkle E, Hedberg K, Schafer SD, et al : Surveillance of Extrapulmonary Nontuberculous Mycobacteria Infections, Oregon, USA, 2007-2012. Emerg Infect Dis 23 : 1627-1630, 2017
2) Henkle E, Hedberg K, Schafer S, et al : Population-based Incidence of Pulmonary Nontuberculous Mycobacterial Disease in Oregon 2007 to 2012. Ann Am Thorac Soc 12 : 642-647, 2015
3) Brode SK, Marchand-Austin A, Jamieson FB, et al : Pulmonary versus Nonpulmonary Nontuberculous Mycobacteria, Ontario, Canada. Emerg Infect Dis 23 : 1898-1901, 2017
4) Havlir DV, Schrier RD, Torriani FJ, et al : Effect of potent antiretroviral therapy on immune responses to Mycobacterium avium in human immunodeficiency virus-infected subjects. J Infect Dis 182 : 1658-1663, 2000
5) Johnson JL, Shiratsuchi H, Toba H, et al : Preservation of monocyte effector functions against Mycobacterium avium-M. intracellulare in patients with AIDS. Infect Immun 59 : 3639-3645, 1991
6) Sette CS, Wachholz PA, Masuda PY, et al : Mycobacterium marinum infection : a case report. J Venom Anim Toxins Incl Trop Dis 21 : 7, 2015
7) Brown-Elliott BA, Wallace RJ Jr : Clinical and taxonomic status of pathogenic nonpigmented or late-pigmenting rapidly growing mycobacteria. Clin Microbiol Rev 15 : 716-746, 2002
8) Christensen JB, Koeppe J : Mycobacterium avium complex cervical lymphadenitis in an immunocompetent adult. Clin Vaccine Immunol 17 : 1488-1490, 2010
9) Spinner MA, Sanchez LA, Hsu AP, et al : GATA2 deficiency : a protean disorder of hematopoiesis, lymphatics, and immunity. Blood 123 : 809-821, 2014
10) Horsburgh CR Jr : Mycobacterium avium complex infection in the acquired immunodeficiency syndrome. N Engl J Med 324 : 1332-1338, 1991
11) Koya T, Tsubata C, Kagamu H, et al : Anti-interferon-gamma autoantibody in a patient with disseminated Mycobacterium avium complex. J Infect Chemother 15 : 118-122, 2009
12) Shima K, Sakagami T, Tanabe Y, et al : Novel assay to detect increased level of neutralizing anti-interferon gamma autoantibodies in non-tuberculous mycobacterial patients. J Infect Chemother 20 : 52-56, 2014
13) Aoki A, Sakagami T, Yoshizawa K, et al : Clinical Significance of Interferon-gamma Neutralizing Autoantibodies Against Disseminated Nontuberculous Mycobacterial Disease. Clin Infect Dis 66 : 1239-1245, 2018
14) Döffinger R, Helbert MR, Barcenas-Morales G, et al : Autoantibodies to interferon-gamma in a patient with selective susceptibility to mycobacterial infection and organ-specific autoimmunity. Clin Infect Dis 38 : e10-14, 2004
15) Höflich C, Sabat R, Rosseau S, et al : Naturally occurring anti-IFN-gamma autoantibody and severe infections with Mycobacterium chelonae and Burkholderia cocovenenans. Blood 103 : 673-675, 2004
16) Browne SK, Burbelo PD, Chetchotisakd P, et al : Adult-onset immunodeficiency in Thailand and Taiwan. N Engl J Med 367 : 725-734, 2012
17) Ku CL, Lin CH, Chang SW, et al : Anti-IFN-gamma autoantibodies are strongly associated with HLA-DR*15 : 02/16 : 02 and HLA-DQ*05 : 01/05 : 02 across Southeast Asia. J Allergy Clin Immunol 137 : 945-948. e8, 2016
18) Lin CH, Chi CY, Shih HP, et al : Identification of a major epitope by anti-interferon-gamma autoantibodies in patients with mycobacterial disease. Nat Med 22 : 994-1001, 2016
19) Suárez I, Lehmann C, Gruell H, et al : Repurposing QuantiFERON for Detection of Neutralizing Interferon-gamma Autoantibodies in Patients With Nontuberculous Mycobacterial Infections. Clin Infect Dis 65 : 518-521, 2017
20) Browne SK, Zaman R, Sampaio EP, et al : Anti-CD20（rituximab）therapy for anti-IFN-gamma autoantibody-associated nontuberculous mycobacterial infection. Blood 119 : 3933-3939, 2012

特集　結核・非結核性抗酸菌症―エキスパートが教える 実臨床に役立つ最新知見―
臨床におけるトピックス

非結核性抗酸菌症における疾患感受性遺伝子

南宮　湖

Point
- 非結核性抗酸菌（NTM）症は播種性NTM症と肺NTM症に大別され，両者の臨床像の違いから病態メカニズムは異なることが推察される．
- 播種性NTM症は，Th1を中心とする細胞性免疫に関連する一連のシグナル伝達の異常により発症することが多い．
- 肺NTM症は，病態生理および疫学データから疾患感受性遺伝子の存在が疑われるが，詳細な機序は十分に解明されていない．

はじめに

　非結核性抗酸菌（nontuberculous mycobacteria；NTM）は結核菌群とらい菌を除く，約190種類の抗酸菌の総称である[1]．NTMは主に慢性呼吸器疾患を引き起こし，世界中でその患者数の増加が報告されている．日本でも罹患率（2014年：14.7人/10万人年）が増加し，結核の新規患者数を超えたことから，近年，注目を浴びている[2]．特にNTMの90％近くを占めるMycobacterium avium complex（MAC）の増加が著しい．

　これまで，先天性免疫不全であるメンデル遺伝型マイコバクテリア易感染症（Mendelian susceptibility to mycobacterial disease；MSMD）や後天性に発症する播種性NTM症に関する，分子レベルでの病態生理および原因遺伝子の研究は数多く報告されてきた[3]．しかし，成人の肺NTM症の疾患感受性遺伝子に関しては不明な点が多い．

　本稿では，播種性NTM症・肺NTM症の疾患感受性遺伝子に関連する先行研究に加えて，今後の研究の課題について概説する．

NTM症の宿主要因に関わる疫学 ～人種差・中高年女性・家族集積性～

　NTM症は軽快と増悪を繰り返し，多くの症例では徐々に進行する．NTM症は一部の病態を除き，基本的にヒトからヒトへの感染はなく，NTMが水や土壌などの環境中に常在する弱毒菌で誰もが日常的に曝露されているのにもかかわらず，一部のヒトのみが発症することから，宿主側の疾患感受性遺伝子の存在が推察される（図1）．その疫学的根拠として，米国では他人種に比較してアジア人の罹患率が高いこと，やせ型の中高年女性に好発すること，家族集積性のあること，などの報告が挙げられる[4]．また，標準治療で効果を認めない患者の多くは内因性の再燃ではなく，環境由来菌による外来性の再感染であることも報告されており，肺NTM症の感

なむぐん　ほう　　米国国立衛生研究所（NIH）（9000 Center Dr, Bethesda, MD 20892）/慶應義塾大学医学部呼吸器内科

染・発症には宿主因子の関与が示唆されている[5]．

また，中高年の女性のMAC症は閉経後の発症が多いこと，やせ型が多いことから，女性ホルモンやアディポネクチンなど，ホルモンとの関連を示唆する研究もあるが，詳細な機序は解明されていない．

NTM症の病態生理

ここでは疾患感受性遺伝子と大きな関わりをもつことが推察される病態生理について，細菌学的・免疫学的な観点から触れる．

抗酸菌は菌体の40％以上が，炭素鎖長を60〜90個有する長鎖分岐脂肪酸の一種であるミコール酸を中心とする脂質成分から構成される[6]．このミコール酸は自然界にはほとんど存在せず，他の病原微生物にもみられないという特徴がある．これらの脂質成分は抗酸菌の最外層に存在しているため，宿主と最初に接触する重要な分子である．

糖脂質やリン脂質などを含む抗酸菌に存在する多種の脂質分子のうち，MACなどの複数のNTMは結核菌に存在しない糖ペプチド脂質抗原（glycopeptidolipid；GPL）を発現している．GPLの糖鎖構造の相違から少なくとも28種類以上の血清型に分類され，血清型により病原性・感染性の差異が報告されている．また，患者血清中特異のGPL-IgA抗体はMAC症の補助診断として用いられている[7]．

NTMの実験室株である*Mycobacterium smegmatis*を，トランスポゾン挿入によりGPL非産生性に変異させると，コロニー形態がsmooth型からrough型に変化するだけでなく，増殖に伴いコロニーが広がるスライディング能やバイオフィルム形成能といった抗酸菌の病原因子が消失することが報告され，菌側の病原因子として重要な役割を果たしている可能性が示唆されている．

そのほかにもMACの糖脂質分子としてホスファチジルイノシトールマンノシド（PIM），リポアラビノマンナン（LAM），リポマンナン（LM）が知られており，これらはいずれもマクロファージや樹状細胞のパターン認識受容体（pattern-recognition receptor；PRR）のなかでもTLR2により認識

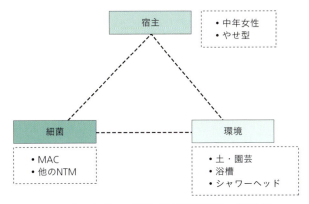

図1 NTM症における疾患感受性遺伝子の可能性

される．

抗酸菌の菌体成分を認識するパターン認識受容体としては，その他にもTLR9などのToll様受容体（TLR），マンノース受容体，Dectin-1，Mincle，DC-SIGNなどのC型レクチン受容体，SR-A1，SA-A2，MARCO，SR-B1，CD36などのスカベンジャー受容体，RIG-I，NOD2が知られている．これらの受容体は結核の分野で精力的に研究が進められており，NTM症における役割に関しても今後の研究の発展が待たれる．

NTMなどの抗酸菌を貪食したマクロファージや樹状細胞などの抗原提示細胞（APC）は細胞表面にMHC（HLA）class II分子を発現させる．また，これらのAPCはIL-12などのサイトカインを分泌する．NK細胞や抗原提示を受けたCD4陽性細胞は，IL-12によって刺激を受け，TYK2やJAK2のシグナルを介して，STAT4がリン酸化され，IFN-γを分泌する．このIFN-γにより刺激を受けたAPCでは，JAK1やJAK2を介して，STAT1がリン酸化される．活性化したAPC内では抗酸菌の殺菌が促進する．リン酸化したSTAT1は二量体を形成し，核内へ移行し，IFN-γ activated sites（GAS）に結合し，APCがさらに活性化される[3]．

獲得免疫においては，Th1細胞が中心的な働きを持つ．Th1細胞のマスターレギュレータであるT-betを過剰発現させたT-betトランスジェニックマウスにMACを感染させると，肺組織におけるTh1細胞やIFN-γレベルが増加しており，MAC感染後の肺病変は軽微であり，反対に，T-betノックアウ

トマウスでは肺内菌量が増加し，重症化することが報告されている．このT-betノックアウトマウスの感染モデルではTh17細胞およびIL-17の増加が認められたことから，Th1細胞が中心的な働きをもつだけでなく，T-betにより規定されるTh1/Th17のバランスが肺MAC症の発症・進展に重要な役割をもつことが示唆されている[8,9]．

また，近年，体内における最初の感染門戸である気道上皮細胞においても，精力的にNTMの感染病態の解析が進められている．気道上皮細胞をair liquid interface法を用いて3次元的に培養・分化した細胞を用いて，NTMを感染させたところ，線毛関連遺伝子の発現低下が認められた一方で，IL-32やコレステロール合成に関連する遺伝子の発現上昇が認められ，これらの因子の病態生理への関与について今後の解析が待たれる[9]．

併存疾患がNTM症の発症に与える影響

明らかな併存疾患を認めないNTM症例が増加する一方，様々な併存疾患がNTM症の感染・発症リスクを高めることも報告されている．COPDや間質性肺炎など既存の肺構造の破壊や囊胞性線維症（cystic fibrosis；CF）など気道の粘液分泌異常，原発性線毛機能不全症候群（primary ciliary dyskinesia；PCD）など気道の線毛運動障害を伴う病態においてもNTM症の罹患率増加が報告されている．その他にも，関節リウマチ，GERD，びまん性汎細気管支炎，副鼻腔炎，シェーグレン症候群，α_1アンチトリプシン欠損症，塵肺，肺胞蛋白症など様々な疾患でNTM感染リスクが上昇することが報告されている．

肺NTM症患者のなかには，明らかには同定されていないが，subclinicalな併存疾患を有する患者群も一定数存在している可能性も考えられる．

肺NTM症の疾患感受性遺伝子

気管支拡張型・線維空洞型と全身播種型では臨床的に明らかに病態が異なり，気管支拡張型・線維空洞型を来す肺NTM症と播種性NTM症は異なったメカニズムで，疾患が制御されていることが考えられる．ここからは肺NTM症の疾患感受性遺伝子に関する先行研究を概括する．

1 ▪ HLA

ヒトの第6染色体の短腕のMHC領域に存在するHLA（human leukocyte antigen）は自然免疫の制御，獲得免疫におけるT細胞への抗原提示と密接に関連する．そのため，これまでに結核を含む様々な感染症や自己免疫疾患とHLA多型との関連が指摘されてきた．

本邦においては，Takahashiらが，59人の肺MAC症のHLAをタイピングし，一般の日本人データと比較し，HLA-A33，-DR6の保有者の頻度が有意に高く，ハプロタイプ解析では，A33-B44-DR6が高頻度に観察されている[10]．また，Kuboらは，日本人肺MAC症64例について，肺MAC症の増悪とHLAのタイピングを解析し，非増悪症例ではHLA-DR6，-DQ4の保有者が多く，増悪症例ではHLA-A26保有者が多いことが判明した[11]．

一方，韓国からの報告では，肺NTM症78例（MAC：48例，*M. abscessus*：30例）のHLAの解析では有意な所見が得られなかった[12]．

HLAの解析に関しては，近年，さらに詳細な解析が可能なHLA imputation法などが開発されており，新たな知見が判明する可能性もある[13]．

2 ▪ NRAMP1

NRAMP1（natural resistance-associated）は，元来，マウスにおいてチフス菌，サルモネラ菌，BCGなどの細胞内寄生菌感染の感受性を決定する遺伝子として同定された．NRAMP1はマクロファージの2価鉄のトランスポーターとして作用し，細菌の生存に必要な金属イオンを排出することで，殺菌に関与する．ヒトにおいては*SLC11A1*がその相同遺伝子であり，疾患感受性遺伝子として研究が進められた．

Sapkotaらは，欧米人と日本人の検体を用いて，NRAMP1の3'UTR領域の一塩基多型とCAAA配列

の ins/del 多型が肺 MAC 症と関連していることを報告している[14]．

3 ▪ MICA

マイクロサテライトは，ゲノム中に散在する短い配列（2〜4 塩基程度）の繰り返し回数（short tandem repeat ; STRP）に基づく多型で，個体判別能が高く，個体識別や集団の構成を解析する指標などに用いられている．3 万〜10 万塩基ごとに 1 カ所認め，ヒトゲノム上に，約 10 万個存在するとされる．

Shojima らは肺 MAC 症 300 例と性別を一致させた 300 例のコントロールに対してマイクロサテライト多型の解析を行った[15]．その結果，*MICA*（MHC class Ⅰ chain-related A）遺伝子内にあるマイクロサテライトマーカーとの関連が示唆された．*MICA* は HLA 遺伝子領域にコードされている遺伝子であり，NK 細胞，γδT 細胞，CD8 陽性細胞などに発現する NKG2D のリガンドの一つである．正常細胞にはほとんど発現しないが，細胞が感染などで傷害を受けると発現する．つまり，抗酸菌などの感染により傷害を受けると，上記の免疫担当細胞が NKG2D を介して *MICA* をリガンドとして認識し，細胞傷害活性を発揮することが病態に関与すると推測される．

4 ▪ TLR2

TLR2 は NTM の細胞壁を構成する GPL，PIM，LAM，LM の認識に重要な TLR である．韓国からの肺 NTM 症 193 例の研究において，TLR2 の intron2 に存在する GT リピート多型を解析し，プロモーター活性が低下する遺伝子多型と発病が関連することが報告されている[16]．

5 ▪ Vitamin D

Vitamin D receptor（VDR）はマクロファージや活性化したリンパ球上に発現している．Vitamin D は様々な細胞に，IFN-γ や IL-12 のサイトカイン抑制などの免疫調整作用を有すると考えられている．結核では感染・発病リスクと VDR の遺伝子多型の関連が報告されている．

Gelder らは 56 人の肺 *Mycobacterium malmoense* 症患者と 101 人の健常者を解析し，3 つの VDR の遺伝子多型（FokⅠ F/f，ApaⅠ A/a，TaqⅠ T/t）を解析し，疾患群において ApaⅠ A と TaqⅠ t の保因率が有意に高いこと，FokⅠ f の保因率が有意に低いことを報告している[17]．

その一方で，Tanaka らは 111 人の肺 MAC 症患者と 177 人の健常人を解析し，VDR の遺伝子多型は，疾患群と健常人で有意差はなかったと報告している[18]．

6 ▪ CFTR

CFTR は欧米で多くみられる CF の責任遺伝子として同定された遺伝子で，上皮系細胞の Cl チャネルとして機能するタンパクをコードする．

米国において，Kim らは肺 NTM 症 63 例の CFTR の解析を行い，23 例において 1 カ所以上の CFTR 変異を有しており，一般集団より高率に CFTR 変異を保有していたと報告している．変異を有していた群は，CF の診断に用いられる汗中の Cl テストは正常であるため，CF とは異なる機序を介して病態に関与していると考えられた[19]．

Mai らは日本人集団の肺 MAC 症 300 例について，3 カ所の CFTR 多型（TG リピート，polyT，M470V）の解析を行い，ISV8-T5 アリルと肺 MAC 症が関連していることを報告している[20]．

7 ▪ エクソーム解析

米国 NIH の研究グループは，家族性に発症した 69 例の肺 NTM 症に対してエクソーム解析を行い，健常人とのゲノム比較により，肺 NTM 症では免疫・CFTR・線毛・結合組織などに関連する複数の遺伝子が病態に関連することを提唱している[21]．また，同じデータセットを用いて，パラメトリック連鎖解析を行うことで，6q12-16 領域との相関を示し，そのなかでも TTK プロテインキナーゼ遺伝子（*TTK*）との関連を示している[22]．

MSMD の責任遺伝子

MSMD は先天的に Th1 を中心とする細胞性免疫

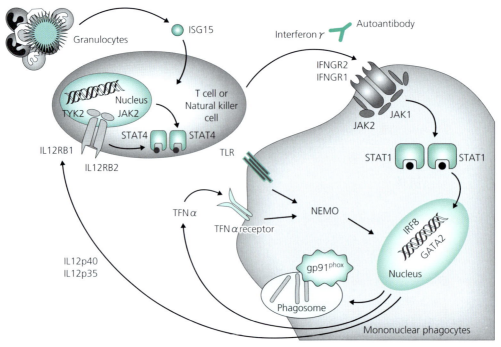

図2 播種性NTM症を引き起こす分子機構（南宮湖，長谷川直樹：非結核性抗酸菌症の現状．小児科臨床 70：437-444, 2017 より出典）

表1 MSMDを引き起こす遺伝子

遺伝子	遺伝形式	概要
IFNGR1	AR/AD	IFN-γ 受容体1
IFNGR2	AR/AD	IFN-γ 受容体2
IL12B	AR	IL-12とIL-23に共通するsubunit p40
IL12B1	AR	IL-12とIL-23に共通するβ1鎖
STAT1	AR/AD	IFN-γにより誘導される転写因子
IRF8	AR/AD	IFN-γにより誘導される転写因子
ISG15	AR	IFN-γにより誘導されるユビキチン様分子
NEMO	XR	NF-κBの上流因子
CYBB	XR	NADPH oxidase complexの構成要素
GATA2	AD	造血系転写因子

AR：常染色体劣性遺伝，AD：常染色体優性遺伝，XR：X染色体劣性遺伝，MSMD：Mendelian susceptibility to mycobacterial disease.

の一連のシグナル伝達に異常が生じ，メンデル遺伝様式に従って家族性に遺伝する疾患群である（図2）．

表1に示す遺伝子がMSMDを引き起こす遺伝子として現在までに同定されている．先述した病態と一致して，IFN-γ-IL-12に関連する分子から構成されている．

IFN-γに関しては，IFN-γ receptor(R)1，IFN-γR2 をそれぞれコードする IFNGR1，IFNGR2，そして，STAT1，interferon regulatory factor 8（IRF8），interferon stimulated gene（ISG）をそれぞれコードする STAT1，IRF8，ISG15 の変異が報告されている．IL-12に関しては，IL-12のサブユニット p40 をコードする IL12B，IL-12receptor β1 鎖をコードする IL12RB1 の変異が観察されている．また，NF-κB essential modulator（NEMO）をコードする NEMO や NADPH oxidase complex のコンポーネントを構成する gp91[phox] をコードする cytochrome b（558）subunit beta（CYBB）の変異によっても MSMD を生じる[3]．

造血系転写因子である GATA2 の異常によっても播種性NTM症を引き起こす．元来，単球減少（monocytopenia）と抗酸菌などの細胞内寄生菌に易感染性を示す原発性免疫不全症として2010年にMonoMAC症候群が報告されており，後にエクソーム解析により原因遺伝子が GATA2 であることが判明した[23]．

その他にも，複合免疫不全症・慢性肉芽腫症などの病態でNTM症の合併が散見される．近年，Th17細胞のマスター転写因子である RORC 遺伝子の先天的欠損により，カンジダと抗酸菌に易感染性

を示す原発性免疫不全症を発症する病態が本邦を中心とする研究グループから発表された[24]．

今後もエクソーム解析，全ゲノム解析などの解析により，これまで原因不明とされてきた抗酸菌感染症を引き起こす免疫不全症の原因遺伝子の解明が進むことが期待される．

成人における播種性NTM症～抗IFNγ中和自己抗体～

従来，成人で発症する播種性NTM症はHIV/AIDS患者に発症するものが大多数であると理解されていたが，近年，明らかな免疫不全が認められないにもかかわらず播種性NTM症を発症した患者の一部から抗IFNγ中和自己抗体が検出された[25]．近年注目されているサイトカインに対する自己抗体が後天的に産生される病態の一つであり，肺以外にも，骨やリンパ節など，多くの臓器に病変を認めることが特徴的である．抗IFNγ中和自己抗体の報告例はアジア人が多く，本邦では，新潟大学呼吸器内科で抗IFNγ中和自己抗体の測定が実施されている[26]．今のところ産生の誘因は不明だが，近年，抗IFNγ中和自己抗体が結合する主要エピトープのアミノ酸配列がアスペルギルスのNoc2タンパク質の一部と相同性が高く，しかも患者由来の自己抗体と交差反応性があることが報告され，今後のさらなる研究の発展が期待される．

おわりに～今後のNTM症疾患感受性遺伝子の課題～

本邦・海外でのNTM症の宿主側要因，疾患感受性遺伝子に関する先行研究を概説した．MSMDに関してはその病態に関する理解が進んできた．一方，播種性NTM症の病態を呈さない肺NTM症の疾患感受性遺伝子については，主としてsingle nucleotide polymorphism（SNP）解析やマイクロサテライトマーカーを用いた解析が現在まで行われてきたが，その再現性や生物学的意義の検証などは今後の検討課題である．現在，次世代シークエンサーによる遺伝子の網羅的解析技術は急速に進展しており，肺NTM症の疾患感受性遺伝子に関する検討のさらなる発展が期待される．

肺NTM症にはクラリスロマイシン，リファンピシン，エタンブトールやアミノグリコシド系を中心とする複数の抗菌薬を数年にわたって内服し，なかには抗菌薬を生涯継続する必要のある患者もいる．しかし，現行の抗菌薬治療の効果は限定的であり，新規治療薬としては抗菌薬だけでなく，それ以外の新たな視点に基づく治療の開発が必要である．疾患感受性遺伝子などの宿主因子の同定により，現状の微生物を標的とした抗菌化学療法だけでなく，宿主への介入が新規治療につながる可能性があり，今後の研究の進展が望まれる．

文献

1) Griffith DE, Aksamit T, Brown-Elliott BA, et al : An official ATS/IDSA statement : diagnosis, treatment, and prevention of nontuberculous mycobacterial diseases. Am J Respir Crit Care Med 175 : 367-416, 2007
2) Namkoong H, Kurashima A, Morimoto K, et al : Epidemiology of Pulmonary Nontuberculous Mycobacterial Disease, Japan（1）. Emerg Infect Dis 22 : 1116-1117, 2016
3) Wu UI, Holland SM : Host susceptibility to non-tuberculous mycobacterial infections. Lancet Infect Dis 15 : 968-980, 2015
4) Adjemian J, Olivier KN, Seitz AE, et al : Prevalence of nontuberculous mycobacterial lung disease in U.S. Medicare beneficiaries. Am J Respir Crit Care Med 185 : 881-886, 2012
5) Koh WJ, Moon SM, Kim SY, et al : Outcomes of Mycobacterium avium complex lung disease based on clinical phenotype. Eur Respir J 50 : pii : 1602503, 2017
6) Faria S, Joao I, Jordao L : General Overview on Nontuberculous Mycobacteria, Biofilms, and Human Infection. J Pathog 2015 : 809014, 2015
7) Kitada S, Kobayashi K, Ichiyama S, et al : Serodiagnosis of Mycobacterium avium-complex pulmonary disease using an enzyme immunoassay kit. Am J Respir Crit Care Med 177 : 793-797, 2008
8) Matsuyama M, Ishii Y, Yageta Y, et al : Role of Th1/Th17 balance regulated by T-bet in a mouse model of Mycobacterium avium complex disease. J Immunol 192 : 1707-1717, 2014
9) Matsuyama M, Martins AJ, Shallom S, et al : Transcriptional Response of Respiratory Epithelium to Nontuberculous Mycobacteria. Am J Respir Cell Mol Biol 58 : 241-252, 2018
10) Takahashi M, Ishizaka A, Nakamura H, et al : Specific HLA in pulmonary MAC infection in a Japanese population. Am J Respir Crit Care Med 162 : 316-318, 2000
11) Kubo K, Yamazaki Y, Hanaoka M, et al : Analysis of HLA antigens in Mycobacterium avium-intracellulare pulmonary infection. Am J Respir Crit Care Med 161（4 Pt 1）: 1368-1371, 2000
12) Um SW, Ki CS, Kwon OJ, et al : HLA antigens and nontuberculous mycobacterial lung disease in Korean patients. Lung 187 : 136-140, 2009
13) Okada Y, Momozawa Y, Ashikawa K, et al : Construction of a population-specific HLA imputation reference panel and its application

to Graves' disease risk in Japanese. Nat Genet 47 : 798-802, 2015
14) Sapkota BR, Hijikata M, Matsushita I, et al : Association of SLC11A1（NRAMP1）polymorphisms with pulmonary Mycobacterium avium complex infection. Hum Immunol 73 : 529-536, 2012
15) Shojima J, Tanaka G, Keicho N, et al : Identification of MICA as a susceptibility gene for pulmonary Mycobacterium avium complex infection. J Infect Dis 199 : 1707-1715, 2009
16) Yim JJ, Kim HJ, Kwon OJ, et al : Association between microsatellite polymorphisms in intron II of the human Toll-like receptor 2 gene and nontuberculous mycobacterial lung disease in a Korean population. Hum Immunol 69 : 572-576, 2008
17) Gelder CM, Hart KW, Williams OM, et al : Vitamin D receptor gene polymorphisms and susceptibility to Mycobacterium malmoense pulmonary disease. J Infect Dis 181 : 2099-2102, 2000
18) Tanaka G, Shojima J, Matsushita I, et al : Pulmonary Mycobacterium avium complex infection : association with NRAMP1 polymorphisms. Eur Respir J 30 : 90-96, 2007
19) Kim RD, Greenberg DE, Ehrmantraut ME, et al : Pulmonary non-tuberculous mycobacterial disease : prospective study of a distinct pre-existing syndrome. Am J Respir Crit Care Med 178 : 1066-1074, 2008
20) Mai HN, Hijikata M, Inoue Y, et al : Pulmonary Mycobacterium avium complex infection associated with the IVS8-T5 allele of the CFTR gene. Int J Tuberc Lung Dis 11 : 808-813, 2007
21) Szymanski EP, Leung JM, Fowler CJ, et al : Pulmonary Nontuberculous Mycobacterial Infection. A Multisystem, Multigenic Disease. Am J Respir Crit Care Med 192 : 618-628, 2015
22) Chen F, Szymanski EP, Olivier KN, et al : Whole-Exome Sequencing Identifies the 6q12-q16 Linkage Region and a Candidate Gene, TTK, for Pulmonary Nontuberculous Mycobacterial Disease. Am J Respir Crit Care Med 196 : 1599-1604, 2017
23) Hsu AP, Sampaio EP, Khan J, et al : Mutations in GATA2 are associated with the autosomal dominant and sporadic monocytopenia and mycobacterial infection（MonoMAC）syndrome. Blood 118 : 2653-2655, 2011
24) Okada S, Markle JG, Deenick EK, et al : IMMUNODEFICIENCIES. Impairment of immunity to Candida and Mycobacterium in humans with bi-allelic RORC mutations. Science 349 : 606-613, 2015
25) Browne SK, Burbelo PD, Chetchotisakd P, et al : Adult-onset immunodeficiency in Thailand and Taiwan. N Engl J Med 367 : 725-734, 2012
26) Shima K, Sakagami T, Tanabe Y, et al : Novel assay to detect increased level of neutralizing anti-interferon gamma autoantibodies in non-tuberculous mycobacterial patients. J Infect Chemother 20 : 52-56, 2014

呼吸器ジャーナル

▶2017年2月号 [Vol.65 No.1　ISBN978-4-260-02882-0]

1部定価：本体4,000円+税
年間購読 好評受付中！
電子版もお選びいただけます

特集 呼吸器画像診断　エキスパートの視点

企画：藤田次郎（琉球大学医学部附属病院病院長）

主要目次
■I．総論
画像所見から病態生理を推測しうるか？―呼吸器感染症を題材に／藤田次郎
■II．感染症、または感染症と鑑別すべき疾患
細菌性肺炎と非定型肺炎は画像所見で鑑別できるか？／原 彩香、岡田文人、森 宣
画像所見による肺結核と肺非結核性抗酸菌症との鑑別は可能か？／朝倉崇徳、杉浦弘明、長谷川直樹
感染後器質化肺炎の画像所見の特徴は？／酒井文和
■III．間質性肺疾患、またはびまん性肺疾患
急性間質性肺炎、急性呼吸窮迫症候群の画像所見は？／一門和哉
うっ血性心不全に伴う肺水腫の画像所見は肺炎と鑑別できるか？／江畑智広、藤本公則
特発性間質性肺炎の画像診断から病理診断は推測できるか？／小倉高志、武村民子、伊藤春海
■IV．慢性閉塞性肺疾患
COPDの重症度は画像所見で判定できるのか？／清水薫子、西村正治
COPDの気腫型・非気腫型の画像所見は？／平井豊博
肺気腫と間質性肺炎が合併した際の画像所見は？／喜舎場朝雄
■V．腫瘍性肺疾患
胸部結節影の画像所見による肺癌と良性疾患（肺結核を含む）との鑑別方法は？／森 清志
画像所見による縦隔腫瘍の鑑別診断／濱路政嗣、伊達洋至
胸膜中皮腫の画像所見は？／内田泰樹、中野恭幸
●症例で学ぶ非結核性抗酸菌症
肺M. abscessus症／浅見貴弘、他

医学書院　〒113-8719　東京都文京区本郷1-28-23　　[WEBサイト] http://www.igaku-shoin.co.jp
[販売部] TEL：03-3817-5650　FAX：03-3815-7804　E-mail：sd@igaku-shoin.co.jp

内科レジデントの鉄則 第3版

聖路加国際病院内科チーフレジデント 編

聖路加国際病院の屋根瓦式教育のエッセンスが詰まった1冊

臨床現場で最も大事なこと――蓄えた知識を最大限に生かし，緊急性・重要性を判断したうえで，いかに適切な行動をとれるかということ。本書は，まさにここに主眼を置いて構成。よく遭遇する教育的な症例をベースに，絶対知っておきたい知識を整理するとともに，どのようにワークアップし，動くべきかということが一貫して強調されている。今回の改訂では，基本から少しアドバンスな内容，最新の知見も記載。参考文献もさらに充実。

●B5　頁344　2018年　定価：本体3,800円＋税
[ISBN 978-4-260-03461-6]

目次

A　当直で呼ばれたら
1. 発熱―解熱剤で様子をみるその前に
2. ショック―血圧そのものより循環が大事
3. 酸素飽和度低下―バイタルサイン異常でいちばん怖い！
4. 意識障害―失神じゃなければAIUEOTIPS
5. 頻脈・徐脈―安定？　それとも不安定？
6. 胸痛―4 killer chest painを見逃すな！
7. 腹痛―急性腹症をまず除外！
8. 血糖異常―低くても高くても注意
9. 嘔気・嘔吐―「NAVSEA」で鑑別を
10. 不眠・せん妄―睡眠薬にも落とし穴が……
11. 病棟で経験するアレルギー
    ―アナフィラキシーと重症薬疹を忘れるな
12. その他（転倒，点滴・経鼻胃管・胃瘻自己抜去，点滴漏れ）
    ―どんなコールも油断大敵

B　内科緊急入院で呼ばれたら
13. 肺炎―起炎菌を想定した診療を
14. 喘息発作・COPD憎悪―wheeze＝喘息発作とは限らない
15. 急性心不全―wet or dry？ cold or warm？
16. 脳梗塞―発症後4.5時間が勝負
17. けいれん―あせらずまずはABC確保
18. 急性腎障害（AKI）―AKIに強くなる！
19. 低ナトリウム血症―血漿浸透圧 High or Low？
20. 高カリウム血症―男はだまって再検と心電図
21. 肝機能障害―「肝なのか，胆なのか」
22. 急性膵炎―膵炎の沙汰も水次第
23. オンコロジック・エマージェンシー―進行がん患者を救おう

C　入院患者の管理で困ったら
24. 輸液―たかが輸液，されど輸液
25. 栄養―計算せずして食わせるべからず
26. ペインコントロール―痛みは第5のバイタルサイン
27. 慢性腎臓病（CKD）―クレアチニンだけが腎機能じゃない
28. 動脈血液ガス分析の解釈―隠れた病態を導き出そう
29. ステロイドの使用法―副作用を最小限に
30. 抗菌薬の使い方―抗菌薬は狙いを定めて使用する
31. 抗菌薬の使い方 応用編―抗菌薬が効かない可能性を考える

医学書院
〒113-8719　東京都文京区本郷1-28-23　［WEBサイト］http://www.igaku-shoin.co.jp
［販売・PR部］TEL:03-3817-5650　FAX:03-3815-7804　E-mail:sd@igaku-shoin.co.jp

症例で学ぶ 非結核性抗酸菌症　第18回

肺 nontuberculous mycobacteria（NTM）症の経過中に合併する肺癌について

- 聞き手　楠本竜也[*1]
- 回答者　中川 拓[*2]，森本耕三[*3]，長谷川直樹[*4]，倉島篤行[*3]

症例1　70代女性（図1）

【既往歴】白内障術後，子宮筋腫術後，虫垂炎術後．

【生活歴】喫煙歴なし．

【現病歴】X−10年7月に胸部異常陰影の精査目的に紹介された．胸部 CT では右中下葉・左舌区に気管支拡張と粒状影を認めた．喀痰培養検査で2回 M. avium が同定され，肺 MAC 症と診断された．X−10年9月からクラリスロマイシン（CAM）＋リファンピシン（RFP）＋エタンブトール（EB）で治療開始された．以降年1回の胸部 CT で経過観察されていた．X 年12月の胸部 CT で左 S3 に1cm 大のすりガラス結節が出現した．X＋3年12月に EB による視神経障害のため，3剤とも中止し，治療を終了した．その後の喀痰抗酸菌検査は陰性で経過していたが，左 S3 のすりガラス状陰影は緩徐に増大し，X＋4年6月に CT ガイド下肺生検が施行された．肺腺癌 cT1aN0M0 stage ⅠA1 の診断で X＋4年10月に楔状切除術が施行された．X＋5年4月に肺 MAC 症の病勢悪化に伴い，CAM＋RFP＋EB（減量）で治療が再開された．その後，肺癌の再発はなく肺 MAC 症の病勢は安定している．

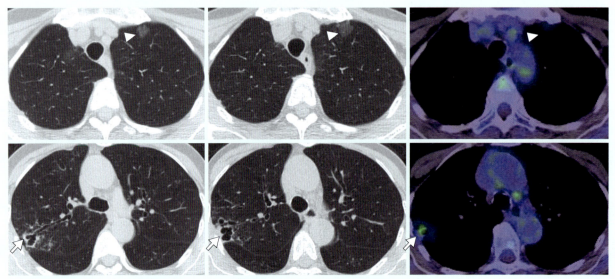

図1　X 年12月胸部 CT（左），X＋4年4月胸部 CT（中央），X＋4年4月 PET-CT（右）
上段が肺癌病変，下段が肺 MAC 症病変．左 S3 にすりガラス結節が出現し，3年半の経過で増大した．PET-CT で肺 MAC 症病変に集積を認めるが，肺癌病変には集積を認めなかった．

[*1]：慶應義塾大学医学部呼吸器内科　[*2]：国立病院機構東名古屋病院呼吸器内科　[*3]：結核予防会複十字病院呼吸器内科　[*4]：慶應義塾大学医学部感染制御センター

症例2　60代女性（図2）

【既往歴】大腸憩室，脂質異常症．
【生活歴】30 pack-years の喫煙歴あり．
【現病歴】X−4年10月に咳嗽と喀痰症状を主訴に他院を受診し，胸部異常陰影の精査目的に紹介された．胸部 CT では右上中葉・左舌区に気管支拡張と粒状影を認め，気管支洗浄液培養検査で *M. avium* が同定された．肺 MAC 症と診断され，無治療で経過観察されていたが，X−3年9月の胸部 CT で陰影が増悪し，CAM＋RFP＋EB で治療を開始され，X−1年10月に終了した．X 年10月の胸部 CT で右 S2 に不整形結節が出現したが，肺 MAC 症の陰影として矛盾しないと判断され，経過観察された．X＋2年12月の胸部 CT で同陰影の増大を認め，X＋3年1月に気管支鏡検査が施行された．経気管支肺生検で肺扁平上皮癌 cT1cN0M0 stage ⅠA3 と診断され，X＋3年2月に楔状切除術が施行された．その後，肺癌の再発はなく，肺 MAC 症の病勢も安定している．

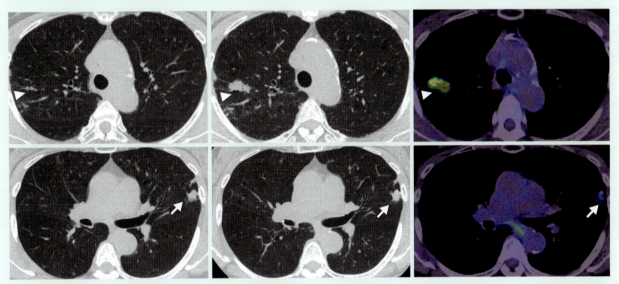

図2 X 年10月胸部 CT（左），X＋2年12月胸部 CT（中央），X＋2年12月 PET-CT（右）
上段が肺癌病変，下段が肺 MAC 症病変．右 S2 に不整形結節が出現し，2年間の経過で増大した．PET-CT で肺 MAC 症病変よりも肺癌病変に高度の集積を認めた．

肺 NTM 症は肺癌発症のリスクか？

楠本　今回は肺 NTM 症の経過観察中に肺癌を発症した2症例（**症例1**：左 S3 腺癌，**症例2**：右 S2 扁平上皮癌）を提示しました．慢性閉塞性肺疾患（chronic obstructive pulmonary disease；COPD）や結核などの肺 NTM 症のリスク因子は，同様に肺癌の危険因子でもありますが[1,2]，肺 NTM 症自体は肺癌発症のリスクとなりますか．

倉島　私の経験では，最近10年間で診た肺 MAC 症の1,600例のうち，肺癌合併症例は3例（腺癌2例，扁平上皮癌1例）でした．MAC の治療中にもかかわらず陰影が増大した症例，初診時から肉芽腫病変の結節影が多数あるなかに出現・増大した陰影が肺癌だった症例，肺 MAC 症の外科的切除の検体の病理診断で多発結節病変の1つが肺癌と判明した症例，の3症例でした．明らかな肺癌のリスクではないという印象です．

長谷川　当院の前向き観察研究では肺 MAC 症275例のうち3例で肺癌が出現し，罹患率は107.3人/10万人年という結果でした．対象患者の90％は非喫煙者であり，日本全体の肺癌罹患率が87.9人/10万人年であることを考えれば[3]，肺結核などと同様に，肺 MAC 症は肺癌のリスクになりうると

考えています.

肺NTM症に合併する肺癌の臨床的特徴について

🎤**楠本** 肺NTM症に合併する肺癌の臨床的特徴はどうでしょうか.

中川 肺NTM症に合併する肺癌は,出現時に肺NTM症の陰影と考えられる傾向が強く,発見が遅れてしまう可能性があります.頻度は高くないですが,見落としが非常に怖いですよね.

長谷川 肺NTM症の経過観察では定期的に画像検査を行います.患者からすると「検査をしていたのになぜ肺癌が発見できなかったのか」となる可能性がありますね.

中川 肺NTM症では経過中に陰影が増大・消失することをよく経験するため,肺癌との鑑別を困難にします.**症例2**の陰影は,出現時点では肺NTM症の陰影と考えると思います.

森本 肺NTM症と肺癌の鑑別が困難な状況で患者が気管支鏡検査を拒否したため,NTMに対する治療を強化した結果,病変が縮小したためNTMの病変と判断したことがあります.別の症例では,右肺の治療後の空洞壁から陰影が出現し,結果的に肺癌でした.どちらも特徴があるとはいえず,臨床判断がとても難しかったです.

中川 NTMの治療中に陰影が増大した場合,全例で気管支鏡検査を行うのか問題ですね.やはり,画像診断である程度区別できるといいのですが,なかなか難しいですね.

🎤**楠本** 今回の2症例では,**症例1**では周囲の陰影とは異なる高分化型腺癌を疑うようなすりガラス状結節として,**症例2**ではNTMの陰影と同様の不整形結節として出現しています.肺NTM症では,浸潤影,結節影,空洞影,気管支拡張など多様な画像所見を呈しますが,肺癌を疑うべき画像所見やその特徴はありますか?

倉島 森本先生の空洞病変の近傍から出現した症例を考えると,本当に多様な陰影を呈しますね.新規の陰影が出現したときに,肉芽腫か肺癌かの判断は非常に難しいです.画像読影は必ずダブルチェックしますが,最初から肺癌かの判別は困難で,経過観察が重要です.

森本 NTMと別の肺葉に陰影が出現すれば肺癌も疑いますが,NTMの病巣の近くだと特に困難ですね.

肺NTM症の胸部CTにおける経過観察について

🎤**楠本** 肺癌合併のことも考慮すると,肺NTM症における胸部CTの定期的な経過観察の間隔はどれくらいが適切でしょうか.

長谷川 肺NTM症の経過観察では,年に1回の胸部CTは許容されると考えています.

森本 私は,治療後は2〜3年に1回の胸部CTを行っています.

🎤**楠本** 肺NTM症に対して,定期的に胸部CTで経過観察を行う利点はなんですか.

長谷川 結節・気管支拡張型の肺MAC症において,空洞病変や浸潤影の存在が治療を必要とする増悪に関連する独立した因子であるという報告[4]や,治療導入に伴ってCTスコアが有意に改善したという報告があります[5].

森本 NTMに関してもCT検査のフォローの間隔の目安が,肺がんCT検診ガイドラインのように確立されると良いですね.

PET-CTによる肺NTM症と肺癌の鑑別について

🎤**楠本** 今回の2症例では,いずれも肺癌診断前にPET-CTを行っています.**症例1**では肺癌病変でFDGの集積はないもののNTM病変に集積があり,**症例2**では肺癌病変のほうがNTM病変よりも高度に集積していました.非癌の肉芽腫病変でもPET-CTで集積し,偽陽性になり得ます[6].PET-CTは肺NTM症と肺癌の鑑別に有用でしょうか.

中川 なかなか有用とは言い難いですね.

倉島 肺NTM症の病変でもSUV maxも結構上がりますからね[7].

🎤**楠本** 孤立性肺野結節のMAC病変でPETの集積を認めた報告もあり[8],やはりPET-CTでの鑑別は困難ですね.

森本　造影 CT も同様に鑑別に用いるのは難しいですね．結核の病変は内部に壊死があるので造影不良域となります．NTM の病変は壊死傾向が弱いので，あまり造影不良域を認めないことが多く，肺癌との鑑別に用いるのは困難とされています．

肺癌合併肺 NTM 症の治療について

楠本　今回の 2 症例に関しては，早期の段階での発見となったため，手術治療を行うことができました．肺 NTM 症の患者が進行癌で化学療法を要するような場合に，注意すべき点などありますか．

森本　RFP は CYP3A4 を誘導するため，各種薬剤の血中濃度を下げてしまうことがあり，薬剤選択には注意が必要です．

長谷川　RFP による CAM の血中濃度の低下が明らかにされ[9]，近年は CAM と EB の 2 剤での治療が RFP を含む 3 剤治療と比較して非劣性であったという報告も出ています[10]．RFP と抗癌剤やオピオイドやステロイドなどの肺癌の治療に必要な薬剤との相互作用が懸念されるような場合には，肺 MAC 症では病型によりますが CAM と EB による 2 剤での治療も検討されます．

楠本　肺癌に限らず，肺 NTM 症に他臓器原発の悪性腫瘍が合併し，他科から化学療法前に相談されたときに，気をつけるべきことはありますか．

森本　抗癌剤治療が重要なので，その治療の邪魔にならないような肺 NTM 症の治療を心がけています．

中川　NTM に対する生体防御の主体は細胞性免疫ですから，化学療法の副作用としての好中球減少による肺 NTM 症の増悪はあまりないだろうとお返事しています．

長谷川　化学療法によって，肺 NTM 症は悪化しますか．

中川　少数例ですが，肺癌合併肺 NTM 症に殺細胞性抗癌剤を使用したことによる肺 NTM 症増悪のリスクはそれほど高くないという報告はありますね[11]．

症例のまとめ

肺 NTM 症の経過観察中に肺癌を発症した 2 症例（症例 1：腺癌，症例 2：扁平上皮癌）．早期での発見となり，肺癌に対する外科的手術療法を施行した．2 症例とも肺癌の再発はなく，肺 NTM 症の病勢も安定して経過している．

● エビデンス

● 肺 NTM 症における肺癌の合併率/組織型

これまで，肺 NTM 症と肺癌の関係に関してはいくつかの報告があり，肺 NTM 症における肺癌の合併率は 2.4〜7.3% と報告されている[12〜14]．高齢かつ一定の喫煙歴を有した患者を対象とした CT 健診で肺癌の発見率が 0.84〜1.22% であったとの報告と比較して[15]，これらの頻度は高率であり，肺 NTM 症と肺癌の関連を示唆するものの，エビデンスは乏しい．

Lande らは肺 MAC 症/肺癌合併症例の女性の 68% が喫煙者で，40% が扁平上皮癌（対照群：28%）であったと報告している[13]．一方，国内では，Hosoda らが非喫煙者の女性で肺 MAC 症に合併した肺癌の 7 例すべてが腺癌であったと報告している[14]．喫煙と肺扁平上皮癌の関連は明らかにされており[16]，この違いは患者群における喫煙率の違いに起因していると考えられる．

● 肺 NTM 症における PET-CT

PET-CT の炎症性肉芽腫病変による悪性腫瘍の偽陽性率は高いと報告されている[6]．SUVmax ≧2.5 は悪性腫瘍を強く示唆すると報告されている一方[7]，Demura らの肺 NTM 病変の 47 症例の SUVmax の平均値は 5.1±1.6 という報告もあり[17]，PET-CT による肺 NTM 症と肺癌の鑑別は困難な可能性が示唆される．

● 肺癌合併肺 NTM 症の治療

Tsuji らは，肺 NTM 症に対する肺癌治療の影響に関して，以下のような報告をしている．728 人の肺 NTM 症患者のうち 29 人（3.9％）が肺癌の診断となり，7 症例で肺癌に対する化学療法（殺細胞性抗癌剤）が導入された．7 症例のうち 5 症例では肺 NTM 症に対して無治療であり，そのなかの 2 症例で肺 NTM 症の増悪が進行したと報告している．一方，肺 NTM 症の治療を行っていた 2 症例では，増悪は認めなかった．Tsuji らは，肺 NTM 症に対する治療は長期であり，抗癌剤との相互作用の面からも導入については慎重な判断を要するとしながらも，肺 NTM 症の増悪時には導入すべきと結論付けている[11]．Tsuji らの肺癌治療群での肺 NTM 症の増悪率は，少数例の検討であるが，過去の肺 NTM 症の無治療経過観察に関する研究で報告された増悪率と明らかな差はなく[18,19]，肺癌化学療法の肺 NTM 症への影響は大きくない可能性が示唆される．なお，免疫チェックポイント阻害薬の肺 NTM 症への影響に関しては，エビデンスは乏しく，より慎重な対応が必要である．

また，肺 NTM 症の治療による肺癌治療への影響として代表的なものとして，中心薬剤である RFP と肺癌治療薬の相互作用がある．RFP は CYP3A4 などの肝薬物代謝酵素誘導作用が強く，併用薬の代謝促進の影響が懸念される．肺癌の化学療法に用いる治療薬のうち，CYP3A4 を介して代謝される薬剤としては，イリノテカン，ドセタキセル，パクリタキセル，ビノレルビン，エトポシド，ゲフィチニブ，エルロチニブなどが挙げられる．特に，イリノテカンとゲフィチニブでは，RFP との併用による血中濃度の低下が報告されている[20,21]．

● エキスパートオピニオン

- 肺 NTM 症では多様な画像所見を呈する．肺癌の出現時に NTM の陰影の一部と捉え，発見が遅れる可能性があり，経過観察が重要である．
- 肺 NTM 症の経過観察において，治療中であれば年に 1 回，治療後であれば 2～3 年に 1 回程度での胸部 CT のフォローを検討する．
- PET-CT による肺 NTM 症と肺癌の鑑別は困難である．
- 肺 NTM 症合併肺癌の治療においては，RFP による抗癌剤の血中濃度の低下に注意が必要である．懸念される場合には，CAM と EB による 2 剤での治療も選択肢となる．
- 副作用としての好中球減少を含め，癌の化学療法による肺 NTM 症の増悪のリスクは低い可能性があるが，今後さらなる検討が必要である．

文献

1) Kiri VA, Soriano J, Visick G, Fabbri L : Recent trends in lung cancer and its association with COPD : an analysis using the UK GP Research Database. Prim Care Respir J 19 : 57-61, 2010
2) Yu YH, Liao CC, Hsu WH, et al : Increased lung cancer risk among patients with pulmonary tuberculosis : a population cohort study. J Thorac Oncol 6 : 32-37, 2011
3) Hori M, Matsuda T, Shibata A, et al : Cancer incidence and incidence rates in Japan in 2009 : a study of 32 population-based cancer registries for the Monitoring of Cancer Incidence in Japan（MCIJ）project. Jpn J Clin Oncol 45 : 884-891, 2015
4) Lee G, Lee KS, Moon JW, et al : Nodular bronchiectatic Mycobacterium avium complex pulmonary disease. Natural course on serial computed tomographic scans. Ann Am Thorac Soc 10 : 299-306, 2013
5) Lee G, Kim HS, Lee KS, et al : Serial CT findings of nodular bronchiectatic Mycobacterium avium complex pulmonary disease with antibiotic treatment. AJR Am J Roentgenol 201 : 764-772, 2013
6) Goo JM, Im JG, Do KH, et al : Pulmonary tuberculoma evaluated by means of FDG PET : findings in 10 cases. Radiology 216 : 117-121, 2000

7) Port JL, Andrade RS, Levin MA, et al : Positron emission tomographic scanning in the diagnosis and staging of non-small cell lung cancer 2 cm in size or less. J Thorac Cardiovasc Surg 130 : 1611-1615, 2005
8) Hahm CR, Park HY, Jeon K, et al : Solitary pulmonary nodules caused by Mycobacterium tuberculosis and Mycobacterium avium complex. Lung 188 : 25-31, 2010
9) Wallace RJ Jr., Brown BA, Griffith DE, et al : Reduced serum levels of clarithromycin in patients treated with multidrug regimens including rifampin or rifabutin for Mycobacterium avium-M. intracellulare infection. J Infect Dis 171 : 747-750, 1995
10) Miwa S, Shirai M, Toyoshima M, et al : Efficacy of clarithromycin and ethambutol for Mycobacterium avium complex pulmonary disease. A preliminary study. Ann Am Thorac Soc 11 : 23-29, 2014
11) Tsuji T, Tsuyuguchi K, Tachibana K, et al : Analysis of the impact of lung cancer treatment on nontuberculous mycobacterial lung diseases. Respir Investig 55 : 45-50, 2017
12) Winthrop KL, McNelley E, Kendall B, et al : Pulmonary nontuberculous mycobacterial disease prevalence and clinical features : an emerging public health disease. Am J Respir Crit Care Med 182 : 977-982, 2010
13) Lande L, Peterson DD, Gogoi R, et al : Association between pulmonary mycobacterium avium complex infection and lung cancer. J Thorac Oncol 7 : 1345-1351, 2012
14) Hosoda C, Hagiwara E, Shinohara T, et al : [Clinical characteristics of pulmonary Mycobacterium avium complex infection complicated with lung cancer]. Kekkaku 89 : 691-695, 2014
15) Young RP, Hopkins RJ : Targeted CT image screening and its effect on lung cancer detection rate. Chest 144 : 1419-1420, 2013
16) Seki T, Nishino Y, Tanji F, et al : Cigarette smoking and lung cancer risk according to histologic type in Japanese men and women. Cancer Sci 104 : 1515-1522, 2013
17) Demura Y, Tsuchida T, Uesaka D, et al : Usefulness of 18F-fluorodeoxyglucose positron emission tomography for diagnosing disease activity and monitoring therapeutic response in patients with pulmonary mycobacteriosis. Eur J Nucl Med Mol Imaging 36 : 632-639, 2009
18) Yamazaki Y, Kubo K, Takamizawa A, et al : Markers indicating deterioration of pulmonary Mycobacterium avium-intracellulare infection. Am J Respir Crit Care Med 160 : 1851-1855, 1999
19) Kim SJ, Park J, Lee H, et al : Risk factors for deterioration of nodular bronchiectatic Mycobacterium avium complex lung disease. Int J Tuberc Lung Dis 18 : 730-736, 2014
20) Yonemori K, Takeda Y, Toyota E, et al : Potential interactions between irinotecan and rifampin in a patient with small-cell lung cancer. Int J Clin Oncol 9 : 206-209, 2004
21) Swaisland HC, Ranson M, Smith RP, et al : Pharmacokinetic drug interactions of gefitinib with rifampicin, itraconazole and metoprolol. Clin Pharmacokinet 44 : 1067-1081, 2005

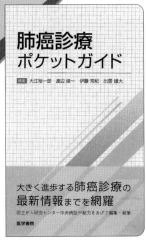

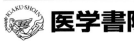

バックナンバーのご案内

年 4 冊刊（2月・5月・8月・11月） 1部定価 本体 4,000 円＋税

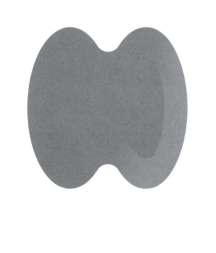

66巻3号（2018年8月号）
「咳嗽」と「喀痰」を診る
企画：金子　猛
Ⅰ．総論／Ⅱ．咳嗽・喀痰を来す主な疾患

66巻2号（2018年5月号）
症例から考える難治性びまん性肺疾患
―病態と最新治療戦略
企画：本間　栄

66巻1号（2018年2月号）
呼吸器救急診療ブラッシュアップ
―自信をもって対応できる
企画：西川正憲

65巻4号（2017年11月号）
肺癌
―最新の治療戦略と失敗しないための秘訣
企画：高橋和久

65巻3号（2017年8月号）
呼吸器感染症治療薬の上手な使い方
―症例から紐解く達人の技
企画：門田淳一

65巻2号（2017年5月号）
若手医師のための呼吸器
救急診療ブラッシュアップ
―苦手意識を克服しよう
企画：青島正大

65巻1号（2017年2月号）
呼吸器画像診断
―エキスパートの視点
企画：藤田次郎

お得な『年間購読』がオススメです！

① 1冊ずつ購入するよりも**割安な購読料**でお求めいただけます．

冊子版	15,480 円＋税
電子版	15,480 円＋税
冊子＋電子版／個人	20,480 円＋税

② 発行後すぐに**送料無料**でお届けします．

③ 「電子版」なら，1年分の購読料で『呼吸と循環』(旧誌名) 2000年（48巻）からの**バックナンバーがすべて読み放題**！

お申し込みは，
▶医学書院ホームページ　http://www.igaku-shoin.co.jp/mag/kokyu
または弊社販売部まで　TEL 03-3817-5659／FAX 03-3815-7804

次号予告

呼吸器ジャーナル 2019 Vol. 67 No. 1

特集

非侵襲的呼吸管理の実践講座
―酸素療法からハイフロー，NIVまで症例で学ぶ―

企画：富井 啓介（神戸市立医療センター中央市民病院呼吸器内科）

I．総論

非侵襲的呼吸管理法の発展と今後の展開
―非侵襲的呼吸管理はどこまで広がるのか？
富井 啓介

高流量鼻カニュラ（HFNC）と非侵襲的換気療法（NIV）の適応と使用法―HFNCとNIVは何を基準に使い分ければいいのか？
坪井 知正

II．急性1型呼吸不全

肺炎・ARDS―肺保護戦略のために呼吸管理をどう使い分けるのか？
大下 慎一郎

うっ血性心不全―HFNCの出番はあるのか？
佐藤 直樹

間質性肺炎
―この病態特有の呼吸管理法はあるのか？
横山 俊樹

周術期，抜管後
―まずHFNCとNIVのどちらを選ぶ？
櫻谷 正明

III．急性2型呼吸不全

COPD増悪
―急性期NIVが成功しない状態とは？
西村 直樹

喘息発作
―NIVを試みる条件，すべきでない条件とは？
堀江 健夫

拘束性換気障害増悪―在宅使用中のNIV機をそのまま使えるのか？
平田 奈穂美

IV．慢性呼吸不全

COPD―患者に受け入れられやすい設定とは？
永田 一真

神経筋疾患
―疾患特有のNIV設定方法があるのか？
門脇 徹

拘束性疾患（胸郭疾患，間質性肺炎）
―CO_2モニターを用いたNIV圧設定の方法とは？
福井 基成

睡眠時無呼吸（OSAS, OHS, CSAS）
―機種とモードを使い分ける基準は何か？
陳 和夫

CCHS（先天性中枢性肺胞低換気症候群）
―ベビーのNIVはどこまで可能か？
長谷川 久弥

V．その他

呼吸不全終末期
―緩和医療としての呼吸管理とは？
津田 徹

コードステータス決定―いつどうやってどのようなコードステータスにするのか？
立川 良

急性呼吸不全時のリハビリテーション
―リハビリを進めるための呼吸管理法は？
有薗 信一

慢性呼吸不全に対する運動療法
―運動療法を支援するための呼吸管理とは？
神津 玲

連載

Dr. 長坂の身体所見でアプローチする呼吸器診療

症例で学ぶ非結核性抗酸菌症

編集委員（五十音順）

髙橋和久　順天堂大学大学院医学研究科呼吸器内科学教授
巽　浩一郎　千葉大学大学院医学研究院呼吸器内科学講座教授
橋本　修　湘南医療大学学長補佐・保健医療学部教授

今後の特集テーマ（予定）

Vol. 67 No. 1　非侵襲的呼吸管理の実践講座
　　　　　　　―酸素療法からハイフロー，NIV まで症例で学ぶ
Vol. 67 No. 2　喘息・COPD
　　　　　　　―病態の多様性の捉えかたと最適な治療選択

年間購読のお申込みについて

・年間購読お申し込みの際は，最寄りの医書店または弊社販売部へご注文ください．
　また，弊社ホームページでもご注文いただけます．http://www.igaku-shoin.co.jp
　［お問い合わせ先］　医学書院販売部　電話：03-3817-5659

呼吸器ジャーナル Vol. 66 No. 4

2018 年 11 月 1 日発行（年 4 冊発行）

本誌は，2017 年に『呼吸と循環』誌をリニューアルしたものです．巻号はそのまま引き継ぎ，本誌と『循環器ジャーナル』の 2 誌に分けて継続発行いたします．

定価：本体 4,000 円＋税
2018 年年間購読料（送料弊社負担）
冊子版 15,480 円＋税，電子版／個人 15,480 円＋税，冊子＋電子版／個人 20,480 円＋税

発行　株式会社　医学書院
　　　代表者　金原　俊
　　　〒113-8719　東京都文京区本郷 1-28-23

担当　吉冨・今田
　　　電話：編集室直通 03-3817-5703　　FAX：03-3815-7802
　　　E-mail：kotojun@igaku-shoin.co.jp　　Web：http://www.igaku-shoin.co.jp

振替口座　00170-9-96693

印刷所　三美印刷株式会社　電話 03-3803-3131

広告申込所　㈱文京メディカル　電話 03-3817-8036

ISBN　978-4-260-02891-2

Published by IGAKU-SHOIN Ltd. 1-28-23 Hongo, Bunkyo-ku, Tokyo ©2018, Printed in Japan.

・本誌に掲載された著作物の複製権・翻訳権・上映権・譲渡権・貸与権・公衆送信権（送信可能化権を含む）は㈱医学書院が保有します．
・本誌を無断で複製する行為（複写，スキャン，デジタルデータ化など）は，「私的使用のための複製」など著作権法上の限られた例外を除き禁じられています．大学，病院，診療所，企業などにおいて，業務上使用する目的（診療，研究活動を含む）で上記の行為を行うことは，その使用範囲が内部的であっても，私的使用には該当せず，違法です．また私的使用に該当する場合であっても，代行業者等の第三者に依頼して上記の行為を行うことは違法となります．
・JCOPY〈出版者著作権管理機構　委託出版物〉
本誌の無断複製は著作権法上での例外を除き禁じられています．複製される場合は，そのつど事前に，出版者著作権管理機構（電話 03-3513-6969，FAX03-3513-6979，info@jcopy.or.jp）の許諾を得てください．
＊「呼吸器ジャーナル」は，株式会社医学書院の登録商標です．